国家卫生健康委员会"十三五"规划教材

全国高等学校教材｜供听力与言语康复学专业用

儿童听力学

U0208208

主　编　刘　莎

副主编　黄治物　刘玉和

编　者　(以姓氏汉语拼音为序)

程晓华（首都医科大学附属北京同仁医院）

郭　莹（英国伦敦大学学院附属皇家国家耳鼻喉科及
　　　　伊士曼口腔医院）

黄丽辉（首都医科大学附属北京同仁医院）

黄治物（上海交通大学医学院附属第九人民医院）

李　甦（中国科学院心理研究所）

刘　莎（首都医科大学附属北京同仁医院）

刘海红（首都医科大学附属北京儿童医院）

刘玉和（首都医科大学附属北京友谊医院）

梅　玲（上海交通大学医学院附属新华医院）

莫玲燕（北京和睦家医院）

聂文英（山东第一医科大学附属济南妇幼保健院）

郗　昕（中国人民解放军总医院）

银　力（诺尔康神经电子科技听力言语医学研究院）

张　莉（中国听力语言康复研究中心）

主编助理　刘海红（首都医科大学附属北京儿童医院）

人民卫生出版社

·北　京·

图书在版编目（CIP）数据

儿童听力学 / 刘莎主编 . —北京：人民卫生出版社，2024.2

ISBN 978-7-117-35726-5

Ⅰ．①儿…　Ⅱ．①刘…　Ⅲ．①小儿疾病－听力障碍－研究　Ⅳ．①R764.43

中国国家版本馆 CIP 数据核字（2024）第 005776 号

人卫智网	**www.ipmph.com**	医学教育、学术、考试、健康，购书智慧智能综合服务平台
人卫官网	**www.pmph.com**	人卫官方资讯发布平台

儿童听力学
Ertong Tinglixue

主　　编：刘　莎
出版发行：人民卫生出版社（中继线 010-59780011）
地　　址：北京市朝阳区潘家园南里 19 号
邮　　编：100021
E - mail：pmph @ pmph.com
购书热线：010-59787592　010-59787584　010-65264830
印　　刷：人卫印务（北京）有限公司
经　　销：新华书店
开　　本：787×1092　1/16　印张：19
字　　数：415 千字
版　　次：2024 年 2 月第 1 版
印　　次：2024 年 3 月第 1 次印刷
标准书号：ISBN 978-7-117-35726-5
定　　价：98.00 元

打击盗版举报电话：010-59787491　E-mail：WQ @ pmph.com
质量问题联系电话：010-59787234　E-mail：zhiliang @ pmph.com
数字融合服务电话：4001118166　E-mail：zengzhi @ pmph.com

出版说明

为了深入贯彻教育部《国家中长期教育改革和发展规划纲要（2010—2020 年）》和卫生部《国家医药卫生中长期人才发展规划（2011—2020 年）》，加快落实全国卫生与健康大会精神和《"健康中国 2030"规划纲要》，满足人民日益增长的听力言语康复的健康需求，我国听力与言语康复学专业学科发展和人才培养迫在眉睫。2012 年教育部正式设立了听力与言语康复学专业（101008T）并将其纳入《普通高等学校本科专业目录》，这标志着听力与言语康复学教育事业步入了更加正规化的发展模式。2015 年人力资源和社会保障部将"听力师"作为职业资格纳入了《中华人民共和国职业分类大典》，这标志着"听力师"将成为正式的国家职业需求。按照全国卫生健康工作方针、医教协同综合改革精神，以及传统媒体和新兴媒体深度融合发展的要求，通过对本科听力与言语康复学专业教学实际情况全面、深入而详细的调研，人民卫生出版社于 2016 年启动了全国高等学校本科听力与言语康复学专业第一轮规划教材的编写，同时本套教材被纳入国家卫生健康委员会"十三五"规划教材系列。

我国的听力与言语康复学专业教育历经二十余载的努力和探索，发展出了一条具有中国特色的听力与言语康复学专业人才培养道路。本套全国高等学校本科听力与言语康复学专业第一轮规划教材的启动，对于我国听力与言语康复学高等教育，以及听力与言语康复学专业的发展具有里程碑式的意义，对促进人民群众听力和言语康复健康至关重要，可谓功在当代、利在千秋。

本轮教材坚持中国特色的医学教材建设模式组织编写并高质量出版，即根据教育部培养目标、国家卫生健康委员会用人要求，由国家卫生健康委员会领导，部委医教协同指导，中国高等教育学会医学教育专业委员会组织，相关教材评审委员会论证、规划和评审，知名院士、专家、教授指导、审定和把关，各大院校积极支持参与，专家教授认真负责编写，人民卫生出版社权威出版的八大环节共筑的中国特色医药教材建设体系，创新融合推进我国医药学教材建设工作。

全国高等学校本科听力与言语康复学专业第一轮规划教材的编写特点如下：

1. 深入调研，顶层设计　本套教材的前期调研论证覆盖了全国 12 个省区市，20 所院校、医院和研究机构（涵盖 9 所招生院校，1 所停招生院校和 1 所拟招生院校），同时我们通过查阅文献政策和访谈专家院士形式，调研了听力与言语康复学专业教育体系较成熟的欧美国家现状。调研论证结果全面展现了我国听力与言语康复学专业学科发展现状、水平和质量，以及人才教育培养的理念、模式和问题，为全面启动并精准打造我国本专业领域首轮高质量规划教材奠定了基础。

2. 权威专家，铸造原创　本套教材由知名院士领衔，编写团队由来自16所院校单位的14名主编、18名副主编和183名编者组成。主编、副主编和编者均为长期从事一线教学和临床工作的听力学和言语康复学领域的著名专家，经历了2年的编写，其间反复审稿、多次易稿，竭力打造了国内第一套原创性和学术价值极高的、总结丰富教学成果的本科听力与言语康复学专业教材。

3. 多次论证，优化课程　经与国内外专家多次论证，确定了本轮教材"11+2"的核心课程体系，即11本理论教材和2本实训教材。11本理论教材包括：①《听力学基础》介绍物理声学、听觉解剖生理和心理声学的听力学理论知识；②《耳鼻咽喉疾病概要》介绍听力与言语康复学相关的耳鼻咽喉疾病；③《诊断听力学》介绍8项听力学与前庭功能检测技术；④《儿童听力学》介绍儿童听觉言语发育、评估技术和听力康复内容；⑤《康复听力学》介绍成人和儿童听觉言语康复训练相关内容；⑥《助听器及其辅助设备》介绍助听器及其辅助设备原理和验配技术；⑦《人工听觉技术》介绍人工耳蜗、人工中耳等人工听觉技术；⑧《宏观听力学与市场营销学》介绍听力学相关宏观政策和市场营销内容；⑨《言语科学基础》介绍言语科学、语音学、语言学相关理论；⑩《言语康复学》介绍9项言语康复技术；⑪《语言康复学》介绍语言康复学相关理论和技术。2本实训教材包括：①《听力学实训教程》介绍听力学和前庭功能检测实操技术，含操作视频；②《言语语言康复实训教程》介绍言语康复和语言康复的实操技术，含操作软件。

4. 夯实理论，强化实践　严格按照"三基、五性、三特定"原则编写教材。注重基本知识、基本理论、基本技能；确保思想性、科学性、先进性、启发性、适用性；明确特定目标、特定对象、特定限制。

5. 整体规划，有机融合　本轮教材通过调整教材大纲，加强各本教材主编之间的交流，进行了内容优化、相互补充和有机融合，力图从不同角度和侧重点进行诠释，避免知识点的简单重复。

6. 纸数融合，服务教学　本轮教材除了传统纸质部分外，还构建了通过扫描教材中二维码可阅读的数字资源。全套教材每章均附习题，2本实训教材附实操视频和软件，供教师授课、学生学习和参考用。

7. 严格质控，打造精品　按照人民卫生出版社"九三一"质量控制体系，编写和出版高质量的精品教材，为行业的发展形成标准和引领，为国家培养高质量的听力与言语康复学专业人才。

　　全国高等学校本科听力与言语康复学专业第一轮规划教材系列共13种，将于2024年全部出版发行，融合教材的全部数字资源也将同步上线，供教学使用。希望各位专家学者和读者朋友多提宝贵意见和建议，以便我们逐步完善教材内容、提高教材质量，为下一轮教材的修订工作建言献策。

全国高等学校听力与言语康复学教材
评审委员会

教材目录

序

听力和言语语言功能是人类生命历程中最重要的不可或缺的生理功能。在漫长的社会进化过程中,人类在与各种疾病的抗争中,对听力和语言的认知已经有了丰富积累,形成了专门学问,构成了知识传承的基石。

近百年来,社会学、生物学、临床医学专家在听力学与言语语言学以及相关康复学研究方面做了大量工作,逐渐形成了比较系统的专业理论知识。深刻理解健康人听力与言语语言功能在社会生活的重要意义,才会对相关疾病带来的危害有正确的认知。

进入新世纪,在国家由温饱型社会向小康社会的发展进程中,在卫生与健康领域,维系健康、防病治病成为健康中国建设的重要任务。良好的听力与言语语言功能作为健康的核心标志,其重要性有了新的提升。

为适应社会的飞速发展,满足人民群众日益增长的医疗健康服务需求、满足医学人才教育、健康普及以及防病治病的客观需求,似乎被纳入边缘学科的听力与言语康复学,作为规划教材中不可缺少的重要组成呼之欲出。

在人民卫生出版社的统一组织安排下,我国首套听力与言语康复学专业教材编撰工作正式启动。我们整合了国家听力与言语康复学领域最有代表性的百余位专家,希望从听力学和言语康复学两个方面,完成这个具有历史意义的系列规划教材撰写任务。

作为一项世纪工程,听力与言语康复学专业13本教材代表了国家当今在该领域科研、临床、教学的最高水准。撰写中,专家们不仅注重了历史传承,而且注重了当今科学技术进步对学科发展的巨大影响,更关注了今后发展的大趋势,是一套具有时代特点的国家规划教材。希望这套新教材的出版发行,在国家听力与言语康复的标准化体系建设中,像一面高高飘扬的旗帜,带领学科进步,引领时代发展。

新时代新发展,大数据、互联网、人工智能带来的新技术、新手段、新方法不断涌现。这套教材力求尽善完美,要求内容客观准确,囊括时代进步的完整知识结构,然而美中不足的感觉时隐时现,挥之不去,也许会留有缺憾。好在再版还有机会,尽善尽美的追求永远在路上……

韩德民

2019 年 9 月

序　二

　　热烈祝贺全国高等学校本科听力与言语康复学专业第一轮规划教材中《儿童听力学》的出版。这套教材的出版是继 20 世纪 90 年代在中国开展大学本科听力学教育以来的又一个听力学教育的重大事件。这套教材的出版将实现全国听力学教育的规范化。在发达国家听力学教育普及度较高，如澳大利亚有两千多万人口，其设立听力学专业的大学就不少于 6 所，我国有 14 亿人口，截至 2016 年设置听力与言语康复学专业的大学只有 10 所。这套教材将有力促进全国各个高校的听力学教育的创建和发展。儿童听力学是听力学的一个重要的组成部分。在临床上，也是亟待需要提高的一个部分。所以《儿童听力学》教材的出版对中国儿童听力学的发展将起到极重要的作用。

　　在 20 世纪 20 年代初期，西方的聋儿教育工作者 Ewings 等就开始了儿童听力学的工作，包括听力学检查、助听器的选配和康复训练，而能查到"pediatric audiology（儿童听力学）"一词的最早文献是 Canfield 所著的 *Audiology, The Science of Hearing*（1949）。这本书的作者本着对儿童的爱心，用简易的玩具噪声作为声刺激，耐心诱导结合细致观察把对听力损失儿童的测听技巧发展成为一种艺术。这种行为观察测听的艺术延续至今，加上现代的科技包括听觉生理测试和助听器、人工耳蜗等康复手段就形成了当今的儿童听力学。可以说，儿童听力学不仅是一门科学，还是一门艺术——它涉及儿童的全身发育和听觉发育，听觉系统的解剖、生理、病理，儿童先天性及遗传性疾病，行为测听技巧，与家长 / 监护者及儿童沟通的技巧，对听觉生理测试的理解和应用，对助听器及人工耳蜗的理解和调试。

　　众所周知，婴幼儿期是儿童听觉言语发展的关键阶段。如果在这个阶段儿童由于先天性或后天性疾病导致听力下降，但未被早期发现、早期诊断和早期干预，那么儿童的听觉通路建立和听觉中枢发育就会受到影响，继而出现言语交流障碍。精准的言语交流是人类与其他动物的重要差别之一。言语交流障碍可以影响人们的日常生活、学习、工作的心理状态以及生活质量。在某种程度上，听觉言语障碍比视觉障碍对人们生活的影响更大。美国著名的作家、教育家、社会活动家海伦·凯勒（Helen Keller，1880—1968）刚出生时有正常听力和视力。但在出生后 19 个月时因患病（可能是脑膜炎）导致了严重的听力和视力障碍。她之所以能与人进行言语交流是因为在出生后的 19 个月内能够感受到声音和言语，因而听觉系统得到了一定的发育。可见刚出生时声音刺激对听觉系统发育的重要性。海伦·凯勒将聋与盲对比，认为聋比盲所产生的问题更多、更复杂。聋是一个更大的不幸，因为聋意味着失去了周围最重要的语音信息来源，而有了这些信息才能有语言，才能使思想活跃，才能存在于人类的知识社会中。为了能够做到早期发现、早期诊断、早期干预，在 20 世纪 60 年代就有美国学者 Downs 和 Sterrit 提出新生儿听力筛查的概念和方法。在 20 世纪 70 年代到

80 年代中期，Galambos 等提出用听性脑干反应（ABR）进行新生儿听力筛查。以后，耳声发射的技术也被用于新生儿普遍听力筛查。我国在 20 世纪 90 年代开始在部分省区市开始展开新生儿普遍听力筛查。1999 年卫生部、中国残疾人联合会等 10 部委联合下发通知，首次把新生儿听力筛查纳入妇幼保健的常规检查项目。

随着 20 世纪 70 年代我国进入改革开放时期，来自国外的一些听力学技术进入中国。80 年代初中国聋儿康复研究中心成立。许多耳科医师、听觉生理学家以及聋儿教师开始了儿童听力学领域的研究和实践，包括儿童行为听力测试、听性脑干反应测试、助听器验配。但是在这个阶段在中国并没有系统的听力学教育的培训。90 年代中期，程控助听器、数码助听器、多通道人工耳蜗开始进入我国，这就对我国的听力从业者提出了新的要求，尤其是儿童听力学领域从业者。当时，大多数助听器和人工耳蜗的使用者为儿童。对于需要使用助听器的听力损失儿童，准确获得各个频率的裸耳听阈是正确选配助听器的必要条件，而戴上助听器后对助听器效果的评估又是听力康复成功与否的必要步骤。对于需要人工耳蜗植入或手术植入其他助听装置的听力损失儿童，术前准确的听觉测试，包括各种行为听力测试和一系列听觉生理测试，是十分必要的。术后植入装置的调试是听力损失儿童能否从植入装置获益的一个重要步骤。随着我国听力学事业的发展，国内外听力学家也在国内开展了儿童听力学的专业教育，包括本科听力与言语康复学专业的学历教育和儿童听力学领域的学习班。

随着社会对听力学领域的关注度日渐提升，我国的听力学将会迎来飞跃性发展。本教材的出版也将为儿童听力学的发展做出重大的贡献。

许时昂

2023 年 8 月

前　言

　　听力与言语康复学专业是在耳科学基础上伴随着生物学、生理学、物理学、医学、电声学、计算机技术、语言学等学科的发展而发展起来的一门交叉学科，是 2012 年教育部《普通高等学校本科专业目录》首次公布的本科专业。近 30 年来，我国的听力与言语康复学迅猛发展，听力与言语康复学专业成为高等学校本科招生专业，2016 年国家卫生与计划生育委员会组织相关领域专家成立听力与言语康复学专业教材编审委员会，专门针对听力与言语康复学专业编写本科系列教材，于 2016 年 2 月在北京召开听力与言语康复学专业"十三五"规划教材编审工作会议。《儿童听力学》教材是 13 本全套规划教材之一。2016 年 8 月召开第一次编委会，确定本教材的编写内容，正式启动了教材的编撰工作。

　　本教材按照听力与言语康复学专业"十三五"规划教材主编人会议精神、编写原则以及整体规划进行编写。在编写过程中，我们注意到结合我国国情，体现教材的思想性、科学性、先进性、启发性与适用性，兼顾教材的完整性与系统性。本教材以儿童听力学基本理论、基本知识、基本技能为主，以儿童听力的筛查、诊断、干预与康复为重点，结合儿童听觉言语发育、儿童听力损失常见疾病以及儿童听力保健等内容，围绕儿童听力损失特点及影响，将听力学基础知识、诊断技术与干预措施有机整合，全面系统介绍儿童听力损失相关知识。本教材适于在全面学习部分听力与言语康复学专业系列教材（包括《听力学基础》《诊断听力学》《助听器及其辅助设备》《人工听觉技术》《康复听力学》《言语科学基础》《言语康复学》《语言康复学》等）的基础上进行学习，本教材也是国内第一本全面介绍儿童听力学的相关书籍。

　　本教材各章节的执笔者大多是我国著名院校从事听力与言语康复学专业教育的专家学者，他们有很好的国内外听力学教育背景，并长期活跃在临床和教学一线，积累了丰富的经验，能够准确把握学科的前言动态及临床教学需求。本教材体现了时代特色和需求。作为国内首部儿童听力学方面的本科规划教材，本书内容包括绪论、儿童听觉及言语发育、儿童听力损失及常见疾病、新生儿及儿童听力筛查、儿童听觉生理测试、儿童行为测听、听力损失儿童量表评估、儿童助听器医学验配、儿童人工耳蜗植入、儿童听力损失综合评估及干预、听力障碍儿童听觉与口语康复等方面。本书也可供相关专业人员和科研人员教学和科研参考。

　　由于没有太多原创书作为参考，本教材编写难度较大。在编写过程中，前后历经 7 次主编会议和定稿会。教材主编、副主编反复细致讨论，最终确定稿件内容。本教材得到全体编委的全力支持，他们在繁忙的工作中承担本教材的编写任务，投入大量时间和精力，为本书的完成付出大量的心血。本教材也得到本领域及相关领域专家的大力支持与协助，其中陈雪清协助撰写儿童言语感知，韩颖协助撰写儿童听力损失对心理发育的影响，戴朴、袁永一、张杰协助撰写部分儿童听力损失常见疾病。本教材撰写过程中得到澳大利亚听力学家许时昂教授的大力支持，许教授对本教材进行了认真细致的修改。本教材编辑过程中，董瑞娟、王素菊、黄美萍和任寸寸辅助完成儿童行为测听章节的相关资料的查询和整理。龙越、刘一迪、胡佳莹、周欣在书稿审校中投入大量精力，并以学生的视角对书稿提出了详尽的建设性意见和修改建议。徐天秋为书稿讨论会议做了细致入微的会务筹备工作。特别是编委兼主编助理刘海红负责本教材的收稿、统稿和资料整理工作。书稿撰写期间，遇新型冠状病毒肺炎疫情，在多次线上和线下相结合的书稿讨论中，为本教材的完成做了大量细致的工作，终使《儿童听力学》成为一部信息量大、重点突出、可读性强的教材。

　　谨此，对参与教材编写、绘图的同仁及人民卫生出版社所付出的艰辛努力深表感谢，对中外同道为本教材出版发行所做的卓越贡献表示衷心的感谢。

　　由于本教材涉及的专业在国内尚属新兴，在我国没有成熟的教学经验，没有完善的师资队伍，若干新领域有待进一步发展完善，尽管经历反复修改和讨论，书中难免有疏漏不足之处，还望在教材使用过程中多包涵并提出宝贵的修改意见，以便再版时能予以补充完善。

刘　莎

2023 年 8 月

目　录

第一章　绪　论

本章目标

1. 掌握儿童听力学的概念。
2. 熟悉儿童听力学的研究内容。
3. 了解儿童听力学的发展简史。

一、儿童听力学的学科范畴

1. 定义　儿童听力学（pediatric audiology）是听力学的重要分支领域，是研究听力正常儿童与听力损失儿童的听觉功能发展规律，发现和诊断干预儿童听力损失，减少听力损失对儿童听觉功能发展影响的一门学科。

2. 研究内容　儿童听力学是一门理论性和应用性都很强的学科，涉及听力学、儿童医学、儿童心理学、声学、工程学、教育学、社会学等多个学科领域的研究。理论联系实际是学习和研究儿童听力学的一个基本原则。

3. 研究对象　0～18岁儿童。其中0～6岁儿童是重点关注对象。

二、儿童听力学的发展简史

"儿童听力学"这一概念的提出在20世纪第二次世界大战之后，随着整体听力学进步而逐步发展起来。最早的儿童听力学参考书是美国耶鲁大学的耳鼻咽喉科专家Canfield 1949年的著作 *Audiology, The Science of Hearing*。

实际上，在儿童听力学尚未成为一门独立学科之前，教育专业和卫生保健专业人员都参与了听力损失婴幼儿的发现、评估和管理工作。最值得尊敬的是英国聋儿教育专家 Alexander 和 Irene Ewing，早在1919年就开设了听力诊所为听力损失儿童服务，传播儿童听力学相关的基本概念并探索婴幼儿听力损失测试技术，宣传早期发现、早期干预听力损失的益处，提倡家庭训练对儿童言语和语言发展重要性的理念。这些都深刻地影响了世界各地关于儿童听力损失发现和干预的工作。

一般认为儿童听力学开始成为独立的学科，是在1959—1961年，基于儿童的生理发育特点和早期干预重要性的原则，一些听力学家开始致力于推动婴幼儿听力损失的教学和科学研究，使其成为独立的专业领域，至此"儿童听力学（pediatric audiology）"专业术语出现，同时有些机构开始提供儿童听力学的专业培训项目。但这些工作仍不能满足儿童听力学家（pediatric audiologist）的实际工作需求，大学教育所需的专业书籍仍很缺乏。此外关于婴幼儿听力损失的发现、评估和助听器验配的临床标准仍有待规范。

20 世纪 70 年代到 21 世纪初，随着计算机技术的应用与普及，听觉电生理技术、人工听觉技术的突飞猛进发展，大大促进了儿童听力学工作的全面发展。世界各地的临床儿童听力学专家、科学研究人员、耳科医师、心理学专家、教育学专家纷纷行动起来，并组合成工作团队服务实践和深入研究儿童听力损失的临床问题。现在，世界各地的许多大学开设了完整的听力学课程和专业化教育，大批的专业人员服务于听力损失儿童及其家庭。先进技术的基础研究和创新性的临床研究，为儿童听力学的全面发展奠定了良好基础。在婴幼儿听力损失早期发现、听力精准评估、听力放大装置优化配置、管理政策颁布、儿童权益法律执行等方面都得到了显著改善。

我国早期在关注引发儿童听力损失的疾病、造成残障的发生发展、建立全面康复方式，以及完成早期发现、早期诊断、早期干预和早期康复也走过和完成了一些里程碑性工作。

20 世纪 70 年代末，邓元诚在综合大医院开设儿童助听器验配门诊，并倡导儿童助听器验配后，要进行听觉言语的康复工作。

20 世纪 80 年代，政府主导的中国聋儿康复研究中心成立，开始了专业的儿童听力障碍干预康复。戚以胜在新生儿重症监护病房应用听性脑干反应开展新生儿听力筛查研究，开始了我国早期新生儿听力筛查工作。

20 世纪 90 年代，韩德民率先引进儿童多通道人工耳蜗植入技术，为我国极重度听力损失儿童重获听力和言语能力开辟了新的干预方案，并与澳大利亚的听力学家 Philip Newall 和许时昂一起开展了全新的听力学大学教育工作，培养了我国第一批国际化听力学专业人才和师资队伍。

20 世纪 90 年代末，我国区域性小规模普遍新生儿听力筛查工作在北京、山东和上海相继开展，分别由戚以胜和沈晓明倡导的临床实践取得了良好的效果，并得到政府的关注和支持。

随后在 2002 年、2004 年和 2009 年我国为推动在全国所有综合医院、妇幼医院和相关机构开展普遍新生儿听力筛查工作，相继出台各项政策法规、技术规范和行政管理办法，以支持和监督此项工作在全国的全面展开。目前，新生儿听力筛查已经是全国法定的三种新生儿疾病筛查项目之一。

同时，国家对听力损失儿童的预防、干预与康复高度重视，出台了一系列为听力损失儿童免费植入人工耳蜗和免费配戴助听器的政策。2011 年我国颁布了《残疾儿童康复救助"七彩梦行动计划"实施方案》。2018 年我国发布了《关于建立残疾儿童康复救助制度的意见》，为 0～6 岁听力残疾儿童康复救助提供了制度性保障。

三、儿童听力学家的责任与团队精神

由于儿童听力学工作的多样性，听力损失影响儿童听觉功能发展的复杂性，在实际工作中常需要一组专业人员，诊断和管理每一个病例，因此儿童听力学的团队工作是极其重要的。在工作团队内可能涉及的专业领域成员包括儿童听力学

家、耳科医师、儿科医师、言语语言康复师（包括听觉言语康复教师）、家庭医师、心理咨询师、社会工作者、学校教师，以及多重残疾儿童特殊需求的眼科、神经科、心血管科、肾内科等多项医疗科室的医师。

强调团队作用的同时还需充分了解儿童听力学家在团队中的地位和扮演的角色是尤为重要和特殊的。儿童听力学家应该掌握儿童听力损失程度、听觉行为和发育能力、听觉功能、听觉放大等主要信息，并且要为教育方法提供建议。儿童听力学家还要能凭借临床洞察力、观察力和决策力，为每一个听力损失儿童的家庭，也为工作团队的成员提供除临床资料之外的信息。因此，儿童听力学家是工作团队链条中的核心和联络人，这是作为儿童听力学家的独特之处，也是儿童听力学家不可推卸的工作责任。团队工作的目标是要让每一个听力损失儿童充分发挥自己的潜能，成为他们自己期望的成功人士。

儿童听力学前辈们告诫每一位希望为儿童服务的工作者：面对听力损失的儿童，儿童听力学工作者仍然面临着未知的挑战，缺乏全面的认识，而正在成长的儿童却不能等待科学技术的进步，儿童听力学工作者必须在急迫的临床需求中不断提升和完善服务水平。在为儿童的福祉贡献才智方面，儿童听力学家处于比其他人员更重要的地位。其最终目标是让所有伴有听力损失的儿童都能充分发挥潜能，可以正常就学、就业，成长为快乐、成功和富有成效的人。

四、如何学习儿童听力学

本教材适于在全面学习部分听力与言语康复学专业系列教材（包括《听力学基础》《诊断听力学》《助听器及其辅助设备》《人工听觉技术》《康复听力学》《言语科学基础》《言语康复学》《语言康复学》等）的基础上进行学习。本教材以儿童听力学基本理论、基本知识、基本技能为主，以儿童听力的筛查、诊断、干预与康复为重点，结合儿童听觉言语发育、儿童听力损失常见疾病以及儿童听力保健等内容，围绕儿童听力损失特点及影响，将听力学基础知识、诊断技术与干预措施有机整合，全面系统介绍儿童听力损失相关知识。

本书内容包括绪论、儿童听觉及言语发育、儿童听力损失及常见疾病、新生儿及儿童听力筛查、儿童听觉生理测试、儿童行为听力评估、听力损失儿童量表评估、儿童助听器医学验配、儿童人工耳蜗植入、儿童听力损失综合评估及干预、听力障碍儿童的听觉与口语康复等方面。

（刘 莎）

扫一扫,测一测

第二章 儿童听觉及言语发育

本章目标

1. 掌握儿童重要听觉器官的发育时间。
2. 熟悉儿童言语与沟通功能发展规律。
3. 了解儿童听觉发育功能的可塑性。

人类是通过特定的交流系统来实现相互之间的交流，其中听觉功能起着非常重要的作用。听觉器官和发音器官是言语语言学习以及相互沟通的重要媒介，听觉与言语发声之间还存在互相依存的关系，清晰的言语声音的多频性与人耳特有频率的敏感性密切相关，即人耳对言语的频率特性最为敏感。研究表明人类言语语言与听觉联系是非常独特的，这一功能的发生发展有时间锁相期，它与婴儿早期听觉发育的时间密切相关，给予听觉刺激的时间越晚，语言发育的灵敏度就越差。如果儿童在最初的2~3年内被剥夺了言语声音的刺激，无论这种剥夺是听力损失，还是缺乏高质量言语语言环境，儿童在今后的生长发育过程中将不可能发展最佳言语语言能力。

儿童听力损失多数是一种"隐性"功能障碍，这是因为在儿童期尤其婴幼儿牙牙学语时不能主动表达他们的听力问题，而多数父母又未直接观察到这些问题。听力损失给儿童带来的负面影响，其影响程度取决于听力损失的程度、性质、持续时间和开始的年龄。此外，还包括早期训练的方法和强度、接受放大装置的时间和类型，以及儿童所处的文化环境和家庭支持程度等因素。如果其听力损失没有被及时察觉和及时处置，将会导致儿童言语语言发育迟缓，出现社会交往、精神发育和学习困难等问题。但听力损失给儿童造成的负面影响，大多数是可以通过预防、早期发现以及恰当处置降到最低程度。

由于在儿童生长最初的几个月语言能力发展非常快，因此要尽可能早地教会听力损失儿童学会运用言语交流技巧，这种干预措施实施得越早越好。研究发现对于听力正常的6周龄婴幼儿，言语声音比其他任何声音都具有更大的吸引力；6月龄的婴幼儿已有了语言的分析能力，可把言语声音先分解成各种片段，再将其组合起来，并储存于脑中以备随时恢复和记忆；大多数18月龄的幼儿已能创造性地讲简单的句子了。

学习和掌握正常儿童听觉器官发育、听力年龄特点、听觉言语功能发生发展理论知识，并应用于临床听力损失儿童处置和干预工作中都是非常重要的。

第一节 听觉器官的发育

听觉系统的胚胎学研究始于 1911 年，有学者对动物的中耳胚胎发育过程进行了描述。1941 年 Thung 已将人类耳和脑神经系统的结构作为人类胚胎发育学研究的一部分。在 20 世纪 40 年代至 50 年代，胚胎学研究已开始关注听觉系统发育与人类胚胎整体各阶段发育的相互关系。在 20 世纪 60 年代至 70 年代，随着听力学的发展，听觉系统胚胎发育研究已从人类胚胎学、解剖学和神经发育学研究成果中获得很大收益。目前遗传学、基因学和分子生物学的快速发展，使我们能够更便利地获得正常与异常胚胎特征，发现更多的耳聋致病基因和导致畸形的致畸因子，从而有助于理解听觉器官源于何处，听力源于何时，听力损失如何发生等问题。

了解耳的胚胎发育相关知识，掌握各器官发育阶段的时间规律以及关联的器官、组织的来源关系，有助于对各类听力损失发生的时间、部位和原因做出诊断。各组织器官的发育时间可提示听力损失存在的同时，可能还提示伴有其他相关系统的疾病和发育畸形。

耳作为特殊感觉器官，可感知听觉及平衡觉。按其解剖特点分为外耳、中耳与内耳三部分。外耳和中耳具有传导声音作用，内耳除可传导声音外，还有两种感觉的感受器，一为感知听觉的 Corti 器，另为感知平衡觉的壶腹嵴、椭圆囊斑和球囊斑。

一、胚胎早期发育

人类胚胎发育开始于受精卵细胞，72h 受精卵细胞不断生长为多细胞的卵裂球，卵裂球通过有丝分裂，所有细胞的细胞核中就具有相同的基因组成和基因活动状况，但在细胞质中所含有的可以活化或阻抑某些基因活动的重要因子在卵裂过程中被不均等地分配到卵裂球中，这种相互作用导致了分化差异的开始。

最早的胚胎组织经历从卵裂球、胚泡和原肠胚等时期，在胚胎期 2 周时经过一系列的生物化学变化，形成了可以区分的内、中、外三个胚层的胚盘，胚胎的所有组织结构都起源于这三个胚层。

外胚层将分化为生物体皮肤表皮的上皮组织及其附属器、神经组织及神经系统的器官、特殊感觉组织及感觉器官；中胚层将分化为主要的结缔组织、肌肉、软骨和骨骼，以及循环系统和泌尿生殖系统等的主要器官；内胚层将分化为消化系统、呼吸系统等的上皮组织和器官。

在复杂的发育过程中，听觉和平衡觉这两种特殊的感觉器官也是由这三胚层发育而来。外耳及内耳主要结构来自外胚层，中耳及内耳周围骨质主要来自中胚层，中耳腔被覆的黏膜来自内胚层。

在妊娠的前 8 周，发育中的胎儿称为"胚胎"。在胚胎期第 2 周末，三个胚层形成胚盘。胚胎期第 4 周开始了器官的形成，三胚层结构开始转化成在结构上能够辨别的器官和组织。胚胎期第 1 月末时胚胎仅有约 6.35mm，胚胎期第 8 周结束。

此时,胚胎已初具人形称为"胎儿"。

耳的发育始于胚胎期。受精约 15 天后,胚盘中出现细胞的条索即称为原条,胚盘可区分出头尾端和左右侧。继而在原条的中线出现浅沟和褶皱,分别称原沟和原褶。原沟下陷形成神经沟,沟两侧边缘隆起被称为神经褶。原条的头端略膨大为原结,最终发育为生物体的头部。两侧神经褶靠拢,使神经沟封闭为神经管。此时三个胚层迅速分化,在胚体的头端两侧开始出现了成对的鳃弓和鳃沟,在此背侧的两侧可见耳雏形的原基即听泡。

二、内耳的发育和形成

在胚胎期第 3 周初,开放的神经板头端两侧的胚盘外层细胞增厚,被称为听板。在胚胎期第 23 天左右,听板向内下陷形成听凹。在胚胎期第 30 天左右,听凹闭合形成囊状的听泡,听泡沿闭合的神经管两侧排列(图 2-1-1)。听泡是所有内耳结构的原基,其中包括第Ⅷ对脑神经的前庭蜗神经元。此时,听泡已在胚胎表面消失,嵌入至胚胎的间充质结缔组织中,位置在第 1 鳃弓、第 2 鳃弓之后。

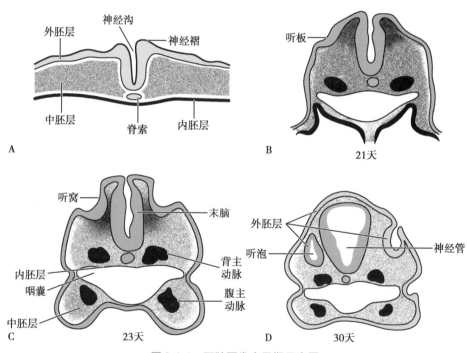

图 2-1-1　胚胎耳发育早期示意图

1. 听泡发育　经过一系列的卷折、隆起、延伸,听泡继续分化,囊状延伸形成内淋巴管。胚胎期第 4～5 周与内淋巴管连接处可见膨大的前庭囊,听泡较小的囊区逐渐发育成耳蜗。第 6 周末,前庭囊形成 3 个弓形突起发育为半规管。同时听泡的前庭部下陷,椭圆囊和球囊逐渐形成 2 个分开的囊状部分。在胚胎期第 7 周末,听泡球囊处增大延长,形成耳蜗的第 1 圈。在第 8～11 周形成耳蜗 2.5 圈。蜗管继续延伸通过狭窄的导管与前庭相连。第Ⅷ对脑神经的神经节细胞的周围支部分，向前庭和耳蜗感觉上皮处延伸，在耳蜗处的神经节细胞的中枢支部分，向中线的神经管处延伸，按耳蜗伸长的长度和蜗管的圈数将神经纤维分散呈现扇状分布。

在胚胎期第 4 周，内淋巴管囊作为一个支囊在听泡处开始延伸，听泡主体形成椭圆囊和球囊的原基。在胚胎期第 7 周内耳迷路继续发育，椭圆囊和球囊囊斑的上皮细胞开始增厚，在胚胎期第 8 周半规管的末端、第 12 周蜗管底部也相继出现增厚的上皮细胞。此时各部位上皮细胞的感觉毛细胞和支持细胞开始分化。在胎儿期第 5 个月时，感觉细胞和支持细胞发育成熟，耳蜗也明显地生长和扩大。内淋巴囊成熟后具有分泌和吸收的功能。内淋巴管囊最初是以单腔囊状结构扩展延伸，在人类这种结构的发育经过胎儿期一直要延续到出生后的第一年。

2. 耳蜗发育　在胚胎期第 5 周听泡在球囊形成的位置和发育中的内淋巴管囊的位置出现第二个延伸过程。这次延伸形成蜗管的原基，并且这个阶段形成一个简单的充满液体的囊。在胎儿期第 5 周到第 7 周耳蜗不仅延长旋转，并且开始分化出 Corti 器，但直到胎儿时期才完全形成。耳蜗神经节神经元开始长入发育中的耳蜗结构并且与 Corti 器的毛细胞发生联系。神经系统的神经元发育受到目标源性生长因子的介导，调控螺旋神经节细胞发育，耳蜗毛细胞的发育也受生长因子和纤维源性生长因子调控，并且也与胎儿甲状腺素水平有关。最初毛细胞与神经元细胞之间突触的形成主要是胞体间，随后与神经元树突之间突触才会形成。

在胎儿期第 3 个月，早期的内耳膜迷路结构基本发育完成。同时第 9 周颞骨岩部的不同软骨内骨化中心形成内耳的囊腔状，内耳软骨的骨化开始逐渐形成骨迷路。蜗管周围的间充质，顺着蜗管的长度逐渐形成充满液体外淋巴的两个骨性空间，即前庭阶和鼓阶，即膜迷路外的骨迷路。在胎儿期第 17～18 周，耳蜗大小已经达到成人水平。骨迷路也在近胎儿期第 16 周时发育完成。在胎儿期第 24 周前庭蜗神经内耳道区通过骨化抑制作用渐形成内耳道。

耳蜗内特殊的听觉器官为 Corti 器，以意大利解剖学家 Marquis Alfonso Giacomo Gas-pare Corti 的名字命名。

内耳是唯一在胎儿中期（第 20 周）已达到成人分化程度的感觉器官。半规管在妊娠期第 17～19 周达到成人的大小，其中外半规管发育最慢。耳蜗是内耳分化成熟较晚部分，因此耳蜗比前庭器官更易发生发育异常、畸形和获得性疾病。

三、中耳的发育和形成

内耳是听觉系统的感受器部分，中耳则是听觉机制中负责传递声音信息的部分。与源于外胚层的内耳不同，中耳黏膜源于内胚层，中耳的发育与头部其他器官的形成密切相关。在胎儿期第 3 周听板凹陷入神经板形成听泡时，中耳开始发育。原始中耳腔和原始咽鼓管起源于内胚层的第 1 咽囊背外侧的延伸（图 2-1-2）。

人类胚胎发育第 4 周，头颈部两侧外胚层出现 5 对条形凹陷，称为鳃沟。在胚胎内部的内胚层，原始消化管的头端即原始的咽，内胚层侧壁向外膨出，形成左右 5 对囊状结构，称咽囊。以上这些隆起结构总称为鳃弓（branchial arch）。

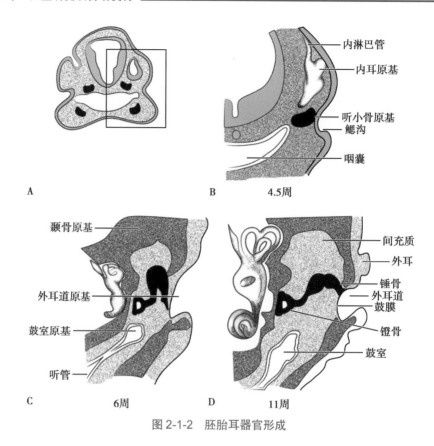

A

B　4.5周

C　6周　　D　11周

图 2-1-2　胚胎耳器官形成

1. 听小骨发育　在第 8 周时第 1 咽囊位于第 1 鳃沟、第 2 鳃沟之间,此时在鼓室原基内有两个软骨分别为来自第 1 鳃弓的 Meckel 软骨和来自第 2 鳃弓的 Reichert 软骨细胞在间充质内发育。听骨链发育理论认为锤骨和砧骨源于 Meckel 软骨,镫骨源于 Reichert 软骨。

第 8 周锤骨和砧骨基本达到与成人近似的形状,镫骨直到第 15~16 周才具备基本形状。锤骨和砧骨在第 32 周完成骨化。

2. 中耳腔发育　第 30 周鼓室基本发育完全,第 34~35 周鼓室气化但是充满液体,直到出生开始呼吸时,空气才进入鼓室。中耳腔的发育持续至儿童 9~10 岁。

四、外耳的发育和形成

外耳和鼓膜的发育。外耳由第 1 鳃弓、第 2 鳃弓演变形成。外耳发育与内耳听泡形成在同一时期。

1. 耳郭发育　胚胎第 6 周时,第 1 鳃沟周围的间充质增生,形成 6 个结节状隆起,称耳丘。外耳完整的形状取决于这 6 个结节状的耳丘发育。在正常范围内,外耳的形状也存在很大的差异。第 7 周到 20 周,耳郭继续发育,并且从胚胎中部向头面部两侧移动。在第 20 周,耳郭形状基本与成人一致,但外形较小,直到 9 岁才发育完全。

2. 外耳道发育　从第 4~5 个月时外耳道由第 1 鳃沟逐步演变形成。外胚层的第 2 鳃沟与内胚层第一咽囊之间中胚层很快在两层中间生长，形成将鳃沟与咽囊分隔的中间层。第 2 个月末，第 1 鳃沟向内深陷，形成漏斗状软骨管道，以后演变成外耳道壁外 1/3 段。

3. 鼓膜发育 外胚层的第 1 鳃沟继续加深形成管道，在胎儿期第 9 周鼓室内胚层与第 1 鳃沟底的外胚层相贴，形成鼓膜的三层结构。分别形成鼓膜内层的黏膜上皮层、鼓膜表皮的鳞状上皮层，两者之间的由间充质形成鼓膜中层的环状纤维结缔组织。这时内耳和中耳骨性结构已经形成并开始骨化。出生时，外耳道底的骨壁还未骨化。婴儿的外耳道短且直，而成人的则相对较长并且弯曲。由于婴儿的鼓膜几乎呈水平位，所以很难观察到。外耳道骨壁的骨化持续到 7 岁。外耳道的整体发育一直持续到 9 岁。

 # 第二节　听觉外周系统与中枢系统的发展

人类的耳蜗在出生时已发育完成。然而，听觉中枢发育尚未成熟，仍需要数十年的时间来完善。学习儿童听力学不仅要关注听力损失如何影响婴幼儿的交流技能，也要关注早期听觉损害对大脑和听觉系统发育的影响等重要问题。其中最好的例证就是，通过新生儿听力筛查早期发现、诊断和干预先天性极重度听力损失的婴幼儿，尽早接受人工耳蜗植入，在听觉中枢发育早期可塑的状态下，大脑发挥了巨大的作用，最终使植入人工耳蜗的儿童交流能力和言语发育接近正常人，使我们看到了与年龄相关的大脑重塑巨大改变中的听觉中枢发育过程。

关于听觉系统发育和重塑方面的一些基本概念和基本理论，如与年龄相关的大脑可塑性、听觉发育过程的"敏感期"等问题的学习，可以为听力损失儿童听觉系统发育和早期鉴别儿童听力损失的内容提供有用背景知识。

一、听觉功能发育的开始与完成

（一）听觉功能发育的时长

关于听觉系统发育时间首先要了解听觉发育的起点。听觉是开始于耳蜗毛细胞被第一次声信号激活吗？还是探测到声刺激后激活了听觉脑干神经元兴奋活动之时？或者可以记录到听觉皮层中长潜伏期反应信号才暗示了"听觉"吗？或者需要行为学上的证据，如儿童可以随声音转头或眨眼或惊跳等行为反应才是"听觉"吗？或者是胎儿在母体子宫里就能听到声音吗？总之，要确定何时是第一次听到声音，要得到这样明确答案并不容易。

关于听觉系统发育需要了解的另一个时间节点，是确认听觉系统发育完整的终结时间。如果仅考虑初级听皮层神经激活的简单模式，可以确定是在人类成长初期的 1～2 岁。如果考虑听觉皮层的大脑核心区更复杂的处理模式时，青春期应该是一显著的节点。但是必须认识到人类脑的更高级皮层功能，包括听觉记忆功能区域、言语语言功能区域、言语驱动运动性功能区都一直处于完善发育，总是处于"塑造"之中。如果认为大脑的神经可塑性完成是发育节点的标准，那么听觉系统发育从来没有真正的结束。尽管存在这些不易确认的终点，但听觉系统仍可见发育的主线,这些主线特征已在不同的动物解剖学和生理学得到了研究印证,在人类也可通过各种测试方法的监测来获得发育的变化进程。

在内耳的发育水平上已经获得了重要的发育阶段结论,包括耳蜗毛细胞与大脑相连时间,Corti 器的其他成分例如盖膜准备激活毛细胞的时间,环境声刺激能更有效激活耳蜗功能时间,还包括基于动物模型和人类的研究数据——听觉中枢通路发育、听皮层核心区细胞功能柱形态和功能总体描述的时间。这些研究工作已经概括了听觉系统发育的正常成熟过程,其相关听力损失的研究显示了其对听觉系统发育的重大影响,其中一个重要结论是声音的驱动是激活听觉系统功能的重要因素,同时引导着听觉功能发育最终的走向。

（二）听觉功能发育的可塑性

在儿童听力学领域,需理解听觉系统发育过程,尤其是理解听觉系统与年龄相关的可塑性概念。听觉功能发育的可塑性,即神经网络重构的能力会随着时间延长而下降。还需要认识到在这个发育过程中听觉能力存在的敏感期或关键期,在关键期实施干预策略才能够达到最大的效益。

神经可塑性指先天预定的神经结构或功能具有一定的适应性和可变性,并具有一定的学习能力。过去认为神经组织与其他组织相比可塑性非常小。但目前越来越多的研究提示,脑的可塑性能力远比人们认为的强大。

大脑早期可塑性表现为可变更性和代偿性。可变更性是指某些细胞的特殊功能具有可变性。代偿性是指一些神经细胞能代替邻近受伤神经细胞的功能。但这些变化一般只发生在人类功能发育的早期,过了一定敏感期其缺陷将永久存在。通过学习或训练所进行的功能开发,是脑可塑性的一种重要表现。脑的可塑性至少体现在三个层面,神经元突触可塑性、神经元条件性活动可塑性和大脑皮层功能代表区可塑性。

神经元突触可塑性是指某一神经元末梢与另一神经元接触,形成特有接点即突触。脑内神经元间神经冲动的传递方向是由突触传递方向所决定的,这种突触传递活动为大脑发育和功能开发提供了充分的多样性、灵活性和稳定性;神经元条件性活动可塑性是指活动的经验可以改变神经元的反应特性;大脑皮层功能代表区可塑性是指皮层功能代表区不是固定不变的,而是一个动力学结构,活动的经验或训练可以重组与重构皮层代表区的精细结构和功能。

二、听觉外周系统早期发育

已经在大量的动物模型中获得了内耳的胚胎发育顺序,人类大约在妊娠期第8周时,耳蜗毛细胞开始在听囊内分化,形成突触前结构。数周之后毛细胞与耳蜗传入神经元形成了突触连接,但毛细胞对机械性刺激的传导功能发育滞后,静纤毛还未充分发育,盖膜的最终成熟尚在继续。

图 2-2-1 提供了人类从胚胎期到新生儿期耳蜗发育的主要时间线,标记了解剖学发育的关键特征的重要功能。在妊娠期第 7 周时 Corti 器、前庭蜗神经开始发育,妊娠期第 9 周时听泡周围间充质细胞开始软骨的形成和骨化,妊娠期第 24 周听神经周围通过骨化抑制作用形成内耳道。耳蜗功能发育的一个很重要的阶段是

盖膜成熟。在妊娠期第 8～10 周，内毛细胞（inner hair cell，IHC）和外毛细胞（outer hair cell，OHC）在听囊早期开始分化。盖膜细胞发育到相应的位置之前内毛细胞和外毛细胞已经分化并可受神经支配。此时毛细胞虽已可转换某些机械信号，但外毛细胞作为生物力学放大器的角色还未成熟，以及内毛细胞在正常刺激模式到来之前与盖膜之间空间流体驱动功能还未成熟。耳蜗频率选择的成熟特性也要等到妊娠晚期完成。

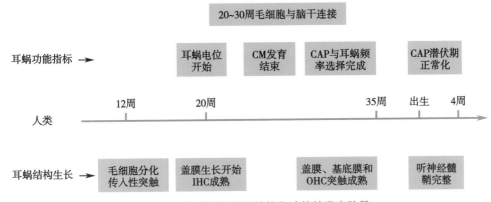

图 2-2-1　人类耳蜗重要结构和功能的发育阶段

CM. 耳蜗微音电位；CAP. 耳蜗动作电位；IHC. 耳蜗内毛细胞；OHC. 耳蜗外毛细胞。

（资料来源：KITZES L M. Anatomical and physiological changes in the brainstem induced by neonatal ablation of the cochlea//SALVI R J, HENDERSON D, FIORINO F, et al. Auditory system plasticity and regeneration. New York: Thieme Medical，1996.）

三、耳蜗与听觉中枢的连接

人类耳蜗功能在出生前已经发育完成，而且从耳蜗毛细胞到脑干耳蜗神经核的传入连接也已经建立。脑干和间脑的听觉神经核团形成与内耳结构的形成同时发生。来自听囊的尚未成熟的神经元已进行直接加工处理和生长，分裂的分支进入脑干区的三个耳蜗核，成为前腹侧耳蜗核（AVCN）、后腹侧耳蜗核（PVCN）和背侧耳蜗核（DCN）。这些神经元沿着耳蜗的长轴以地形图方式（topographic fashion）连接毛细胞与耳蜗核内的靶细胞，在成熟个体中就可以产生系统性的声音映射，实际上神经投射即为耳蜗神经的映射。在声音刺激激活神经元活性之前，即听觉刺激输入之前该系统就有了映射样"布线模式（wiring pattern）"的出现。在早期发育阶段可能仅存在自发的神经活动，人类大部分的听觉神经的连接在妊娠期 20～30 周完成。当神经连接建立之后，耳蜗核内的靶细胞的功能维持和存活依赖于蜗神经内在的自发活动或外在的刺激驱动活动。

四、"听见"声音的起始时间

人类耳蜗到大脑神经的解剖学连接是在出生前 10～20 周这个阶段完成。在这个阶段末期已经开始有一些听觉功能的证据。例如，早产 15 周的新生儿可以检测到 ABR 波形；在妊娠期第 24～25 周可记录到声音诱发的眨眼 - 惊跳反射的超声成像;耳蜗盖膜的成熟以及耳蜗频率选择等功能建立是需要低阈值的耳蜗激活,这些发育都是在妊娠期第 30～35 周前完成的。耳蜗基底膜上中频区域的感觉上皮首先发育与脑干连接,更接近耳蜗顶转和基底部区域的感觉上皮的发育要持续到出生后 6 个月,感受高频阈值功能最早得到完善,而低频阈值功能需继续完善。

已可证明耳蜗中频区域与贯穿很多听觉通路的神经连接在妊娠晚期被激活。这就意味着正常感知下未出生的胎儿能够"听见"吗?实际上,清晰的环境声的能量会被胎儿周围完全充满的液体系统大幅度衰减,正常的中耳阻抗匹配机制还未起作用,耳蜗得到的刺激将会由骨导通路完成。来自母亲的声音如嗓音和心跳就是一种有效刺激,声学信号可以骨传导的模式直接传递到胎儿耳蜗。

五、听觉中枢通路的发育

在耳蜗与脑干连接的同一时期,更多的中枢核团如上橄榄复合体、听觉中脑核团和丘脑核团内侧膝状体核已经形成并关联起来。这些位于中枢部位的神经核团将在任何声学刺激激活之前,逐步完成神经元的形成、迁移、轴突生长、突触接触以及与其他目标细胞连接的形成。此时自发性活动在这个系统中会起到重要作用,特别是对于突触的巩固作用尤为重要。在神经连接上存在发育快慢和先后顺序上的重叠,上行和下行神经通路形成也会同时进行。

耳蜗神经核至更多的听中枢神经核的连接,都是以地形图方式被建立起来,最终要达到全部耳蜗声音的映射。这种初始连接顺序出现在依赖于刺激诱发的耳蜗活性之前,是一种神经的内部固有活动,这种自发的活动起到了重要作用。当声音诱发的神经信号出现时会进一步巩固突触连接,也会进一步改善耳蜗神经映射。有证据表明出生后的早期阶段,蜗神经水平非正常的激活模式对于中枢听觉区域的声音映射分布重组产生重大的影响。

六、双耳听觉的可塑性

关于听觉神经系统可塑性,最早在 Levi-Montalcini(1949)的小鸡胚胎解剖学研究中提出,当移除单侧鸡胚的听囊时可导致听觉中枢神经元投射的异常。目前在其他哺乳动物单侧耳蜗切除后,也可导致脑干神经元异常分布的类似发育模式的出现。图 2-2-2 列举了刚出生的沙鼠耳蜗切除后在脑干区的映射"布线模式"受到影响。在正常的发育中上橄榄核的内侧核和外侧核以及斜方体内侧核内的目标神经元是从双侧耳蜗接收信号。若一侧耳蜗去除后,每个核团会接收两个同样的来自单侧未切除耳蜗的信号,这种异常的神经连接明显改变了脑干的延脑和中脑神经元反应特性。实际上单侧极重度先天性听力损失,同样也会导致类似的异常脑干连接。

在临床上,假定听力学中出现极端情况的儿童完全单侧极重度听力损失。如,儿童是双侧先天性极重度听力损失时,仅接受单侧人工耳蜗植入后,非手术耳仍为极重度听力损失。在这种情况下儿童早期接受了人工耳蜗植入,已显示单侧听觉输入也可以对听觉大脑发育形成有效刺激。但是与动物模型发育类似的异常

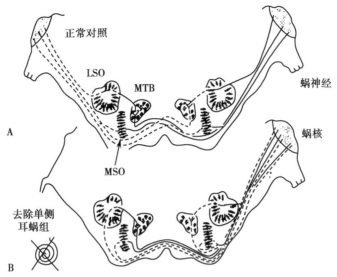

图 2-2-2 单侧耳蜗去除对听觉脑干神经通路发育的影响(沙鼠模型)

A. 正常对照;B. 去除单侧耳蜗组。LSO. 上橄榄外侧核;MSO. 上橄榄内侧核;
MTB. 斜方体内侧核。

(资料来源:KITZES L M. The role of binaural innervation in the development of the
auditory brainstem//RUBEN R J, VAN DE WATER T R, RUBEL E W. The biology
of change in otolaryngology. Amsterdam: Elsevier Science, 1986: 185-199.)

神经元连接是否也会出现在单侧植入耳蜗的婴儿的听觉中枢呢?极重度听力损失婴儿在无外部有效听觉刺激输入时,中枢通路可能仍然需要等待刺激诱发活动,但若这种刺激仅来自一侧植入的人工耳蜗,最终的神经分配模式也将会出现显著的异常。

在临床上,双耳输入刺激量不平衡而且变化差异量比较小的病例,可见于婴幼儿慢性或复发性中耳炎。这种情况在动物实验中是单侧传导性听力损失的动物模型,可以导致显著的声源定位能力障碍。因此在早期听觉输入不平衡的常见疾病,如婴幼儿慢性或复发性中耳炎的听觉功能损伤,可导致言语发育延迟和声源定位能力障碍。当婴幼儿接受双侧标准的助听器选配,可以改善听觉阈值敏感度、噪声中的信号觉察以及声源定位能力。通过在听觉系统成熟的早期提供双耳平衡刺激输入可以明显地改善听觉功能并会有理想的远期效果。

总之,听觉系统是一个完全整合的双侧系统,在发育过程中都需要来自双侧平衡的刺激输入。当双侧刺激输入受阻时,会导致某种程度上潜在的脑干和间脑听觉中枢的结构和功能异常。

七、大脑的听觉皮层

人类大脑的听觉皮质位于大脑颞叶上部的区带,埋于大脑外侧裂内。在大脑颞上回上内侧近后端处,可见1或2条较小的横行脑回,即颞横回(Heschl回)。

(一)听觉皮质的功能柱

在听皮质内存在感觉皮质的柱状结构,它与视觉皮质中枢区的"眼优势功能柱"和"定向功能柱"相似。所谓的"功能柱"是指，在组织学切片中可见与皮质表面呈垂直方位的神经细胞排列呈柱状，即细胞排列从软脑膜延伸至深层的白质，并且传入、传出的有髓神经纤维也基本排列成放射状行走的束。这种排列形式的皮质柱状构筑有其重要的功能意义。在听觉皮质的柱样结构中，一级听觉皮质的等频率带可能代表着等频率柱，即一个功能柱所有的功能单位都有相同的频率特征。在听皮质中也存在双耳相互作用的细胞柱，它可显示双耳的总和效应或抑制效应，总和柱及抑制柱占据着听皮质的等频率带（或柱）的交替带。在双耳总和柱内存在着微小的同侧或对侧优势柱的精细镶嵌。

有学者指出颞叶的颞横回在大小形态上有个体差异，并有显著的左-右不对称性。颞横回常为一条，且左侧较长，一般左侧颞横回尾侧的颞叶平台比右侧大。这些不对称性也支持着左、右大脑半球听觉皮质间有功能分化的观点。

通过双耳的听力学测试得知，两侧大脑半球间听觉功能方面存在明显差别。双耳功能记录比较表明对侧半球起主要作用现象。一般右耳对应的左大脑半球为语言处理的优势半球，而左耳对应的右大脑半球对音乐的理解更胜一筹。

人类除听觉运动反射外，其听觉分析分化程度已达到高级阶段。人类可辨识仅有微弱音调差别的声音，可以分析声音的音色和泛音，从而可辨识不同乐器和不同歌喉。也可以从同时传来的许多声音刺激中选择聆听其中认为有意义的声音，也可定位声源。

（二）与听觉相关的语言皮层

言语能力的建立与其他感觉（如躯体感觉、听觉、视觉、味觉、嗅觉）的建立方式相类似。这些刺激都要在大脑皮质内进行处理、储存并被编码存档。大脑海马区与刺激信息的储存有关，颞叶的新皮质区以及周围区为刺激信息编码存档的部位，众多联络纤维将这些部位互连成为一个整体。将各种信息冲动联系并整合为一种全面的模式或记忆过程，这些功能除在颞叶皮质中进行外，还可在运动性语言中枢和感觉性语言中枢等部位进行。运动性语言中枢包括额叶后下部的额中回和额下回后部的皮质。感觉性语言中枢包括顶叶后部的感觉中枢、枕叶前部的角回和缘上回的皮质。

儿童的语言发展首先通过听觉感受器感知到一种声音或物体名称，并使声音与物体联系起来，然后学习发出这种声音。这时他们的口语仅为几个孤立的名词或物体名称，然后可发出单独或简单的声音，进而可发出若干或更为复杂的声音。其先学习动作的名称，再学习动词和形容词，然后才能用词组成句子。随后开始把书写符号与一件物体联系起来，领会一系列相关符号，随后可具备用书写来表达自己的能力。通过从听刺激或视刺激获得反射性的学舌单字，到以更复杂的神经性联系为特征形式的发展阶段的过程中，他们的语言能力逐渐起着变化。能理解听到和看到各种复杂的指令，也能感知、理解、联系和简洁地将自己的观念转变为陈述性语言并表达出来。

在语言能力的发展中，儿童需要广泛运用大脑的额叶、顶叶、颞叶和枕叶，以及联络区皮质的功能。

语言在大脑左半球中的发展往往领先，但语言发生偏侧化的确切年龄尚未明确，开始时语言能力的发展两侧半球的潜力是均等的。

大脑的额叶皮质是重要的语言中枢，它是完成或发出言语的基础，左侧额叶主要是支配语言运动力的区域，发放冲动至喉、咽、腭、舌、颌及胸腹肌群的皮质下中枢。作为理解交谈和阅读书写的听视觉语言的机制，则定位于后部的颞叶和枕叶。大脑各叶之间由联络性纤维弓状束互连起来。

第三节 儿童听觉功能的发展

儿童的听觉功能还不成熟，从出生后听觉功能需要继续发育至青春期。当婴儿出生时，新生儿的耳蜗已发育得与成人非常相似，已准备好去探索声音。但令人惊讶的是，已经发育成熟的内耳为何听力仍需要不断发展。事实上如前所述，在童年期（尤其是婴幼儿期）儿童的听觉功能发育大部分不是外周听觉系统的发育，而是听觉神经系统和大脑功能持续发育至成熟。儿童（尤其是婴幼儿）开始学习声音有哪些重要内容，声音的意义是什么，学习听声音能使他们怎样快速有效地处理声音，学习言语这样复杂的声音需要多久的时间。

首先，聆听经验对于听觉发育是至关重要的。尽管听力损失儿童（尤其是婴幼儿）学习聆听声音的能力会由于听力损失而受限，但他们在得到听力干预后，也必须经过与正常听力婴幼儿相似的听觉发育阶段，并且大多数听力损失儿童大脑功能是正常的。目前能通过记录正常听力儿童的听觉功能发育过程，了解什么样类型的听觉经验对发育起着重要作用。因此，了解正常的发育时间节点，能预测听力损失发生的时间，能知道听力放大装置的助听器声刺激或人工耳蜗电刺激将如何改变婴幼儿的听觉功能发育过程。

在众多听觉功能发展学的研究中，都会使用行为反应结果来评估听觉能力，从安静环境下的察觉纯音信号，到竞争性言语噪声下的察觉言语信号都需要了解听觉的行为活动，因此在听觉发育研究中，儿童行为测听结果被认为是听觉能力判断的"金标准"。对婴幼儿通常使用条件化反应来评估听力，通过使用有趣的声音或视觉景象来奖励婴幼儿对测试声音做出回应，视觉强化测听（VRA）就是这种方法的临床实例。对大龄儿童通常使用同样的方法，像测试成人那样，要求大龄儿童去按下反应键钮来表示听到了测试音。

一、声音信息的察觉随年龄的变化

（一）绝对听觉敏感度随年龄变化

绝对听觉敏感度是指在安静环境下察觉声音的能力。在临床中，听力绝对敏感度的典型测量方法是纯音听阈的测试。研究听觉发育显示绝对敏感度是随年龄改变的，最明显的变化期是在婴儿期，声音察觉能力的进行性改善要持续到10岁左右。研究中使用纯音或窄带噪声作为测试音，显示绝对敏感度发育在声音频率范围改善是不均匀的。绝对阈值发生最快变化是在婴儿期的高频段阈值，低频阈值则呈逐渐成熟。1～3月龄婴儿在安静环境下对高频4 000Hz平均阈值变化提高约20dB；而低频500Hz的平均阈值仅有10dB改善。尽管绝对敏感度在所有频率直到 10 岁才达到成人水平,但婴儿 6 月龄时与成人之间绝对听觉阈值的差值仅 10～15dB 之内。因此,6 月龄婴幼儿 VRA 已经可在正常听力范围内做出反应。还应注意到婴儿对"宽带噪声"的绝对敏感度与成人非常接近。

图 2-3-1 为不同年龄可听能力的曲线图。婴儿在出生后几个月内的听力绝对阈值是比较高的,到 6 月龄时高频阈值改善最明显,高频阈值比低频阈值最先达到成人水平。低频阈值会在儿童期内得到持续改善。

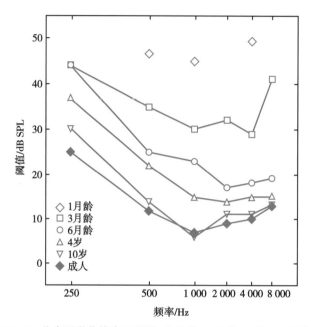

图 2-3-1　儿童听觉曲线在 1 月龄、3 月龄、6 月龄、4 岁、10 岁绝对敏感度与声学频率的关系
(资料来源:WERNER L A,MAREAN G C. Methods for estimating infant thresholds. J Acoust Soc Am,1996,90:1867-1875.)

（二）可听度曲线随年龄的变化

婴儿出生后的几个月里听力的绝对阈值还是较高的,但高频阈值的改变在出生后 6 个月内变化最快,很快提前到达成人水平,而低频阈值的变化将持续到童年。外中耳传导器官的发育可能是影响可听度曲线形状走向的重要因素。在婴儿期和儿童期,外耳道和中耳系统的解剖学变化包括外耳道长度延长、中耳腔的体积增加以及耳周围骨组织密度维度走向变化等,都使声能量的传递发生改变,并随着年龄增长而逐步增强,能量的传递也变得更加有效,在 10 岁时可达到与成人相似的程度。6 月龄婴幼儿外中耳的传导效率已发生很大改善,这与绝对敏感度的发育变化是一致的。例如,1 月龄婴儿通过中耳传导高频声音的声能量比成人大约减少 20dB,但在 6 个月内就能很快改善到 10dB 以内。在临床,中耳传导效率的改善会直接影响行为阈值的结果。研究表明,中耳传导能力在 3 月龄婴儿和成人之间比较,行为阈值的改善程度估计约为 8dB。

除了中耳传导能力的影响因素外,脑干听觉通路的低效的神经传递也可能影响着婴儿早期的绝对听敏感度的发育。研究表明低效的神经传递与6月龄之前的绝对敏感性发育有关。听性脑干反应(auditory brainstem response,ABR)Ⅰ-Ⅴ波间潜伏期可以较好地预测3月龄婴儿高频的行为阈值,但预测6月龄婴幼儿阈值时匹配性较差。这可能预示着听觉脑干神经突触效率的改善发生在3~6月龄之间。

在行为阈值测试中,婴儿和低龄儿童的注意力不集中或易有"脱离任务"等表现,可以看作是比成人成绩差的原因之一,但注意力分散仅占阈值不成熟性的一部分(2~3dB)。而绝对听敏感度的发育变化可能是因为上述神经系统处理效率不成熟造成。处理效率是受注意力、动机、记忆和选择性关注等因素的影响。例如,婴儿和幼儿的选择性聆听要低于成人,而婴儿更容易察觉宽频带声音。成人在察觉任务中可选择性地听到预期信号,婴儿不能有预先将注意力转向适当频率的行为,这些都可能是早期行为阈值获得不稳定的表现,这也能很好地解释为什么婴儿的绝对阈值更像是成人对宽频带声音的反应值,而不是对窄带声音的察觉阈值。

二、声音信息的感知随年龄的变化

在声学领域常以两种方式描述声音——时域和频域。声音时域的表示是以时间为函数,通常为时间波形表示。声音频域信息的表示包括两种成分,一是频率函数的声音幅度,通常以振幅谱表示,二是频率函数的声音相位,通常以相位谱表示。这些声音以图的形式表达,既存在不完整也有失真,但仍能说明外周听觉系统是如何对声音的时域和频域做出表达,也包括听神经传递声音的表达形式。这对理解声音的时间波和振幅在听觉系统听觉发育和声音信息感知中的关系是很重要的。

(一)声学信息随年龄的变化

聆听者对强度/振幅谱的表达,最常用的方法是在宽带噪声下测试对纯音信号或窄带噪声信号的阈值测量。测量用宽带噪声掩蔽某一个噪声的阈值,可了解从6月龄到幼儿期、成年期的聆听者的阈值范围。6月龄婴儿的掩蔽阈值比成人值高约15dB。随着儿童年龄的增长这种差异逐渐减小,到儿童8岁时掩蔽后的阈值仅比成人稍差。6岁儿童噪声下纯音阈值基本与成人相似。听觉系统对频率或强度表达的成熟,通常可以用于说明儿童对声音信息感知的成熟。对频率精确度测量(也被称为频率分辨率)可用不同的掩蔽方法对婴幼儿研究。对3~6月龄婴儿可以测试500、1 000和4 000Hz的频率分辨率,通常6月龄婴幼儿在所有频率下的频率分辨率都已类似成人。3月龄的婴幼儿仅在500和1 000Hz能达到成人的频率分辨率,在高频4 000Hz时结果比大龄儿童和成人的频率分辨率差。

在评估听觉系统强度表现的成熟度,可以通过两种方式进行。一种是对强度的辨别,一般是要求受检者分辨出声音中的强度变化或选择两个声音中更强的,以dB表示强度差值。婴儿和儿童强度辨别的发展,3月龄婴儿分辨宽带声音和高频声音的最小强度变化为12dB,6月龄能区分4dB的强度变化。在12月龄至6岁后强度辨别已经很精准了，到 6 岁时可从 3dB 精准度降至 1~2dB 精准度。强度分辨的另一种方法是要求区分声音的响度。让婴儿区分声音响度测试，可使用响应声音的时间作为响度指标。通常显示当声音响亮时成人的反应会更快，而婴幼儿对更强烈的声音反应更快。也就是说，与成人相比，婴儿需要更大强度变化才可能看到增加响度的变化。也可以通过简化的响度变化测试，让一个 5 岁儿童画出响度变化线的长短，或让儿童提供数字大小变化，来表达声音响度的变化，这些都显示 5 岁儿童在响度理解上表现与成人相似。

频率分辨率在出生时至少在高频率还不成熟，但在 6 月龄婴儿期已经相当精确，并且在 3 岁时与成人一样。婴幼儿对强度表现一直到学龄期才快速成熟。

频率分辨率成熟度在临床中脑干诱发电位显示频率分辨率在婴儿是不成熟的，但 6 月龄时的频率分辨率与成人相似。在出生后听觉系统中神经元之间的联系，可能随着声音暴露的增加得到了改善。年龄相关的强度分辨率改善，在 ABR 幅度和潜伏期也随着婴儿年龄的增长而发生变化。

（二）声音时间信息的发展变化

听觉系统对声音的时域波形或时间特征的发展还能提供频谱以外的信息，同时也可以使用时域来区分声音频率变化的情况。此外，随着年龄增长对声音其他信息也呈现出缓慢变化特征，如韵律和言语语调的声音也是通过声音的时间来承载和表达的。

1. 音调感知随年龄的变化　音调（pitch）是声音从高到低排列的感知尺度。通常音调随着声音的频率而变化。3 月龄婴儿对纯音的高频（4 000Hz）音调变化的感知比成人要差，而 6~12 月龄时可达到与成人一样可以区分高频（4 000Hz）的音调变化，在低频的变化方面比成人差。学龄前儿童和学龄儿童在低频纯音的辨别上，还随年龄增加继续得到改善。

实际上，在现实世界的声音几乎不存在纯音，多数是具有不同音调的复杂声音包括基频和一组谐波频率。虽然音调的音高与基频有关，但如果滤掉基频，其余的谐波仍被认为是基频的音高，因此复杂的音调涉及了跨频率的信息整合。复杂音调的感知取决于声音时间表达。7 月龄婴儿仍对单一音调的感知分辨较差，但对复杂音调的感知已经与成人相仿。5 岁儿童已可以像成人一样分辨仅有微妙变化的音调。6 月龄婴儿可以像成人一样成熟地精确分辨高频音。由于低频纯音的分辨可能是基于声音时间表达，因此即使 12 月龄婴儿在低频纯音分辨上仍不成熟，这可能意味着婴儿没有获得精确的时间信息。但听性脑干反应显示 1 岁以下婴儿至少在听觉中枢系统低位水平和频率时间的表达与成人非常相似。

频谱和时间信息的表达，涉及听觉神经系统对简单音（纯音）和复杂音的音高感知。1 月龄婴儿对声音从外耳传至大脑在时间和频谱表达上都已成熟。7 月龄以内的婴幼儿还无法像成人那样能感知到复杂的音调，但在 4 月龄时通过皮层诱发电位可记录到对复杂音调变化的反应，当复合波的基频缺失时，复杂音调变化的皮层诱发反应还是存在的，并且针对复杂音调的训练也可改善纯音频率辨别，特别是在低频和微妙的复杂音调变化的识别。因此，婴儿和儿童可能具有感知音调所需的神经表达，但仍需要时间才能有效地利用。

2. 时间分辨率随年龄的变化　感知到声音随时间变化的能力称为时间分辨率（temporal resolution）。时间分辨率能以多种方式来测量婴儿和儿童的能力。如，声音时间间隙感知测量，成人的时间分辨阈差为 3ms，相比之下 12 月龄儿童的时间分辨阈差大于 30ms。到学龄前对 2 000Hz 噪声频段的阈值为 12ms。到 6 岁时间分辨阈差与成人相似显示已经成熟。

时间分辨阈差的检测，它不仅取决于听觉系统跟随声音快速变化的能力，还取决于代表声音强度变化的跟随能力。所以可以通过时间调制传递函数（temporal modulation transfer function，TMTF）测量表明时间分辨率与强度分辨率的关系。4 岁儿童的 TMTF 已与成人平行，表明了儿童已经具备成熟的时间分辨能力。

时间分辨率的早熟能力与实际的电生理数据是一致的。婴儿和儿童听觉系统中已经准确表现出随时间变化的能力。

三、空间听觉的发展

从发育学角度，空间听觉的发展是听觉功能进一步增强并更具有现实意义。人能够通过两耳的声音强度差异和时间差异及声音的振幅经外耳道进一步的增强，这三种声学变化的基本信息形成对空间声源的定位。声源的精准定位还将取决于聆听者的头部、耳郭大小和射入角度大小。因此，随着儿童的头部和耳郭的增长，与空间中的特定位置相关联的声音感知能力将会随之改变和提升。也就是说，小头颅、小耳郭、小外耳道提供的声学信息与大头颅、大耳郭、大外耳道得到的信息相比是不同的。因此，婴儿和儿童不仅在空间听觉处于声学上不利地位，大脑处理不断变化的声音信息也需要不断改善。

1. 空间听力随年龄的变化　由于头颅和耳的增长可引起与年龄相关的声学差异，因此婴幼儿还不能像成人一样准确确定空间位置的声音。例如，成人能够定位识别出声源向左或向右移动 1° 的差距，而新生儿仅可以关注左边或右边的声音，但声音来源必须移动多达 27° 以上才可分辨。18 月龄时可以知道声音左右偏移了 5° 左右。直到 3～5 岁时才可以像成人定位左右各方向声音了。

一般的随年龄发育的指标如图 2-3-2：3～4 月婴幼儿对 50～60dB SPL 声音的反应：已可以把头慢慢地转向声源方向；4～7 月龄婴儿对 40～50dB SPL 声音可把头直接转向声源但不能找到上下方的声源；7～9 月龄婴儿对 30～40dB SPL 声音可直接把头完全定位到另一侧的声源方位而且可向下转头寻找；9～13 月龄婴幼儿对 25～35dB SPL 声音，头可直接定位到声源侧，并可直接向下转头寻找声源；13～16 月龄幼儿对 25～30dB SPL 声音，头可直接转向声源侧，除可直接向下转头外，也可向上方寻找声源处；16～21 月龄幼儿对来自另外一侧上方、下方的 25～30dB SPL 声音可直接定位；21～24 月龄幼儿对所有方向来的 25dB SPL 声音信号可以直接定位。

在左右维度的声源精确定位研究中，聆听者的任务是当声音源位置发生变化时做出反应。最小可听角（minimal audible angle，MAA）是指聆听者可以判断出声源位置弧度改变的角度大小。MAA 值在婴儿期就发生显著变化，到 5 岁时可达到成人水平（图 2-3-3）。

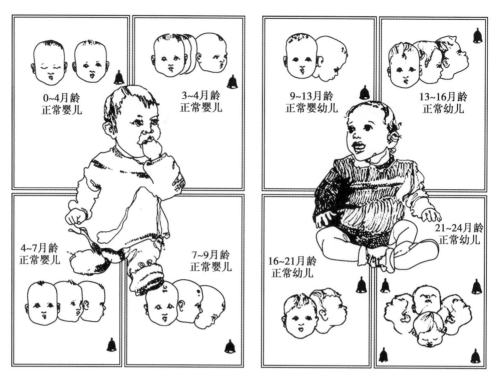

图 2-3-2　空间听力随年龄的变化

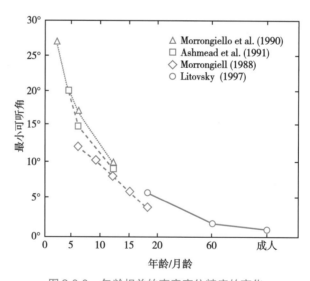

图 2-3-3　年龄相关的声音定位精度的变化

（资料来源：CLIFTON R K，MORRONGIELLO B A，DOWD J M.
A developmental look at an auditory illusion: The precedence effect.
Dev Psychobiol，1984，17（5）：519-536.）

　　此外，对声音上下维度的定位能力遵循类似的发育历程。在大多数声音定位发育的研究中，都重视测试环境。测试一般在混响因素最小化的空间中进行，这一点非常重要。在许多情况下，声音可直接从声源到达耳部，但同时还有来自从墙壁和其他位置的障碍物发生混响的声音即"回声"。听觉系统为了解决类似问题，将声音位置的估计值首先感知第一个到达耳的声音，这被称为优先效应。新生儿不具有优先效应，直接听到第一个声音和它的回声。在婴儿4至5月龄只能回应听到第一个声音给出声源的位置，但在混响环境中甚至5岁儿童都不能准确地定位声源，表明优先效应在学龄期还不成熟。

2. 空间听力随年龄变化的原因　婴幼儿与成人空间听力的差异，可能是由于婴幼儿较小的外耳和较小头颅为声源位置提供的信息比较少。若要使用有关声音位置的声学信息，耳器官必须准确地呈现声音频率、强度和时间差，大脑也必须能够精准计算双耳之间的差异并提取声音形状（如声谱）。婴儿估计双耳声音的到达时间差异比成人的准确度低，这表明听觉系统计算双耳之间差异的能力在婴儿期尚未成熟。婴儿为了能够辨识声音来自哪里，还需要大脑将声学模式"翻译"到特定的空间位置，形成听觉空间地形图。尽管在与人类类似的听觉空间地形图的发育情况研究结果较少，但在其他物种实验中，当早期剥夺一侧耳声音的听觉信息后，即使恢复听力让其具备一定的辨别指定声音位置的能力时，仍不能很好地定位声音来自哪里。因此，声音定位的发育还可能取决于听觉空间方位地图的形成。

四、复杂声音环境中的听觉发展

自然环境包含多种竞争声音来源。每个声音源都有各自的产生时间、频率和幅度变化的声音波形。为辨识到达耳的声音的重叠混合情况，听者必须确定哪些成分产生有相同的来源，这个过程通常被称为声源分离。

发育期的儿童必须在复杂声音环境中学习言语和语言。例如，在一个日常教室环境中，儿童能同时听到周边同学讲话声音，听到附近路上行驶的汽车喧嚣声，听到老师的讲课声音，那么儿童是如何能聆听并理解老师在教室里讲课的内容？目前仍不十分清楚儿童如何发展了分离与选择最需要和最重要的声音内容，并同时能忽略其他声音的能力。当然也有数据表明日常生活中典型的复杂声音环境会对婴儿和幼儿聆听学习造成很大的困难。

成人能很好地分离声音的特征，包括教师和儿童声音基频的差异，老师和其他声源的空间区域的差异，以及随时间推移的声音空间的差异。但是与成人相比学龄前期和学龄期的儿童需要更好信噪比（signal to noise ratio, SNR）的聆听环境，这样儿童才可以在噪声下实现与成人一样的语音识别结果。在学龄前期儿童的类似研究中发现，婴儿在被嵌入竞争性言语信息的背景中仍可以识别他们的名字，但相比较成人，他们仍需要更好的信噪比才能达到这一点。在婴儿期和儿童期与成人相比，在如何增加干扰的竞争性声音敏感性的研究中，可以发现两人谈话竞争性噪声比言语谱噪声对儿童言语识别影响更为显著。这可能因为两人谈话的噪声在频率和时间上与目标词相重叠在一起，儿童听到目标词的难度相对较大。随着声学的复杂程度增加，儿童选择被隔离的目标声音与背景竞争声音区分的能力仍不成熟，这种竞争性选择能力的发育一般要持续到青春期。

听觉流（auditory stream）分离现象在生命早期已经出现，并随着年龄增长和童年时期聆听经验增长而逐渐成熟。研究儿童时期声源分离能力测试是让儿童将目标声音从"信息掩蔽"中释放出来。信息掩蔽通常是指使声音频谱与时间可提供足够的细节，允许听者将目标声音从竞争性声音中分离出来的能力。信息掩蔽现象在儿童期容易出现，可能是由于儿童声源分离不良所致，儿童和成人遇到信息掩蔽时，当信号和掩蔽者被呈现给对侧耳时，成人被屏蔽现象大大减少或消除，相比之下儿童的改善明显较差。

儿童在复杂环境中声源分离困难的根源尚不清楚，但反映了较高级神经结构或声源分离"中枢"听觉处理过程还未成熟。了解婴儿和儿童如何进行声源分离，对于理解儿童如何在复杂的自然环境中获得言语和语言至关重要。对研究人员和听力学家来说，还有存在未解决的重要问题，如发声经验对复杂声音环境中听觉发育的影响。当不同的谈话者在聆听环境中的重要声音特征显现时，可以使儿童变得更加高效和灵活，但不清楚这个过程是何时开始，又以何种情况展开。此外，如果婴儿获取声音有延迟或损害，这种功能的发育可能会因为听力损失而被延长或发生改变。

人类听觉发育在出生前开始，并持续到青春期。基本听觉能力对声谱和时间表达在出生时并不完全成熟，到 6 月龄时与成人相当。婴儿和儿童逐渐学会将目标声音与无关的声音分开。随着年龄增长对声音的各方面信息更加敏感。最后，人耳和大脑能够选择出有用声音信息而成为高效信息处理器。但是，将声音分解成单独来源，并将声音模式与空间位置相匹配的识别能力，在婴幼儿早期以初级形式存在，并需要时间逐步发展。在青春期到来之前，这种功能在最复杂的听力条件下还无法有效运作。

第四节　儿童言语与沟通功能的发展

儿童听力的发展，为其言语的发展奠定了重要基础。儿童听力的评估及康复最终也要指向儿童语言能力的发展与提升。通过学习不同年龄儿童言语能力的发展，掌握不同年龄儿童在言语能力发展进程中所表现出的主要特点，了解影响儿童语言发展的主要因素都是非常重要的。

一、0~3 岁儿童的言语与沟通能力的发展

言语与语言不同。语言是以语音为载体、以词为单位、以语法为构造规则而组成的一种符号系统。而言语是指语言的传递过程。语言只有通过言语活动才能发挥其作为交流工具的职能。言语感知、言语理解及言语产生构成了言语的过程。

掌握语言是儿童发展中的一项重要任务。儿童从 6 月龄开始的牙牙学语到 3 岁时能够说出完整的句子，掌握自己的母语，是一个非常快速而有效的学习过程。而且，全世界的儿童几乎都遵循着同样的发展轨迹。本节将要重点阐述的是 0~3 岁儿童言语及沟通能力的发展进程及特点。

（一）婴儿对言语的知觉

1. 婴儿对言语的偏好　知觉（perception）是我们获取周边世界第一手信息的

过程，包含着对环境中刺激的辨别性和选择性反应。出生后不久的婴儿，就会对与言语或人类的话语在音高上相似的其他声音高度敏感。此外，他们还表现出对"妈妈语"（motherese）这种语言形式的偏好。妈妈语也被称为儿童指向性语言（儿向语言），是指妈妈或成人养育者对婴儿说出的语言。这种语言具有语速慢、声音高和语调夸张等特征。成人对成人说的话语和成人对婴儿说的话语的音高曲线有着明显的不同。成人对婴儿的话语的音高曲线比较光滑、连续。研究表明，婴儿的确对妈妈语感兴趣，也更关注。即使妈妈语是由陌生女性发出的，婴儿也会出现这种偏好。而且，他们不仅对女性言语有偏好，对男性言语也感兴趣。

2. 婴儿对言语韵律特征的知觉 成人为了表达不同的信息，也会有规律地变换语调。或者用声调来重新吸引婴儿的注意力，或者用降调来安慰婴儿。研究发现，2～6月龄的婴儿，常常会用与刚刚听到的语调相匹配的声音来对妈妈做出回应，这说明婴儿不仅可以区分语调的差异，而且还能理解某些语调所具有的特定意义。

出生6个月后，婴儿开始把握语言中的韵律特征。到7月龄时，婴儿明显地对自然停顿的语言表现出偏好，说明他们已经觉察出了短语单位。9月龄的婴儿开始对更小的语言单位变得敏感。所以，出生后的第一年末，婴儿对母语中的语音信息越来越熟悉，这为儿童辨别言语流中哪些声音形式代表着单个的词提供了重要的线索。

3. 婴儿的语音范畴知觉 世界上每种语言拥有的是由40个左右不同的音位所构成的独特体系，这些音位所构成的大量词汇成为交流的基本要素。音位指的是一个具体的语音系统中能够区别意义的最小的语音单位，比如"n"和"l"。不同的语言具有不同的音位特征。婴儿学习语言的一个重要任务就是形成母语的音位范畴表征。

（1）区分语音音位范畴：区分音位范畴就是要将不同音位的声音做出辨别。来自婴儿言语知觉技能的研究表明，1～4月龄的婴儿能够分辨几乎所有的语音范畴对比，他们对于音位范畴间边界的声学变化非常敏感，即使对他们从来都没有听过的语言也是如此。

为什么这些婴儿在没有什么语言经验的情况下，能够分辨出几乎所有的语音范畴，而成人却很难呢？这是因为婴儿的这种普遍的言语知觉能力会随着年龄的增长而发生变化。6月龄时正在学习英语的婴儿可以很容易地区分出印地语和萨利希语中的声音，但是到12月龄时，这种区分能力显著下降，他们已很难区分出英语中不使用的语音了。为什么在6～12月龄之间会发生这样的变化呢？一种假设认为，婴儿会分析他们所听到的语音的统计分布属性。虽然不同语言中包含的元音数量不同，但是我们都会发出一定范围的声音。正是这种声音的分布模式，造成了不同语言之间的差异。当儿童对输入言语的声学特征进行分析的时候，特定语言的音位范畴处就会出现调值，而范畴之间的边界上的声音分布频率却很低。因此，声音的分布模式提供了知觉语言音位结构的线索。

（2）语音音位范畴化：婴儿除了要学习将不同音位的声音做出辨别，还必须要学习将他们听到的不同声音在知觉上进行归类，比如，不同讲话者的声音、不同速度的声音以及不同情境中的声音。把在声学特征上不同的刺激认同为同一音位范畴,这就是范畴化。婴儿在 2 月龄时就具有了这种能力。这种能力不仅在言语知觉中十分重要,而且在儿童今后的语言模仿中也十分关键。

（3）建立母语语音范畴:6 月龄时婴儿对母语元音原型已经表现出强烈的知觉磁体效应,即对母语中声音的分布属性是敏感的。这一效应需要具有一定的语言经验才能表现出来。语言经验导致了特定语言中语音原型的出现,这有助于婴儿将母语言语声音组织为范畴,从而学习母语。

母语大脑神经专职化的假设（NLNC）,对早期语言经验与未来语言学习的关系做出了具体的预测。这个假设认为,言语学习产生了规定母语言语模式编码的神经网络。对母语音位范畴的统计分布属性和韵律规则的神经专职化,促使儿童在未来更高水平的语言学习中应用这些模式。同时,神经专职化也干扰了与这些已习得的模式不一致的外语语音模式的加工,表现出对非母语音位范畴感受性的下降。因此,婴儿最初对所有语言都具有很好的开放性。随着学习语言过程的展开,这种天生的状态必然会被外界语言信息的输入所改变。

（二）婴儿对词汇意义的理解

1. 理解先于产生　在婴儿说出第一批词汇之前,他们已经能够理解一些词汇的意思了。这反映了儿童语言获得过程中"理解先于产生"的特点。

8～9 月龄时,婴儿已经开始表现出能听懂成人的一些话,并做出反应。如果妈妈抱着婴儿问"奶奶在哪里?"孩子就会把头转向奶奶。对孩子说"拍拍手",他就会做出相应的反应。这种用动作做出的反应最初是对包括语词在内的整个情境的反应。通常到 11 月龄左右时,语词才逐渐从情境中分解出来,被婴儿作为独立的信号来做出反应。

2. 最初对词义的理解　儿童最初掌握词的时候,往往对它们的意义理解不确切,以后才能逐渐确切和加深。1～2 岁儿童对词的理解是笼统的,表现出词汇意义与成人词汇意义之间的不匹配现象。过度泛化与过度窄化就是这种不匹配现象的最好代表。

（1）过度泛化（overextension）:是指儿童在某一情境中或以某一种和成人词汇的意义不一致但又有关联的方式来使用词汇。比如,把一只狗叫作"猫猫",或者把白色的毛线团说成"雪"。所以,过度泛化是儿童将词汇扩大到用于指在感知上与该词正确指代的对象相似的对象,有时也用于指代在功能上相似的对象,是将词汇意义扩展到成人概念之外的一种现象。

（2）过度窄化（underextension）:是指儿童在使用某个词汇时仅仅局限在成人概念所允许的一个子集的范围内。例如,儿童只把自己家里的猫称作猫,而不代表一般的猫。

过度泛化和过度窄化在 1～2 岁儿童的语言中是非常普遍的,大概占这个年龄阶段儿童说出词汇的三分之一。这种现象在 2 岁半之后开始减少。

（三）言语产生

1. 婴儿言语产生的阶段　在婴儿真正说出词汇之前,他们已经可以发出本民族语言中的一些语音了。前言语期儿童的言语产生活动划分为 3 个阶段。

（1）简单发音阶段（0～3 月龄）：婴儿在出生后的第 1 个月内偶尔会发出 ei、ou 等声音，到第 2 个月发出 m-ma 声。出生后的第 3 个月，出现了更多的元音，如 a、ai、e、ou 以及少量的辅音 m、h 等。

（2）连续音节阶段（4～8 月龄）：婴儿这个时期内，连续发音明显增多，如 a-ba-ba-ba、da-da-da、na-na-na 等重复的连续音节。这些发音常被误认为是在呼叫爸爸和妈妈，但实际上只是前言语期的发音现象。这一阶段发出的辅音也增多，如 b、p、d、n、g、k。

（3）学话萌芽阶段（9～12 月龄）：这个时期婴儿开始能够系统地模仿成人说话并且学习新的语音。他们发出了更多的声音和不同音节的连续发音。有些音节开始与具体的事物联系起来。这就为说出第一批词汇提供了条件。

2. 早期词汇的产生

（1）最初的词汇：正常儿童通常会在出生后的第一年末说出最初的词汇。在这一时期，儿童会用单个词汇来表达一个完整的思想。例如，儿童说"球"。"球"这个词可以有很多意思——"我想玩球""妈妈拿球""那个东西是球"等等。儿童最初词汇的意义部分来自说话的场景，在此情境中的成人听到词的时候能够判断出儿童所要表达的意图。

（2）50 个词的里程碑：婴儿一旦说出词汇，词汇量就会快速增长。但是最初词汇发展的进程是比较缓慢的。约 15 月龄时儿童平均掌握 10 个单词，到 18 月龄左右可说出 50 个词。对于大多数孩子来说，在获得了约 50 个词后进入词汇量激增的时期，所以 18 月龄常被称为 50 个词的里程碑。

（3）词汇爆发（word spurt）：大约从 18 月龄起，许多儿童的词汇表中出现骤然增长的特点，儿童开始对所看到的任何事物命名，许多孩子一周能增加 10～20 个新词，所以这段时期被称为命名骤增（naming explosion）或词汇爆发（word spurt）时期。词汇量的猛增发生在 18～24 月龄之间，其中在 21～24 月龄时，再次出现这种词汇的成倍增长现象。所以，在后面的几年里，单词学习仍然是快速进行的。

（4）早期词汇的类型：儿童早期的词汇表中几乎涵盖了各种词类，而且各个国家婴儿早期说出的词汇具有很大的相似性。在英语儿童群体中，普通名词在最初 50 个词中占近 40%，而动词、形容词和功能词各占不到 10%。当儿童可以说出 600 多个词的时候，名词占 40%，动词和形容词占 25%，而功能词大约占 15%。我国 1993 年对两名普通话女孩的追踪研究发现，在两名儿童掌握的最初词汇中，名词均为比例最高的词类，动词次之。从词汇内容来看，两名儿童共同掌握的词汇有 41 个，其中也是名词比例最高（53.7%），动词次之（26.8%）。汉语儿童最初词汇中最常见的客体名词有奶、蛋、鞋、娃娃、积木、狗、猫、汽车等。这些词所指代的客体，或者是儿童经常接触，或者是可以摆弄的，或者是客体本身的变化、运动较显著。由此看来，对象的变化和儿童的活动在最初词汇的获得中起着很重要的作用。

3. 早期句法的产生 在儿童说出第一批词汇之后，随着词汇量的不断增加，他们就能逐渐运用这些已经掌握的词说出简单的话语了。儿童早期句法的产生经历了以下几个阶段。

（1）单词句（12～18 月龄）：从满 1 周岁后，儿童说出词汇的数量不断增长，他们开始逐渐用单个的词汇来表达意思了。单词句是指儿童用一个单词来表达出比这个词语意义更为丰富的意思。婴儿最初的单词句并非指某一特定的事物，而是与情境相联系的。例如孩子说"灯灯"，可能表示的意思是让妈妈把灯打开。所以，理解处于单词句阶段儿童的句子，需要根据非语言情境及语调线索进行推断。

（2）电报句（18～24 月龄）：在 1 岁半之后，词汇进入激增时期。词汇量的增加为婴儿语句的发展提供了材料。在 18～24 月龄这一段时间内，儿童出现了由双词或三词组合在一起的话语，如"妈妈抱""阿姨坐"等。与单词句相比，这种句子在表达意思上比较明确，但其形式比较简略，结构也不大完整，很像成人拍电报时用的句子，所以把这一阶段说出的话语统称为电报句。

（3）简单句及语法掌握（2～3 岁）：婴儿到了 2 岁左右，开始将那些句法不完整、不连贯的句子逐渐扩展成包括主语、谓语和宾语的完整句。2 岁儿童的话语大多都是完整句，3 岁儿童说出的基本上都是完整句。2 岁儿童在句子中极少使用修饰语。随着年龄的增长，无修饰语的简单句逐渐减少，3 岁左右的儿童就能够使用比较复杂的修饰语了，如"我很快要升中班了。"

（四）早期交际能力的发展

在儿童开始说话时，他们已经具备了一些交流技能。他们能够以许多不同的方式传达和接受信息，如发声、哭喊、用手的动作、指向或注视某些事物来引起并引导他人的注意。同时，他们也能对他人的动作做出反应，通过注视他人手指的方向，通过与他人的眼神接触等引起或维持与他人的互动。儿童早期交际能力发展分为了三个阶段。

1. 产生交际倾向（0～4 月龄） 婴儿在出生后的第 1 个月，就已经能够用哭声表达自己的需要，吸引成人的注意，迈出了交际的第一步。这一阶段，婴儿的交际倾向主要来源于生理需求。成人的积极反馈，促使婴儿逐步发展出交际的兴趣，产生交际的倾向。大约 2 月龄时，婴儿在生理需求得到满足之后，对成人逗引报以微笑，或者用一些的发音来引起成人的注意，表现出更加明显的交际倾向。

2. 学习交际"规则"（4～10 月龄） 4 月龄左右的婴儿在与成人交往过程中开始出现了一系列的变化。比如，开始对成人话语的逗弄予以应答，好像在与成人交谈。在与成人"对话"的时候，表现出轮流等待的倾向。此外，在与成人的"交谈"结束后，婴儿还会用几个声音来主动吸引成人，从而将交谈延续下去。婴儿也会逐渐使用不同的语调来表达自己的态度，同时伴有一定的动作和表情。

3. 扩展交际功能（10～18 月龄） 10 月龄之后婴儿的交际已经具有了语言交际的主要功能。他们出现了坚持表达个人意愿的情况。当用声音不能达到交际目的时，婴儿会重复这种行为，或者修正自己的行为以达到目的。婴儿的交流能力与其正在获得的其他能力存在明显的关系。如婴儿符号表征能力的出现以及对他人心理状态觉察（心理理论）的能力都会支持言语的发展。

二、3～6 岁儿童的言语与沟通能力的发展

幼儿期（3～6 岁）是儿童言语快速发展的一个新时期。在这个时期中，儿童在

语音、词汇和句法等方面都表现出很大的进步。他们使用语言进行交流的能力也有很大提高。本节将阐述幼儿期不同年龄儿童语言各个方面的发展。

（一）语音的发展

1. 3~4岁儿童　随着发音器官的成熟及大脑皮层对发音器官调节功能的发展，学前儿童的发音技能迅速提高。3~4岁是语音发展最为迅速的时期。幼儿对声母发音的正确率在3岁时还不是很高，他们还不能掌握某些声母的发音方法，比如，这个阶段的幼儿常常把"g"发成"d"，把"n"发成"l"。对平舌音和翘舌音的发音错误也比较多。相对于声母，3岁幼儿韵母发音的正确率较高。

2. 4~6岁儿童　4岁之后，幼儿的声母和韵母发音正确率显著提高，几乎达到了完全正确。这说明在正确的教育条件下，一般到4岁时就能初步掌握本民族的全部语音，达到发音基本完全正确。因此，4岁前是培养儿童正确发音的重要时期。

（二）词汇的发展

词是言语的基本构成单位，词代表一定的意义。词汇量的增加使得幼儿更容易表达思想，也使得他们对事物的认识逐渐加深。下表列出了不同年龄儿童词汇发展的具体特点（表2-4-1）。

表2-4-1　不同年龄儿童词汇发展的特点

年龄段	形容词	量词	代词	词汇使用的整体情况
3~4岁	最早使用的形容词是对物体特征的描述（长、短、高、好看），其次为饿、饱、痛等有关机体感觉的词汇。3岁开始使用描述动作的形容词（快、慢、轻轻的）和人体外形的形容词（胖、瘦）	仅能使用高频量词"只""个"，并且把它们过度使用在大量的量词和名词的搭配中，普遍地用"只"和"个"来计量各种物体。比如"一个电脑""一个毛巾"等	3.5岁儿童能够较好地理解"我"，但正确理解"你"和"他"的百分率不高，特别是对"他"的理解，只达到20%。能够基本理解"谁""什么""什么地方"这三个疑问代词，能够对由这三个代词问出的句子做出适当的回答	词汇量已经达到1 200多个。主要掌握的是实词，其中以名词、动词和形容词为主
4~5岁	4岁半以后，使用形容词的量增长较快。开始使用描述个性品质、表情、情感及事件情境的形容词，如"听话""乖""勇敢""聪明""狡猾""高高兴兴""笑眯眯""安静"等	最初掌握的是个体量词。5岁的儿童掌握了"个"、"只""条""本"四个量词，且开始注意量词和名词的搭配，但是还没有掌握正确的方法。如，他们会把"一朵云"说成"一飘云"，把"一瓶水"说成"一条水"等	4.5岁儿童能够较好地理解"我"和"你"，对"他"正确理解的百分率仍然不到50%。4岁儿童对于"什么时候"和"怎样"能够大致理解，说明这个年龄的孩子已经有了"时间"和"事物状态方式"的观念	词汇量达到2 000多个，名词、动词和形容词仍然是掌握最多的词类，数词的百分比在这一阶段开始增多

续表

年龄段	形容词	量词	代词	词汇使用的整体情况
5～6岁	5岁半儿童使用形容词的数量已经接近160个，到6岁半能使用的形容词可达200以上。儿童对描述单一特征的形容词更容易使用。例如"老、年轻"描述的是人的多种特征的综合，幼儿使用起来有一定难度。成对的两个形容词获得的时间不一定是相同的。延伸度大的积极形容词，比如大小、高矮中的大、高先获得。此外，儿童在使用不同维度的形容词时会发生混淆现象，如用"大"来代替"高"，以"小"代"短"	6岁儿童能够掌握约10个量词，使用临时量词（如碗、桶）的正确率超过个体量词。已经能够根据事物的类别标准来选择量词，例如可以把车、飞机等统统用"辆"来搭配。但集合量词（串、堆、捆等）在6岁组的通过率不高	5.5岁儿童能够较好地理解"我"和"你"，对"他"正确理解的百分率有所提高。孩子要到5岁时才能基本上理解"为什么"	儿童的词汇量继续增长，接近4 000个，到7岁时大约增长到3岁时的四倍。仍然是以实词中的名词、动词、形容词和数词居多。儿童虽然能掌握一些虚词，但掌握得比较晚

整体看幼儿期词汇的发展表现出如下特点：词汇量迅速增加，词类范围不断扩大，对词义的理解逐渐丰富和深化。

（三）句法的发展

1. 测量句法发展的方法　句法是组词构句的基本规则。在语言发展的早期阶段，句法的复杂程度高会使句子的长度增加，而且与年龄相同的儿童相比，说出句子长度相同的儿童的语言发展水平往往更接近。因此，语句长度常被作为衡量句法发展的有效指标。研究者通常收集儿童自发言语的样本，计算话语中词汇以及语句的数量，进而得出语句长度，又被称为平均语句长度（MLU）。国内学者曾对汉语儿童的平均语句长度进行了研究，分别用字数和词数两种方式进行统计。考虑到汉语自身的特点，研究者多以词为单位来统计汉语儿童的MLU。

2. 不同年龄儿童句法的发展

（1）3～4岁：3岁儿童使用的句子多为4个词以下的句子，3岁半儿童的句子含词量为5.22个。3～4岁儿童说出的句子绝大多数是简单句，只有少量的复合句。在3～4岁儿童说出的复合句中，并列复句占的比例最高。此外，3岁之前儿童说出的多为无修饰的句子，比如"爸爸开车"。3.5岁之后是儿童使用修饰语数量增长速度最快的时期。

（2）4～5岁：4岁儿童句子平均含词量为5.78个。4～5岁儿童说出的句子中的简单句仍占主导地位。并列复句仍然是占比例最高的复句。在这一阶段，偏正复句的数量开始增加，幼儿的话语中会出现"如果天气不下雨，我们就到外面去玩"之类的假设复句以及"只有画完了，我们才能去玩积木"之类的条件复句。4～5岁儿童说出的句子中的修饰语继续增多。

（3）5～6岁：5岁幼儿句子平均含词量达到7.88个，6岁达到8.39个。5～6岁儿童说出的句子中复句明显增多，比例接近50%。并列复句的比例继续增加，仍然是占比例最高的复句。表达因果关系的因果复句在这一阶段出现比较多，而且能够使用因果连词来连接句子。此外，这一阶段儿童说出的复句类型也越来越多样，包括了并列、因果、递进、转折等类型。

（四）讲述能力的发展

讲述（narrative），又称叙事，是对已经发生的事件的描述，通常人们称其为"讲故事"。讲述与对话（conversation）构成儿童语篇能力发展的两大重要组成部分，也有研究者将讲述能力作为衡量幼儿口头言语表达能力的指标。

1. 3～4岁儿童　他们会用词或短语——罗列画面上的事物，还不能说明图画中事物之间的关系。或者简单地讲述画面事物之间的联系。这种联系以画面形象之间的空间关系为主，是表面的、片段的联系。描述仅停留在画面的现象上。

2. 4～5岁儿童　这一阶段的儿童开始理解图画的内容，并能抓住图画的主要内容、主要事件以及画面形象之间的主要关系。讲述较简短，讲述内容局限在画面上，不够丰富。抓住画面形象之间的主要关系是图画讲述发展中由低水平讲述向高水平讲述发展的中介。这一阶段是图画讲述发展过程中的重要转折时期。

3. 5～6岁儿童　这一阶段的儿童以图画中的主要事件为中心，对画面所反映的情节做发生、发展及其阶段进行联想和补充，讲述得比较详细。部分儿童能够围绕画面的主要内容和事件进行有层次地讲述。讲述内容包括事件的起因、发展和结果，线索分明，不偏离图画内容。

（五）语用技能的发展

语用技能是交际双方根据交际目的和语言情境有效地使用语言工具的一系列技能，它是对语言的操作能力。学前儿童语言能力的提高，促进了他们能更加有效地沟通。

1. 语用技能的发展　3岁儿童已经开始懂得言语所传递的潜在的意图。3～5岁的幼儿知道，如果希望沟通有效，那么就需要根据听众的需要来调整自己所发出的信息，来适应听话人的能力而调节其说话内容。

但整体来看，幼儿在交际过程中对语言的操作表现出明显的不成熟。他们语言简略，很多话语不符合语法规则，使用具体、形象的词汇较多，语言重复也较多，并经常使用手势和身体动作等非语言手段。幼儿在交谈中，当听话的人发出不理解信息时，说话者不能对当初的讲话加以修正，多半是沉默或多次重复原话，或者责怪听话的人没有听懂。

2. 语用技能的发展需要具备的能力　语用技能是交际双方根据交际的实际需要，灵活而有效地调出已有的语言以及与其有关的非语言知识，并恰当地用于交际过程的能力。掌握语用技能需要对外部环境的感知能力，如对交际对象本身特征的敏感性、对实际交际情境变化的敏感性和对交际对象反馈的敏感性。掌握语用技能还需要心理预备能力，即交际双方调节自己的情感、兴趣、动机并使之指向言语交际行为。此外，还需要有保持话题、组织内容的能力。

（六）入学后的言语发展

儿童进入小学之后，词汇、句法和语用技能继续发展。由于书面语言的学习，儿童具有了学习与认识事物的新工具，促进了他们心理各个方面的发展。

1. 词汇的发展

（1）词汇量迅速扩展：儿童入学后词汇量迅速增长。词汇量增长的一个原因是儿童构词能力的增强，如儿童理解了词义，运用词量也会增加。另外一个原因是学习阅读——通过阅读，儿童学会了许多新的词汇。

（2）对词义的理解和表达更加准确：随着年龄的增长，儿童对词义的理解从直观特征逐渐发展到揭示词概念的本质特征。

2. 句法的发展　入学后儿童越来越熟练地掌握汉语的句法规则。他们能够很好地理解被动句的意义，也能够理解带有"虽然……但是……""尽管……还是……"等连词的复合句。

3. 语用技能的发展　儿童入学后的语用技能有了很大的提高。在与别人的对话中，为了能使对方理解自己的想法，他们能对自己的看法进行详细的叙述。由于在入学后，儿童变得不再那么以自我为中心，并且具备了一些站在别人角度想问题的能力（角色选择能力），他们能够根据听者的需要来调整自己的语言，从而使得沟通更加有效。

（七）促进语言能力的发展

1. 语言发展的理论观点　对于儿童如何获得语言、他们的言语如何发展的这些问题，不同的理论流派提出了不同的观点。

（1）行为主义的观点：行为主义的观点强调言语是后天学习的结果。有研究者认为，儿童主要是通过观察、模仿来学习言语的。如果模仿得不正确，成人会给予纠正。在日常生活中，模仿和成人的强化可以帮助孩子学习语言。儿童言语的习得也会通过操作性条件的作用而实现。例如，每当婴儿能正确地重复父母发出的某些词时，父母就会进行鼓励，那么这些词就被强化下来了。有时，儿童也会表达自己的需要。当儿童使用与所表达的词汇接近的词语时，成人会鼓励他，并且告诉他正确的发音，这样也可以使儿童学会说话。行为主义对于言语获得的看法虽然与日常生活的经验是吻合的，但是对于很多问题还是无法解释。

（2）先天主义的观点：先天主义的观点认为言语是人类与生俱来的一种能力，这种观点的代表人物就是著名语言学家乔姆斯基。他认为在人类语言无限多样性之下，存在着一个人类所有语言所共有的语法结构。有了这个语法结构，只要有适当的言语信息的输入，任何一个儿童就可以学会任何一种语言。他设想在脑中有一个先天就存在的语言获得装置（language acquisition device，LAD）。这一装置是预存在人脑中的生物系统。有了这个装置，不管儿童所生活的环境中听到的是哪一种语言，只要掌握了足够数量的词汇，就能够按照一定的语法规则进行理解并表达出来。乔姆斯基的观点可以一定程度上解释儿童惊人的语言学习能力。

但其仍受到一些质疑。

（3）相互作用论：相互作用论将行为主义和先天主义的观点结合起来，认为言语的发展是通过将基因决定的倾向和支持语言学习的环境结合来实现的。交互作用理论承认先天因素对语言发展的塑造作用，但是言语发展的具体进程是会受到儿童所处的语言环境和他们所受到的强化的影响的。儿童要成为某个社会中合格成员的动机及与他人的相互作用，都会促进儿童语言的学习及言语技能的提高。

2. 促进早期言语能力的发展　言语的发展离不开社会环境，离不开与成人的社会交往。在被剥夺了社会交往机会的儿童身上，可以看到社会交往缺乏对于语言发展的严重的消极影响（如狼孩）。

为了促进与支持儿童言语的发展，成人可以从以下几个方面入手。

（1）主动与婴儿进行交流，成为儿童积极健谈的伙伴：成人要积极地与儿童说话，给儿童提供丰富的语言环境。在与儿童交流的过程中，可以使用一些具体的策略来激发他们说话的愿望，并促进他们言语的发展。

1）标记：即给物体命名，儿童的词汇学习就是从向大人询问物体的名称开始的。

2）改写：即修改儿童说出的话。可以替换一些同义词等等，使儿童体会到语言的丰富性与灵活性。

3）扩展：即对儿童所说的话进行重新叙述，补充一些信息使句子的形式更为复杂。例如，孩子说"狗狗跑"，成人可以回答说"对，狗狗跑远了"。

（2）注重"共同注意"在语言学习中具有重要作用：说话者和婴儿交流的时候，常常注视着书中的图画或者手中拿着的玩具，婴儿的眼神会跟随着成人的眼神（这是这个年龄儿童的一种典型表现）。眼神对一个物体的追随是儿童掌握词汇的一个重要预测指标。这种对一个物体的视觉共同注意有助于儿童从言语流中分割出词汇。

（3）利用妈妈语促进言语发展：妈妈语是以幼儿为对象的言语，在很多方面都区别于成人的言语。这种言语的语音简单、语速缓慢、语调和重音夸张。句法和语义也简单，关注当前的事与物。我们成人在和婴儿讲话的时候会很自然地做出调整。这种调整既可以增加儿童对言语的兴趣，而且也有助于儿童进行语音辨别。

（4）优化言语输入：已有的心理学研究表明，丰富的语言刺激与孩子的语言能力之间高度相关。的确，孩子所听到的语言的复杂性、多样性和字词熟练会推动他们的语言发展。但是多听并不是最重要的因素。近期的研究发现，在不同家庭的父母提供相当数量的词汇时，儿童语言能力的强弱并不取决于父母主动和他们说多少话，而取决于当他们发出声音后，是否得到父母的回应。父母在儿童语言学习中的作用，不是把海量的语言信息灌进孩子的大脑中。父母应该注意接收孩子发出的信息，用嘴、眼睛和手势给孩子以回应。父母的及时回应比说多说少更重要！

第五节 儿童年龄分期

了解与儿童发育有关的儿科学知识是很有必要的，因为听觉异常可能与生长发育迟缓相互联系，听力损失可导致语言的发育迟缓，某些综合征可同时伴有生长发育迟缓及听力损失。衡量儿童全身发育的指标包括体重、身长、体围（头围、胸围、腹围）、骨骼、牙齿等，可以通过病史询问、目测、具体测量获得发育指标。

一、儿童年龄分期及各年龄期的特点

从受孕到分娩，共 280 天，约 40 周，称为胎儿期。这一时期，胎儿依赖母体生存，故妊娠期母亲的健康状况、生活工作条件、营养卫生环境等均影响胎儿的生长发育。尤其是妊娠期的前 3 个月，胎儿易受先天性感染的不良影响而发生畸形。例如风疹病毒可使胎儿发生心脏、眼、耳以及其他畸形。胎儿期的保健措施应包括孕前咨询、母亲妊娠期营养状况和感染性疾病的预防，高危妊娠的监测及早期处理，胎儿生长的监测及一些遗传性疾病的筛查等。

出生后儿童处于不断生长之中，这个过程是连续的，也表现出一定的阶段性。根据儿童的解剖生理特点以及生活条件的改变等，将儿童时期划分为以下几个阶段。

1. 新生儿期 从出生到 28 天为新生儿期（其中从妊娠期 28 周到生后一周又称围产期）。这时期是婴儿离开母体开始建立个体生活的时期。此期的特点为儿童对外界环境的适应能力较差，需要一系列的生理调节，而使全身各系统的功能从不成熟到初建和巩固。

胎儿期及新生儿期对预防和早期诊断儿童先天性非遗传性听力损失很重要，如妊娠早期的保健、感染的预防，新生儿特别是围产期疾病的积极防治均起到很好的预防作用。听力筛查作为新生儿常规筛查的项目之一，是早期发现听力损失进而实现早期干预的最有效办法。

2. 婴儿期 1～12 月龄为婴儿期。此期特点是生长发育迅速，来自母体的免疫抗体此时已逐渐消耗，虽自身免疫力逐渐建立，但对疾病抵抗力尚低，易发生各种感染性疾病，特别是呼吸道和消化道疾病。

3. 幼儿期 1～3 岁为幼儿期。此期特点是体格发育速度减慢，而语言、行动与表达能力明显发展，与周围环境接触增加，促进了语言、思维的发育。由于语言未及时发育，家长常在此期发现儿童的听力损失。

4. 学龄前期 从 3～7 岁为学龄前期。此期特点包括生长发育变慢，但大脑功能发育更加完善，智力发育增快，理解能力逐渐加强，动作及语言能力逐步提高。此期传染病及消化道疾病的发病减少，而意外事故及免疫性疾病增多。对已确诊患有感音神经性听力损失者，要紧抓住学龄前语言学习的黄金时期进行听觉言语康复。

5. 学龄期 从入学到青春发育开始前为学龄期（约 6～12 岁）。此期的特点是脑的形态结构基本完成，除生殖系统外，其他系统器官的发育都接近成人水平，

智能发育较快,求知欲强。聋儿康复除了发声学语的基本要求外,应注重灌注知识,特别是抽象思维意识的培养,除聋儿自身的努力,社会的参与也十分重要。

6. 青春期 这是由童年过渡到成年的发育阶段。女童的青春期普遍为 11~12 岁到 17~18 岁,男童则为 13~15 岁到 19~21 岁,但有很大的个体差异。此期的特点为体格生长出现又一次加速,以后又减慢的过程,直至最后身高停止生长和生殖系统的发育成熟。此期内分泌系统发生一系列变化,自主神经功能不稳定,心理发育达到新的水平。残疾儿童的心理康复也更显得突出。

二、儿童体格发育

1. 体重 体重为各器官、组织、体液的总重量,可反映机体在量的方面的发育情况,是代表体格发育尤其是营养情况的重要指标。新生儿平均出生体重为 3kg。1 岁以内儿童的体重可按下式粗略推算。

前半年:体重(kg)=出生体重(kg)+月龄×0.6

后半年:体重(kg)=出生体重(kg)+月龄×0.5

2~12 岁以后平均每年增加 2kg,可按以下公式推算:

体重(kg)=(年龄−2)×2+12=年龄×2+8

2. 身长 身长是指从头顶至足底的垂直长度,是反映骨骼发育的重要指标。出生时平均为 50cm,生后前半年,每月平均长 2.5cm,后半年,每月平均长 1.5cm。1 岁时达 75cm,2 岁时达 85cm。2 岁以后平均每年长 5cm。2~12 岁可按下式粗略计算。

身长(cm)=(年龄−2)×5+85=年龄×5+75

衡量儿童体格发育的指标还有体围(头围、胸围、腹围)、骨骼、牙齿等指标。

(刘 莎 李 甦)

扫一扫,测一测

1. 掌握听力损失和儿童轻微听力损失的定义。掌握儿童听力损失的病因。

2. 熟悉儿童听力损失的流行病学情况。熟悉儿童听力残疾等级评定标准。熟悉儿童听力损失对言语认知发育的影响。

3. 了解儿童听力损失对心理发育的影响。

听力损失/听力下降是临床多种疾病的一种常见症状，表现为听觉系统的听敏度下降或听理解障碍。世界卫生组织对听力损失进行了明确的定义和分级。对于处于言语和语言发育期的儿童来说，正常的听力是至关重要的，儿童比成人更需要敏锐的听觉。听力损失的性质和程度直接影响儿童言语认知和心理发育，也影响着干预措施的选择。因此儿童听力损失除了轻度、中度、重度、极重度分级外，还增加了轻微听力损失分级，以强调儿童听力的重要性。导致儿童听力损失的原因很多，本章从听力损失的性质分类入手，介绍引起听力损失的常见病因、流行病学的状况，以及儿童听力残疾的等级评定标准。

 第一节 儿童听力损失分级和流行病学

一、听力损失分级

听力损失（hearing loss）是指听觉系统中的传音、感音、神经传导以及对声音的综合分析的各级神经中枢发生器质性或功能性异常，而导致听力出现不同程度的减退，即听敏度或听理解力下降；习惯称为耳聋（deafness）。

世界卫生组织（World Health Organization, WHO）分别于 1980 年和 1997 年推荐过两版听力程度分级方法，目前国际上常用的 1997 年版本（WHO-1997）中听力损失按照平均纯音听阈分为 4 个级别，平均纯音听阈为气导 500Hz、1 000Hz、2 000Hz、4 000Hz 听阈的平均值。听力损失分级如下：①平均听阈≤25dB HL 为正常；②26～40dB HL 为轻度听力损失；③41～60dB HL 为中度听力损失；④61～80dB HL 为重度听力损失；⑤≥81dB HL 为极重度听力损失。2021 年 WHO 在 *World Report on Hearing*（《世界听力报告》）中正式发布了新的听力程度分级方法，重新定义了正常听力的阈值范围，且将听力损失细分为 6 个级别，加入了单侧听力损失的类别,同时为每个级别的听力损失程度增加了安静及噪声环境下听觉体验的描述(表 3-1-1)。

表 3-1-1　WHO 听力损失程度分级标准(2021)

分级	听力较好耳的听阈 /dB	多数成人在安静环境下的听觉体验	多数成人在噪声环境下的听觉体验
正常听力	<20	听声音没问题	听声音没有或几乎没有问题
轻度听力损失	20~<35	听别人交谈没问题	听别人交谈可能有问题
中度听力损失	35~<50	听别人交谈可能有困难	听和参与交谈有困难
中重度听力损失	50~<65	听别人交谈有困难,提高音量后可以正常交流	听大多数言语声和参与交谈有困难
重度听力损失	65~<80	大部分交谈内容听不到,即便提高音量也改善不佳	听言语声和参与交谈特别困难
极重度听力损失	80~<95	即使提高音量听声也非常困难	听不见交谈声
完全听力损失 /全聋	≥95	听不到言语声和大部分环境声	听不见言语声和大部分环境声
单侧听力损失	较好耳<20,较差耳≥35	可能对整体听功能没有影响,除非声源靠近较差耳。可能存在声源定位困难	听言语声和参与交谈可能有困难,声源定位可能存在困难

注:听阈指 PTA 气导 500Hz、1 000Hz、2 000Hz、4 000Hz 听阈的平均值。

由于儿童时期听觉发育的特殊性以及听觉对正常语言和言语发育的重要性,儿童听觉敏感度的定义比成人听觉敏感度更严格。2018 年 WHO 明确提出听力损失儿童较好耳平均纯音听阈超过 30dB HL 即为听力残疾。对儿童来说,平均纯音听阈 0~15dB HL 为正常听力,平均纯音听阈 16~25dB HL 为轻微听力损失。但是,轻微听力损失有更宽泛的内容,包括听力损失的程度和听力损失曲线类型。儿童"轻微感音神经性听力损失"的标准,包括 3 种不同听力损失类型:①单耳感音神经性听力损失:患耳气导听力平均阈值超过 20dB HL;②双耳感音神经性听力损失:双耳气导平均阈值 16~25dB HL;③高频感音神经性听力损失:在单耳或双耳 2 000Hz 以上两个或更多频率气导平均阈值超过 25dB HL。美国听力学会在《儿童听力筛查指南》中明确提出,在认可所谓 25dB HL 听力阈值作为正常值基础上,应当关注儿童"轻微感音神经性听力损失"。

听力损失是听力学中对听敏感度或听理解力下降的描述名词,又称为听力障碍(hearing impairment)。鉴于目前耳鼻咽喉科学对于疾病名词使用的习惯,如特发性突聋、伪聋等,本教材中明确:涉及听力学描述听觉敏感度或听觉理解力下降,均采用"听力损失"或"听力障碍";涉及耳鼻咽喉科学疾病,仍沿用传统描述。其中,在疾病诊断和听力诊断领域中应用"听力损失",在康复领域中使用"听力障碍"。

二、儿童听力损失的流行病学

(一)听力损失的现患率和听力残疾的现残率

听力损失是儿童最常见的先天性缺陷之一,目前,世界上采用新生儿普遍听力筛查的方法进行早期发现和诊断、干预。2004年的文献报道显示国内外新生儿听力损失的现患率为1‰~3‰,在新生儿重症监护病房则为2%~4%。

第二次全国残疾人抽样调查(2006年)显示,我国残疾人群8 296万,听力残疾2 780万,其中0~6岁儿童听力残疾80万,现残率为0.14%,7~14岁儿童听力残疾现残率为0.19%[现残率亦称为现在残疾流行率,是指某一人群中,现在每百(或千、万、十万)人中实际存在的残疾人数,即通过询问调查或健康检查确诊的病残人数与调查人数之比]。

(二)听力损失儿童的现状与构成

1. 年龄和性别分布　第二次全国残疾人抽样调查结果显示,不论是基于客观听力检测还是主观调查问卷都证明了儿童期听力损失的现患率0~6岁组最低,在2‰左右,以后随着年龄的增长而提高。其中3~5岁残疾率最低,6~8岁年龄段发病率较其他年龄段高,其相对危险度随着年龄的增长而加大。在性别分布上,男性儿童中的发病率较女性儿童高,文献报道男性患儿约占50.34%~63.30%,女性患儿占36.70%~49.66%。0~17岁男性总现残率为0.78%,高于女性的0.58%,其中0~6岁和7~12岁年龄段中男性和女性现残率无明显差异,13~17岁年龄段中男性听力残疾的现残率明显高于女性。

2. 听力损失程度分布　从总体来看,儿童听力损失程度以轻、中度为主,重度、极重度较少。0~3岁年龄段儿童听力损失以重度和极重度为主,3岁以上儿童则以轻度到中度为主。在听力残疾儿童中,0~6岁年龄段一级听力残疾占42.7%,新生儿和幼儿一旦发生听力残疾,程度都会比较重。在7~12岁和13~17岁三级、四级残疾之和分别为80.00%和76.50%。

3. 城乡分布　第二次全国残疾人抽样调查中城乡调查结果显示,听力损失儿童的现患率都在3‰~4‰之间,城乡没有显著性差异。现残率城乡有显著性差异,农村听力残疾现残率为0.79‰,高于城市地区的0.42‰,为城市现残率的1.9倍。

第二节　儿童听力损失的病因

儿童听力损失包括先天性听力损失和后天性听力损失。先天性听力损失主要原因是遗传因素,约60%的新生儿听力损失是遗传因素所致,主要为基因突变。其他可能是病毒感染等环境因素所致,即使有明确的环境因素,人们更倾向认为是遗传因素与环境因素共同作用的结果,如有遗传倾向者更易因噪声、药物、感染因素导致听力损失。后天性听力损失包括遗传性迟发性听力损失和后天获得性听力损失,儿童后天获得性听力损失常见病因是感染,其次是耳毒性药物和噪声。在导致儿童永久性听力损失众多因素中,遗传因素为主要因素。

儿童听力损失根据其性质分为传导性听力损失、感音神经性听力损失以及混合性听力损失。下面将分别阐述各种听力损失的原因及其特点。

一、传导性听力损失的常见病因

1. 外、中耳畸形　妊娠期胚胎发育过程中因遗传、感染等各种外界因素导致的外、中耳畸形等先天性异常。

（1）耳郭畸形及单纯外耳道狭窄对听力的影响较轻微，外耳道狭窄伴发胆脂瘤或耵聍栓塞时可影响听力。

（2）外耳道闭锁分为骨性闭锁和膜性闭锁，严重时可导致听阈上升45~60dB。

（3）中耳畸形主要是听骨链异常，如听骨链固定、缺失、软连接、关节脱位等，前庭窗闭锁、蜗窗缺失等窗结构异常也可导致超过50dB的听力损失。

2. 外、中耳病变　围产期或出生后因感染等因素导致。

（1）外耳道耵聍栓塞、外耳道炎、外耳道胆脂瘤、外耳道异物导致的外耳道阻塞病变。

（2）分泌性中耳炎、化脓性中耳炎、先天性中耳胆脂瘤及中耳炎后遗症如粘连性中耳炎、鼓室硬化、鼓膜穿孔等中耳病变。腺样体肥大是儿童分泌性中耳炎的主要原因，腭裂则是新生儿中耳积液的原因之一。

3. 外、中耳肿瘤或外伤

二、感音神经性听力损失的常见病因

感音神经性听力损失的病因分为先天性病因（包括：①遗传因素；②妊娠期风疹病毒、巨细胞病毒、梅毒或其他感染；③低出生体重；④生后窒息（分娩时缺氧）；⑤妊娠期使用特殊药物（如氨基糖苷类、细胞毒性药物、抗疟药和利尿剂）；⑥新生儿严重高胆红素血症等）和后天性病因（包括：①脑膜炎、麻疹和腮腺炎等传染病；②使用某些药物，如用于治疗新生儿感染、疟疾、耐药性结核病和癌症的药物；③强声，如机器和爆炸发出的强噪声以及长时间、高音量使用音响设备等）。

（一）遗传性听力损失

遗传性听力损失又称遗传性聋，是指染色体基因异常导致内耳功能障碍的听力损失，伴有或不伴有内耳畸形。其中多数遗传性听力损失不伴有内耳畸形。常见遗传性聋的内耳畸形包括前庭水管扩大和耳蜗不完全分隔（incomplete partition，IP）Ⅲ型等。

（二）非遗传性听力损失

1. 内耳发育畸形　由妊娠期母亲感染、射线暴露或其他因素导致胚胎发育过程中内耳或内耳道发育受阻而引起的发育畸形。内耳主要来源于外胚层，内耳发育开始于胚胎期第3周，第7~8周时半规管形成，第25周时耳蜗发育到成人水平，中耳的发育一直持续到妊娠末期。胚胎期听觉系统发育的时间具有高度特异性，不同发育期出现发育异常会导致听觉系统不同的结构异常，如胚胎早期发育异常可能出现内耳未发育或耳蜗未发育等严重畸形，而后期发育异常可能仅影响耳蜗发育的大小，表现为耳蜗发育不良等。内耳发育畸形除各种内耳畸形外，还包括内耳道狭窄和耳蜗神经发育不良等。内耳畸形又分为骨迷路发育异常和/或膜迷路发育异常。

（1）骨迷路和膜迷路发育异常：包括内耳未发育（Michel 畸形）、耳蜗未发育、前庭未发育、初级听泡、共同腔畸形、耳蜗发育不良（囊性耳蜗、耳蜗转数不足、小耳蜗等）、耳蜗不完全分隔（IP-Ⅰ型、Mondini 畸形、IP-Ⅲ型）、蜗神经孔狭窄或闭锁、耳蜗神经发育不良等。

（2）单纯膜迷路发育异常：Siebenmann 畸形、Scheibe 畸形、Alexander 畸形等。

2. 感染疾病

（1）中耳炎并发症：中耳炎继发内耳迷路炎可导致感音神经性听力损失，细菌性迷路炎可进一步导致耳蜗纤维化、骨化，影响以后的听力损失干预措施如人工耳蜗植入的实施。

（2）风疹病毒感染：在我国发病率不高，但在西方国家，风疹是最常见的妊娠期致聋原因。据报道，风疹病毒感染发生在妊娠 3 个月内，新生儿听力损失的发生率高达 68%；感染发生在妊娠 4～6 个月，发病率亦近 40%。病毒经胎盘侵犯胎儿内耳的淋巴系统，引起膜迷路退行性变、粘连，呈现 Scheibe 型畸形，导致双耳重度感音神经性听力损失。

（3）巨细胞病毒感染：是引起非遗传性先天性感音神经性听力损失最常见的原因之一，可由母体经胎盘感染、经产道感染或经母乳感染，病毒进入胎儿内耳淋巴系统引起内耳损伤导致感音神经性听力损失，可单侧或双侧发病，听力可呈波动性或进行性下降。由于巨细胞病毒的嗜神经性，患儿常伴有神经系统受累，表现为运动智力发育落后。

（4）流行性脑脊髓膜炎：又称化脓性脑脊髓膜炎，约占感染中毒性听力损失的24.9%。脑膜炎双球菌有嗜神经特性，可直接侵犯神经干引起神经炎，亦可经内耳道的神经血管周围间隙、耳蜗水管，或血行传播经血管纹进入内耳，引起外淋巴系统细胞浸润，浆液性纤维素渗出，Corti 器、螺旋神经节细胞变性崩解，感染后 2～4周，外淋巴间隙有肉芽组织生长，数月后逐渐纤维化及新骨形成致蜗管完全阻塞。多为双侧性，前庭功能常同时受累。

（5）流行性腮腺炎：腮腺炎病毒具有嗜神经性，对内、外淋巴亦有较大亲和力，感染早期可出现在脑脊液和血液中，进入内耳后，可致耳蜗血管纹、Corti 器萎缩变性、螺旋神经纤维及神经节细胞减少。听力损失进展快，可于腮腺炎早期、中期或晚期出现，亦可无腮腺肿大而听力急剧下降。

（6）麻疹病毒感染：据国内外统计，麻疹病毒感染造成的听力损失约占后天性听力损失的 10%，麻疹病毒经血液或脑脊液进入内耳，产生与腮腺炎病毒相似的病理过程损伤。常侵犯双耳，轻者表现为高频听力下降，重者可以全频下降。

（7）梅毒：母体感染后经胎盘传播或后天获得性梅毒均可侵犯内耳导致感音神经性听力损失。

（8）伤寒：细菌毒素可引起蜗神经及其末梢炎症，亦可侵犯神经节细胞及中枢引起双耳听力下降，轻者在病情好转后听力可以恢复，但亦有不能恢复或继续加重以致极重度听力损失者。

（9）疟疾：疟原虫增殖过程中，受染的红细胞堵塞内耳血管，引起浆液纤维素性炎症，致神经细胞萎缩，感觉神经纤维及神经元变性。听力损失多为双侧，病情发作期加重，间歇期缓解，治愈后多能恢复，少数遗留高频听力下降，一般不发生全聋。

此外，流行性感冒可引起内耳及耳蜗神经充血渗出、出血等病理变化而导致感音神经性听力损失；猩红热的病原菌乙型链球菌、白喉的病原菌白喉杆菌、慢性布鲁氏菌病的病原菌布鲁氏菌及其他可产生较强外毒素或内毒素的细菌，在致病过程中都有可能同时损害内耳毛细胞、神经元及蜗神经，导致感音神经性听力损失。其他如弓形虫、单纯疱疹病毒、水痘、支原体和衣原体，亦可引起感音神经性听力损失。

3. 耳毒性药物的使用 链霉素、庆大霉素、新霉素、卡那霉素等氨基糖苷类药物，万古霉素，呋塞米等袢利尿剂，顺铂、长春新碱等抗肿瘤药物，水杨酸类止痛剂，奎宁、氯喹等抗疟药物都可以引起耳蜗损伤导致感音性听力损失。药物对内耳损伤的机制尚未彻底阐明，除了取决于药物本身的毒性、剂量、给药途径、疗程外，与个体敏感性关系很大，后者具有某些家族遗传性，如携带药物致聋易感基因线粒体 DNA 中 *12SrRNA* 基因 A1555G 突变等，故对接受常规剂量或极少剂量的氨基糖苷类抗生素即致严重听力下降者，应考虑携带此突变基因可能。某些耳毒性药物同时伴有肾毒性，肾功能不全者，药物因排泄不良而致血药浓度升高，进入内耳也相应增多。药物可以通过全身用药或体腔体表局部用药经体循环进入内耳引起中毒，或使听觉通路中毒；母亲妊娠时用药可经胎盘进入胎儿体内造成听觉受损。药物进入内耳首先损害血管纹，血 - 迷路屏障遭到破坏，使药物更容易破坏内耳。进入内耳的药物还可以使内淋巴囊受损，致其吸收与排出减少。药物在内耳高浓度长时间积聚，终将使听觉和前庭感觉上皮的毛细胞、神经末梢、神经纤维、神经元细胞发生退行性变。耳毒性药物间的协同作用也会加重听力损失的发生。听力损失多表现为双侧对称性感音神经性听力损失，多由高频向中、低频发展。症状多在用药中始发，更多在用药后出现，停药并不一定能制止其进行。

4. 噪声 噪声是近年来儿童听力损失的一个重要病因，儿童及家长容易忽视娱乐噪声给儿童听力带来的危害。噪声性听力损失常导致双侧对称感音神经性听力损失，以高频听力损失为主。

5. 新生儿核黄疸 由于血清中胆红素过高，导致胆红素浸润中枢神经系统，引起神经细胞中毒。过高的胆红素血症，可出现锥体外系神经系统后遗症，约50%遗留听力损失，主要表现为听神经病，也可表现为以双侧高频听力损失为主的感音性听力损失。

6. 围产期和产后窒息缺氧、早产或体重过轻、酸中毒、进入新生儿重症监护室等高危因素 这些因素容易导致感音神经性听力损失或听神经病。

7. 自身免疫性内耳疾病 一般表现为双侧对称性感音神经性听力损失。特发性突聋可导致单侧感音神经性听力损失。噪声或爆震也可引起内耳损伤导致感音神经性听力损失。

8. 中枢病变 肿瘤、先天性胆脂瘤、外伤、中枢发育异常等引起的中枢病变可引起感音神经性听力损失或中枢性听力损失。

9. 伪聋 伪聋是儿童青少年的一种精神心理性疾患，常见于精神创伤后，表现为中枢皮层型听力损失。

三、混合性听力损失的常见病因

听觉传导通路的传导与感音系统同时受累所致的听力损失称混合性听力损失。混合性听力损失的病因如下。

1. 同一病因可导致混合性听力损失 化脓性中耳炎致传导性听力损失的基础上，伴发迷路炎或因细菌毒素、耳毒性药物等渗入内耳，引起淋巴理化特性改变与血管纹、Corti 器等的结构改变而继发感音性听力损失。

2. 不同病因也可导致混合性听力损失 如遗传性聋伴分泌性中耳炎、爆震性聋伴鼓膜穿孔、全身疾病引起的听力损失等。

四、儿童听力损失的病因发生率分析

导致儿童听力损失的原因中，新生儿听力损失 60% 是由遗传引起的，其他因素包括母孕期感染、出生时缺氧、高胆红素血症、极低出生体重和应用耳毒性药物等。3～7 岁儿童的听力调查显示，中耳炎是导致听力损失的首要病因，其次分别是噪声、药物、外伤及遗传等。在听力残疾儿童中，0～6 岁组的主要致残原因依次为遗传、母亲妊娠期感染、药物中毒、新生儿窒息和中耳炎。7～12 岁组的主要致残原因依次为遗传、中耳炎、药物中毒、母亲妊娠期感染、传染性疾病等。13～17 岁组的主要致残原因依次为中耳炎、药物中毒、遗传、母亲妊娠期感染、传染性疾病、创伤或意外伤害等。

 第三节 听力损失对儿童言语认知发育的影响

听觉是人类感知世界，学习言语、语言、阅读，发展认知能力的最有效途径。听力损失将损害儿童的言语、语言功能，特别是先天性听力损失，对儿童言语、知觉、交流、认知、社会化、情绪以及智力等多方面发展产生影响。对于不同听力损失程度的儿童而言，听力损失的直接结果是听觉能力的丧失或者听觉能力的发展受到干扰。影响儿童听觉信息获知的完整性，缩小感知范围，言语感知困难或无法对语音做出全面、清晰的辨识，从而影响发音和言语的模仿，无法获得自我发音的反馈和纠正，使得构音器官运动协调性得不到发展和锻炼。进而导致语言能力的缺乏或者言语能力的发展受到影响。与听觉相关的一些行为能力（如声源定位、距离倾听、双耳分听、随机听觉学习、发音、构音等）的发展，也会因此迟滞于具有正常听力的同龄人或者完全丧失。

一、儿童听力损失影响发音构音发展

低龄儿童期是言语学习获得的关键时期。言语是感知和发音运动并行的过

程,需要呼吸、发音、构音三个系统协调动作,需要通过听觉、运动觉、触觉等内部反馈机制进行控制。听力损失儿童由于听不到或听不清自身言语,很难评价自己的发音并准确模仿他人的发音,而出现如下表现。

1. 发音不清 可以表现在声母上,也可以表现在韵母上。

(1)声母发音不清:①遗漏,如把"姑姑"(gugu)说成"乌乌"(wuwu),把"小猪"说成"小屋";②歪曲,有时会发出汉语语音中不存在的音;③替代,如用不送气音替代送气音,把"汽车"说成"技车","跑步"说成"饱步";④添加,如把"鸭"(ya)说成"家"(jia)等现象。

(2)韵母发音不清:①鼻音化,如发 /i/、/u/ 时有鼻音;②中位化,如发 /i/ 时舌位靠后,而发 /u/ 时舌位靠前;③替代,如用 /an/ 替代 /ang/,把"帮帮我"说成"搬搬我";④遗漏等。

2. 音量不当,音色或音质不好 讲话时,要么声音太大,要么声音太小。有的孩子讲话音调很高,有的孩子讲话像是喃喃自语。出现硬起声、假嗓音等,让人感觉声带紧张,说话不自然。

3. 语调、声调不准或缺乏 如:"你为什么打我?"说成"你为什么搭窝"。

4. 语流不畅或语速不当 如"爸爸去上班"说成"爸爸去 / 上 / 班",在语句中停顿不畅。

二、儿童听力损失影响语言的发展

语言是交流的符号系统,儿童对语言的习得涉及语音、语义、语法、语用各方面。听力损失儿童语言发展的特点体现在语言习得的各方面。

1. 在语义方面,听力损失儿童的词汇量小且进步缓慢,滞后状态会持续到成年。听力损失儿童对语言中成语、比喻等的理解以及对多义词的理解困难。

2. 在语法方面,听力损失儿童的平均语句长度比同龄健听儿童要短。交流中使用的语法结构较简单,使用简单句多,并经常发生语法错误。听力损失儿童还较少应用副词、连词等具有语法功能的词汇。

3. 在语用方面,听力损失儿童不善表达交流意愿,会表现出不遵守交流规则。譬如,不能合理地导入话题,插话或者结束话题。与人交流时,听力损失儿童不善使用修补技巧。表达不清时,不会变换表述方式,而是不断重复自己的原话。

4. 在语音方面,由于听不到或听不清某些语音,听力损失儿童的言语清晰度通常较差。

三、听力损失对儿童言语交流和语言学习的影响呈现复杂性

听力损失的影响取决于许多因素,首先是损失的严重程度、方式、时间、稳定性以及受损时的年龄。听力损失儿童的语言发育还受到早期的训练方式和程度、干预的时机和方式、视觉、情绪、智力因素,乃至文化和家庭支持的影响。其中比较重要的是听力损失的确诊和干预年龄。语言获得(3~4岁)之后的听力损失要比之前的影响小。听力损失不但影响主动的、有意识的言语交流,还影响语言发展所依赖的无意识的隐性学习。

听力损失影响儿童语言学习渠道和机制包括如下几个方面。

1. 声学信息波动对听觉的干扰　同样的言语,其频率、时长和强度等声学参数会随着讲话者的年龄、性别和个性而差异巨大。即便同一个人的讲话,也会随着场合、情绪等出现这些参数的波动。语音感知中的波动会干扰语音信息的后续处理,比如范畴化、语义的提取等。即使正常听力的儿童也会受到言语交流中的变异性的困扰。听力损失会加剧这些波动,造成语言学习的困难。

2. 快速言语中声学参数的混淆　快速言语中语音相关的声学参数会更为模糊,同时又压缩了神经系统进行语音处理的时间。在较缓语速下能正常理解的听力损失儿童,在语速提高时会比正常听力的同伴遭遇更大困难。

3. 分段和节奏的混淆　听力损失儿童可能错过语言界限信号,包括单复数、时态、音调以及强调语气。这些因素对语言的正确解读至关重要。

4. 环境噪声掩蔽　听力损失儿童在教室环境中学习,需要至少 15dB 的信噪比,也就是说,语音信号应比环境噪声高 15dB 以上,但目前的教学环境很少能达到这个标准。在这样的环境中,显然即便是最轻微的听力损失也会造成严重的影响。

5. 早期语音知觉能力损失　婴儿在出生之后,甚至出生之前,就开始学习分辨语音。研究显示,英语母语的婴儿在 1～4 月龄时已经能够分辨大部分的英文语音之间的差异。到 6 个月时,婴儿已经能够辨认这些语音,并开始学习说话。如果听力损失打断早期语音感知,语言学习就会受到阻碍。

6. 早期语义知觉损失　在正常言语交流中,听力正常者会通过对背景信息的理解,填补错过的语音。然而对听力损失儿童来说,错失的信息难以填补,导致语义和背景理解困难,形成恶性循环。

7. 语法规则的提取缺陷　短的字词在言语交流中经常较为微弱或是滑过,使得听力损失儿童难以辨认,从而影响他们确认词汇之间的关系和顺序。

8. 错失微细的语气模式　言语内含的情绪、节律以及音调等主要在低频表达。在低频听力损失的情况下,这些信息将被错失或混淆。

四、听力损失对儿童言语语言发展的影响呈现非线性

听力损失通常被分为轻度、中度、重度和极重度。听力损失的严重程度并不简单等同于其影响的严重程度。比如,当儿童显示轻度听力损失时,父母、老师和医师往往会认为其对功能的影响也比较细微,忽略矫正和干预。事实上,研究表明,低龄儿童中的轻度双侧感音神经性听力损失可以造成口语发育至少延迟两年。这些儿童在 7 岁时的口语表达低于正常儿童的 4 岁水平。双侧轻度和单侧听力损失对儿童言语发展的影响也是明显的。证据显示,这些儿童有言语和语言发育困难,和正常听力儿童相比,学习成绩较差,有较多的行为问题。在其他因素确定的情况下,听觉损失对言语语言发展的影响是非线性的。也就是说,每增加 10dB 损失的影响是不一样的。

不同程度的听力损失对言语和语言发育的特异影响如下。

1. 轻度听力损失　其可以听清元音,但容易错过短和轻的辅音,比如清辅音和摩擦音。此外,还经常伴随听觉学习障碍、注意障碍、行为问题,以及轻度语言

发展延迟和言语困难。

2．中度听力损失　在轻度损失影响的基础上，还会出现词汇和语法学习困难。短促的和轻音的字词和字尾缀（单复数、时态等）等特别难以听清。这些儿童发音时，经常略过或是扭曲辅音。不熟悉他们的人往往难以理解。

3．重度听力损失　言语和语言无法自发发展。通过适当的早期干预，这些儿童可以正常生活。不配戴辅助设备时，他们无法听见普通的声音和言语。他们能听到自己的发音，但是是扭曲的。通过助听器，他们可以分辨元音以及不同的辅音发音方式。这些儿童一般具有严重的语言和言语障碍，以及相应的学习困难。

4．极重度听力损失　这些儿童只有通过早期干预和听觉辅助设备，包括大功率助听器和人工耳蜗，才能感知和学习语言。没有这些设备，他们既不能听到，也不能理解声音。他们的嗓音频率经常高于正常听力者（听起来更尖细），缺乏节律和音调调节，显得单调和缺乏情绪。

五、听力损失影响儿童认知能力的发展

认知能力指个体了解与认识世界的一系列心智活动，是人们成功完成社会职能最重要的心理过程。认知的基础是感觉和知觉，核心是抽象思维，是人们对事物的构成、性能、事物之间的关系、发展的动力、发展方向以及基本规律的把握能力。

听觉是人们感知外界事物的主要渠道之一。听力损失阻碍或限制了儿童对外界信息获取，完全不能或者不能清晰地获取，致使其认知的丰富性和完整性受损。传统观点认为，由于听力损失，听力损失儿童的视觉代偿能力较强，比健听儿童视觉敏锐，观察事物更仔细；听力损失儿童的知觉形象以视觉形象为主，缺乏视听结合的综合形象，知觉的完整性、精确性比健听儿童差，更多借助视觉、触觉、运动觉协调活动，认识世界；学龄前听力损失儿童的注意以无意注意为主，有意注意的水平低，稳定性较差；听力损失儿童的短期视觉记忆和色彩记忆较强，但对易进行言语编码的材料的短时视觉记忆能力较差；由于语言发育迟缓，听力损失儿童的抽象逻辑思维形成较晚，水平也较低。

需要注意的是，由于缺乏足够的科学证据，截至目前有关听力损失儿童认知能力发展的研究还没有形成公认的统一的结论。一方面是由于人类认知发展极为复杂，人们对这一领域的认识还十分有限，还没有一个公认的理论或技术模型可以用于听力损失儿童认知发展的研究。另一方面是由于受到测量工具、样本量等因素的影响，长期以来有关听力损失儿童认知发展的各类研究在设计上不够完善，缺乏内在的一致性和可比性。影响听力损失儿童认知发展的因素极为庞杂。除了影响一般儿童认知发展的因素外，还与听力损失儿童是否接收了干预以及干预的时间、形式、方法、效果等密切相关。总之，对听力损失儿童认知发展的认识还在不断深化，越来越多的研究正趋向得出一致的结论，即：听力损失影响儿童的交流能力和运用语言进行思维的能力，因而会影响听力损失儿童的认知能力，但听力损失并不必然导致儿童认知发展异常，在给予及时、有效干预的情况下，听力损失儿童同样可以遵循健听儿童的认知发展规律，获得与健听儿童一样的认知能力。

第四节 听力损失对儿童心理发育的影响

听力损失严重影响儿童的生活质量和心理发育情况。积极关注儿童听力损失导致的语言、智力等的发育障碍并采取相应的措施，能减少听力损失对儿童成长的影响。

一、听力损失对儿童心理发育的影响

正常的听力对于儿童的认知和行为发展至关重要。听力损失儿童由于长期缺乏听觉信息传入的刺激，导致听觉传导通路不正常发展，儿童的语言、智力发展障碍，从而影响儿童的整体认知能力、社会交往技能、行为发展和自尊心等。

1. 语言学习能力 儿童听力损失对其语言学习的影响最为显著。听力在言语形成中起着接受言语声刺激，进行模仿以及监测和校正自身发声的双重功能。儿童从出生到 3 岁是大脑可塑性最强的阶段，该阶段的语言刺激和听力形成是语言发育的关键。但是，生后早期即出现听力损失的儿童，因为缺乏外界环境的声音刺激，大脑的言语功能难以形成、建立和发展，导致语言能力丧失。而语言发育障碍，可使儿童缺少与外界环境交流的机会，从而导致其心理发育迟滞及心理行为异常。

2. 智力发展 语言能力与智力、认知能力、情感、社会性的发展是相互依赖、相互促进、协调发展的。听力损失儿童，虽然在身体和生理发育方面与正常儿童没有太大差别，但是由于听力损失导致的语言发育障碍，使得他们在智力、认知能力、人际交往、社会化与社会适应，以及情绪方面等发展受到严重的阻碍。在智力评估中，听力损失儿童相对于正常儿童表现为智商明显偏低，心理与行为发展也相对滞后。

导致听力损失儿童智力水平落后的原因可能是：①由于听力损失致使接受外界环境的刺激减少，语言发育落后；②接受教育的年龄较正常儿童延迟；③缺乏合适的训练方法。

另外，听力损失儿童还面临接受教育的问题。由于他们听力和语言发展的障碍，在学习中会出现词汇贫乏、造句困难、发音不准等问题，加之他们需要非常专注地聆听和观察，则容易出现疲劳、注意力不集中等现象。这些困难很容易使听力损失儿童在学习中失去兴趣和学习主动性，不能专心听课，甚至厌学。罹患听力损失而又未能获得治疗的儿童往往学习成绩不佳，导致其成年后工作表现不佳和就业机会减少，不能很好地融入社会。

3. 社会适应能力 社会适应能力是指满足个人生活和社会要求所需的日常生活能力或个人用以满足其自然环境和社会环境要求的行为。而人的社会化是社会交往和适应社会的基础。社会化就是由自然人到社会人的转变过程，是指个体同其他人交往，接受社会影响，学习并掌握社会角色和行为规范，形成适应社会环境的人格、社会心理、行为方式和生活技能的过程。人的语言能力和智能是社会化的一个重要条件——如果语言能力和智力功能不全，个体社会化很难顺利完

成，会导致因社会化不足，出现社会适应困难。听力损失儿童因听力和语言障碍，交往能力受到限制，难以结交同年龄的正常儿童。听力损失儿童常常会情绪低落，社会表现不成熟，主观上存在焦虑，具有社交回避现象。他们倾向于选择听力损失儿童作为玩伴，这样使他们同正常儿童进一步疏远，从而导致听力损失儿童更容易产生自卑感、缺乏自信心，爱冲动且容易发脾气，表现出一些过激的社会行为，如打人、独占玩具、孤僻和逃避等。

听力损失儿童产生社会交往困难的原因可能有：①由于听力损失导致语言发育障碍，而语言和智力的正常发展是促进社会交往的重要因素；②听力损失儿童往往受到家长的过度呵护，造成这部分儿童依赖性强，自主性差，自我管理能力不足等；③家长未能重视听力损失儿童社会适应能力的培养及其心理发育特点，使其未能很好地融入社会；④听力损失儿童由于其听力限制，多数未能适龄进入普通学校学习，而是进入特殊教育学校或在家中学习，随着年龄的增长，他们的社会交往范围逐步缩小，社会生活能力降低。

4. 社会认知能力 听力损失儿童由于认知能力的发展较听力正常儿童滞后，情感体验相对贫乏，常表现出更多以自我为中心，对他人的思想和情感不敏感，不能准确预测他人的情感，缺乏心理洞察能力。受损的人际交往导致听力损失儿童不能正确理解社会规则，造成社会适应困难。

5. 情绪理解能力 听力损失不仅会对儿童的言语、智力发展和社会适应造成严重阻碍，同时对其个性、情绪情感的建立和发展都有不同程度的负面影响，通常表现为听力障碍儿童较正常儿童出现更多的自闭、自卑、固执、暴躁、易情绪化等问题。很多听力损失儿童对父母有很强的依赖心理。当听力损失儿童已经产生孤僻、胆怯等情绪障碍时，这种依赖心理更为明显。有的听力损失儿童渴望情感交流与表达，当这种心理需要被听力言语障碍所影响，而家长又忽视他们的这种需求时，他们会出现较明显的固执、任性等表现。由于听力语言发展障碍，听力损失儿童无法有效地理解语调传达的意义，难以获得听力正常儿童得到的各种信息。但由于儿童想象力丰富、观察力敏锐，如果他们不被环境接纳，可能会产生冷漠、退缩、自卑等情绪。

听力障碍儿童情绪理解水平低下的原因主要有以下两个方面：①语言发展迟缓：听力损失儿童的语言发展迟缓，而情绪理解能力和语言能力密切相关，语言障碍使他们难以理解情绪词汇的意义并恰当地运用，不能很好地把握他人的情绪状态；②家庭成员之间的情绪交流少：家庭成员之间关于情绪的日常交流对儿童的情绪理解有重要影响。如果家长缺少与听力损失儿童互动交流的有效技能，不能对儿童的行为进行充分的响应，会导致听力损失儿童不能够学习和理解对情绪和行为的解释，导致其难以对自己的情绪行为进行适当的调节。

二、听力损失影响儿童心理行为发育的相关因素

听力损失对儿童心理行为发育产生影响的大小主要取决于以下几个方面。

1. 发病年龄 出生后的最初 3.5 年是语言能力发展最理想的时期，故先天性听力损失儿童或出生后早期出现听力损失的儿童受累最为严重。

2. 听力损失程度　儿童的听力损失程度越重,则临床受累越严重。

3. 干预年龄　听力损失的早期诊断和干预非常重要,越早采取干预措施,儿童掌握语言能力的机会越大,对其成长过程中心理发展的影响越小。此外,早期诊断和干预也可显著降低儿童后期因听力损失产生的教育成本,并提高其成人后的谋生能力。

4. 环境因素　能够获得助听器或人工耳蜗听力补偿后有良好的语言环境以及手语及特殊教育等服务项目的儿童心理行为发育较易与听力正常的同龄人达到同一水平,父母和家庭的陪伴和支持也有助于听力损失儿童更好融入社会。

三、听力损失心理干预的必要性和原则

1. 听力损失心理干预的必要性　①听力损失儿童因自身的生理缺陷,接收外界有效刺激少,其语言、认知和思维能力的发展较健康儿童慢,容易形成不良的行为问题和心理状况;②早期识别听力损失并给予及时有效的干预,可以明显降低听力损失对儿童智能和学业成绩的影响。

2. 听力损失的心理干预原则包括　①早期识别,早期干预;②坚持长期系统干预;③定期评估和调整干预方案和目标;④需要医师、家长、儿童、老师共同参与。

第五节　儿童听力损失对家长的影响

在儿童首次确诊听力问题时,儿童的父母或其他监护人在接受这一事实过程中,心理情绪和处事态度可能会经历一系列微妙而复杂的,甚至是起伏剧烈的变化。作为儿童听力师要充分理解家长所承受的心理压力和来自社会环境带来的压力,同时学会观察家长和家庭成员关照听力损失儿童的细微态度变化的进程,来制定沟通交流方式和儿童听力损失干预方案实施进度、随访方案以及最佳时机。

儿童被发现和诊断患有听力损失对于父母及其家庭而言无疑是个重创。不同的研究对家长在知道孩子被发现和诊断为听力损失后经历的心理情绪反应阶段划分方法不一。早在 1979 年,Luterman 就把父母的心理和行为的变化阶段划分为:震惊、怀疑、否认、承认和采取建设性行动五个阶段。目前倾向于将听力损失儿童的父母心理和行为变化大致划分为:震惊期、抗拒期、调适期和接纳期。

(一) 震惊期

研究发现,95% 的听力损失儿童的父母听力是正常的,健听的父母对孩子患有听力损失感到非常震惊,并担心儿童本人及家庭未来的生活。年轻父母的生活阅历不足,感觉受到巨大打击、精神崩溃、希望破灭、羞耻,可能出现情绪失控、短时间内终日以泪洗面、严重失眠、食欲减退、精神焦虑、质疑"为什么是我的孩子听不见"。若父母是遗传性听力损失缺陷基因的携带者,甚至会有一种负罪感,自责、内疚、不知所措等状况,个别家庭甚至会拒绝承认儿童听力受损的现实。通常震惊期的持续时间较短。

(二) 抗拒期

虽然孩子的听力损失是既定事实,但许多家长在短时间内不愿或无法立刻接

受诊断结果,他们可能会对诊断结果感到生气、失望、怀疑、否认,甚至是对周围的一切都充满了敌意和负面评价。处于抗拒期的家长可能有如下表现。

1. 不断奔走于不同的机构或专业人员之间,试图通过不同的诊断证明孩子的听力是正常的,或是想各种办法治愈听力损失。

2. 拒绝为孩子的听力损失做干预,比如拒绝进一步的全面检查与评估、选配助听装置、尝试家庭或机构康复等。

3. 容易轻信一些"疗效神奇"的治疗方法,家长不惜花重金治疗孩子的听力损失,寄希望于一些特殊的方法——气功、饮食疗法、穴位敷药、音乐治疗等。

4. 拒绝讨论孩子的听力问题。家庭成员之间的讨论都可能引发激烈的争吵和矛盾,此时最容易引起夫妻关系恶化或破裂。

抗拒期的持续时间因人而异,有些家长在经过一段时间的抗拒与否认之后,发现既定事实无法改变或意识到负面情绪对其个人和整个家庭产生消极影响便会尝试调整;但有些家长的抗拒期可能长达几年,直到孩子因听力损失没有得到及时干预,在口语、认知和沟通能力严重滞后于正常儿童时才开始尝试做出改变。

（三）调适期

在经过一番周折和受挫后,家长开始趋于冷静和理性,开始尝试接受现实,并寻求科学的解决办法,接受儿童听力师的专业建议,选配适合的助听装置,开始听觉与口语康复干预。处于调适期的家长有可能并未完全接纳孩子患有听力损失的事实,会出现掩饰和不愿暴露孩子有听力损失的心理和行为表现。

1. 一边给孩子使用助听装置和接受康复训练,一边仍存有幻想,寻找治愈听力的方法。

2. 能主动与孩子的儿童听力师、康复教师等专业人员沟通、请教,认真地进行家庭康复,但在公众场合不愿意被人发现自己的孩子有听力损失,有的家长会刻意缩小孩子的社交活动范围。

3. 情绪状态不稳定,时而积极时而消极;当孩子表现出进步时,感到欣喜和有成就感;对于孩子的不足和不佳表现则感到沮丧、无助或焦虑。

（四）接纳期

家长经过不断的心理和行为调适,最终接受听力损失和孩子需要终身使用助听装置的事实,情绪变得更加正向和积极,能够接纳孩子和自我,开始欣赏孩子的长处,体会到与孩子相处的乐趣,能够自然地面对周围人对孩子的助听装置和听力问题的询问,积极规划孩子的康复等事宜,主动与专业人员合作,提升自我专业度和合作性。有些家长还能够从助人自助的角度,分享自己成功与失败的经验,积极协助和影响其他听力损失儿童的家长。事实上并非所有家长都能达到这个阶段,专业人员的任务之一是努力帮助家长尽可能达到该阶段。

得知儿童存在听力损失时的反应,以及其后采取的建设性行动,在一定程度上取决于父母的价值观,它会直接影响父母对问题的关注度以及日常生活中对正确交流方式的执行度。要选择与儿童口语交流的父母,可能需要进行进一步的听力学评估或助听辅具的干预,以及持续几年的听力和言语康复训练。通常重视文化氛围和受教育程度较高的父母,对儿童的康复会投入更多的额外时间和精力,也与康复后的听觉言语能力成正相关。一般而言,由他们和自己儿童的交流困难所带来的每天的挫折感,可能会明显增加父母的压力,并影响他们对残疾的理解以及有效执行干预方案的坚定性。

第六节　儿童听力残疾的分级和评定

听力残疾是指人由于各种原因导致双耳不同程度的永久性听力损失,听不到或听不清周围环境声及言语声,以致影响日常生活和社会参与。

一、听力残疾分级

根据听力障碍程度不同,从结构、功能、活动参与、环境支持四个方面,将听力残疾划分为四级。

1. 听力残疾一级　听觉系统的结构和功能方面极重度损伤,听力较好耳平均听力损失≥91dB HL,在无助听设备帮助下,不能依靠听觉进行言语交流,在理解和交流等活动上极度受限,在参与社会生活方面存在极严重障碍,即几乎听不到任何声音。

2. 听力残疾二级　听觉系统的结构和功能重度损伤,听力较好耳平均听力损失在 81～90dB HL,在无助听设备帮助下,在理解和交流等活动上重度受限,在参与社会生活方面存在严重障碍,即只能对很大的声音有声音感觉(如鞭炮声)。

3. 听力残疾三级　听觉系统的结构和功能中重度损伤,听力较好耳平均听力损失在 61～80dB HL,在无助听设备帮助下,在理解和交流等活动上中度受限,在参与社会生活方面存在中度障碍,即只能听到较大的言语声,但可懂度很差。

4. 听力残疾四级　听觉系统的结构和功能中度损伤,听力较好耳平均听力损失在 41～60dB HL,在无助听设备帮助下,在理解和交流等活动上轻度受限,在参与社会生活方面存在轻度障碍,即能听到言语声,有一定的言语能力,但辨音不清。

二、儿童听力残疾评定方法

（一）儿童听力残疾的评定

要在当地残联认定的医疗机构内进行,该机构要有符合条件的场地、设备、人员,能够对致聋疾病做出诊断及鉴别诊断并确定听力残疾级别。

（二）评定方法

1. 行为反应测听　6 岁以上儿童采用纯音测听法。6 岁以下儿童采用行为测听法:①0～6 月龄儿童采用听觉行为观察法;②6 月龄～2.5 岁儿童采用视觉强化测听法;③2.5～5 岁儿童采用游戏测听法。采用的方法还需参考儿童的发育状况。

2. 听觉生理测试　采用听性脑干诱发电位、耳声发射、声导抗等听觉生理测试。

（三）儿童听力残疾的评定依据

根据行为测听结果进行,但对于脑瘫、孤独症、精神智力发育迟缓等其他行为测听结果不可靠的儿童,需要结合听觉生理测试进行综合听力学评估来定级。

三、儿童听力残疾评定标准

1. 儿童听力残疾评定标准说明

（1）通过插入式耳机给声，分别测出左耳和右耳听阈。

（2）儿童平均听阈损失的计算方法：3 岁以上是 500Hz、1 000Hz、2 000Hz、4 000Hz 四个频率听力损失分贝数值之和的均值，3 岁以下是 1 000Hz、2 000Hz、4 000Hz 三个频率听力损失分贝数值之和的均值。若一个或一个以上频率的最大输出无听觉反应，则以最大输出值与其他频率的阈值相加后取均值。

（3）6 月龄～1 岁婴儿定一级、二级听力残疾，1 岁以上至 3 岁以下幼儿定一级、二级、三级听力残疾，3 岁以上儿童定一级、二级、三级、四级听力残疾。

（4）依据测听结果可对于听力残疾一级、二级、三级直接确认。对于四级的确认测试环境本底噪声必须≤40dB（A），否则应待诊，使测试环境达到要求时再进行诊断。

（5）对筛查未通过的婴幼儿疑似听力残疾可进行跟踪听力学评估。

2. 依据 2006 年《第二次全国残疾人抽样调查残疾标准》，儿童听力残疾评定标准见表 3-6-1。

表 3-6-1　儿童听力残疾评定标准

年龄组	级别	测试音（啭音）	听力较好耳平均听阈 /dB HL
6～12 月龄	一级	1 000Hz、2 000Hz、4 000Hz	≥91
	二级	1 000Hz、2 000Hz、4 000Hz	81～90
13～36 月龄	一级	1 000Hz、2 000Hz、4 000Hz	≥91
	二级	1 000Hz、2 000Hz、4 000Hz	81～90
	三级	1 000Hz、2 000Hz、4 000Hz	61～80
>36 月龄	一级	500Hz、1 000Hz、2 000Hz、4 000Hz	≥91
	二级	500Hz、1 000Hz、2 000Hz、4 000Hz	81～90
	三级	500Hz、1 000Hz、2 000Hz、4 000Hz	61～80
	四级	500Hz、1 000Hz、2 000Hz、4 000Hz	41～60

（刘玉和　莫玲燕）

扫一扫，测一测

第四章 儿童听力损失常见疾病

本章目标

1. 掌握遗传性听力损失的遗传方式和听力学表现。掌握大前庭水管综合征的听力学特点和诊断标准。掌握分泌性中耳炎和急性中耳炎的临床特点。掌握听神经病的诊断标准。

2. 熟悉大前庭水管综合征的基因诊断。熟悉内耳畸形的分型。

3. 了解遗传性听力损失的遗传咨询。了解中耳畸形分类。了解儿童其他常见疾病和常见听力损失。

导致儿童听力损失的疾病较多，最常见的疾病是遗传性听力损失。在永久性听力损失的新生儿中，遗传性听力损失约占 60%，本章重点介绍遗传性听力损失的遗传方式、临床表型、基因诊断与遗传咨询以及预防。遗传性听力损失包括约 70% 的非综合征型遗传性听力损失和约 30% 的综合征型遗传性听力损失，遗传性听力损失中最常见的致病基因包括 *GJB2*、*SLC26A4*、线粒体（mtDNA）*12S rRNA* 等。细胞缝隙连接蛋白（gap junction protein beta，GJB）相关性遗传性听力损失是指细胞缝隙连接蛋白编码基因 *GJB2*、*GJB3* 和 *GJB6* 等基因突变导致的听力损失。大前庭水管综合征与 *SLC26A4* 基因突变密切相关，是由于 *SLC26A4* 基因突变导致的隐性遗传的内耳畸形，是内耳畸形中最轻型的畸形改变。除了遗传性听力损失外，儿童永久性听力损失另一较常见的病因是耳发育畸形，包括外中耳发育畸形和内耳发育畸形。由于人工耳蜗植入等听力干预措施的开展，内耳发育畸形越来越得到重视。儿童听力损失常见疾病还包括急性中耳炎和分泌性中耳炎，分泌性中耳炎是儿童获得性听力损失最常见的原因，其导致传导性听力损失。另外还有相对少见的听神经病、中枢听觉处理障碍、感染性听力损失、伪聋、迟发性听力损失、单侧聋等，本章将逐一介绍。

第一节 遗传性听力损失

遗传性听力损失（hereditary hearing loss，HHL）是指由来自亲代的遗传物质即致聋基因突变传给后代或子代新发生的致聋基因突变，导致耳部发育异常、代谢障碍、细胞结构或功能异常，以致出现听功能不良。父母一方或者双方可为与子代表型类似的听力损失患者，也可为听力正常的致病基因携带者。

　　绝大多数遗传性听力损失是单基因遗传病,即由一个基因突变导致的听力损失。尽管遗传性听力损失是单基因遗传病,但涉及基因可多达 100 个以上,表现出明显的遗传异质性。

　　遗传性听力损失可表现为不同程度的听力损失,是导致言语发育和交流障碍的常见疾病。根据 2006 年全国残疾人抽样调查数据,我国有听力障碍者约 2 780万人,占全国残疾人的 33.5%,居各类残疾之首。在导致听力损失的众多因素中,遗传是最重要的因素之一。新生儿听力损失的发生率为 0.2%～0.3%,其中至少60% 的新生儿听力损失是由遗传因素所致。在 0～6 岁迟发性听力损失儿童中超过半数由遗传因素所致。流行病学研究显示,我国正常人群中耳聋相关基因突变携带率为 5%～6%。因此,对于先天性永久性听力损失儿童的病因,除非有明确的妊娠期病毒感染、出生时严重缺氧、高胆红素血症等,都应考虑其遗传背景。即便是后天获得性听力损失,遗传因素也可能是重要的易感因素。

一、遗传方式

　　遗传性听力损失是经典的单基因遗传病,其遗传方式包括孟德尔遗传中的常染色体显性、常染色体隐性、性染色体连锁遗传,也包括线粒体母系遗传和表观遗传。

(一)常染色体显性遗传

　　常染色体显性遗传性听力损失(autosomal dominant hereditary hearing loss,ADHHL)包括完全显性、不完全显性及延迟显性。

　　常染色体完全显性遗传性听力损失(图 4-1-1)系谱分析表现为:每代都有发病且男女机会均等,患者子女中约 1/2 发病。不完全显性导致家系中患者表现出不同程度的听力损失或携带突变基因的正常听力者。延迟显性在常染色体显性遗传性听力损失中较为常见,常表现为迟发性进行性听力损失。

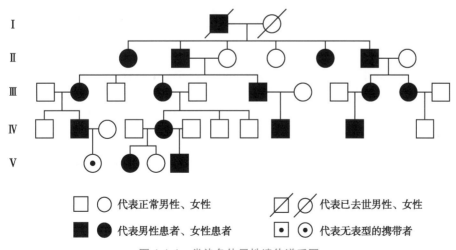

图 4-1-1　常染色体显性遗传谱系图

(二)常染色体隐性遗传

　　常染色体隐性遗传性听力损失(autosomal recessive hereditary hearing loss,

ARHHL）典型的系谱分析表现为：无连续遗传现象，常为散发，且男女机会均等；患者双亲表型正常，但均为致病基因突变携带者；患者大部分出现在同胞之间，约1/4 发病，其后代子女往往正常（图 4-1-2）。

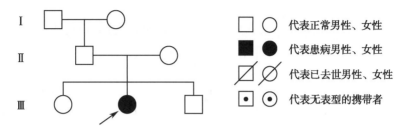

图 4-1-2　常染色体隐性遗传谱系图

（三）性染色体遗传

1. X- 连锁显性遗传性听力损失　遗传特点：女性患者多于男性患者；患者双亲之一必定是患者；男性患者的致病基因只传给女儿，故系谱中男性患者的女儿均发病（图 4-1-3）。

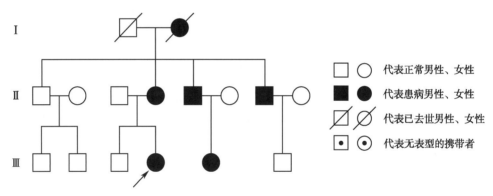

图 4-1-3　X- 连锁显性遗传谱系图

2. X- 连锁隐性遗传性听力损失　遗传特点：男性患者远多于女性患者；若男性患者双亲表型正常，则其母亲为致病基因携带者；可见交叉遗传现象，即"父传女，母传子"；可见隔代遗传现象（图 4-1-4）。

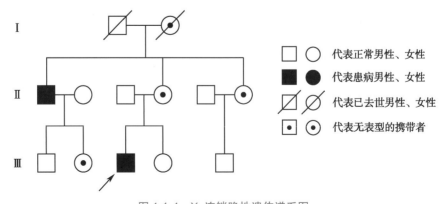

图 4-1-4　X- 连锁隐性遗传谱系图

3. Y-连锁遗传性听力损失 遗传特点：男性发病，且男性垂直传递，呈现典型的 Y-连锁遗传方式（图 4-1-5）。2004 年报道的非综合征型 Y-连锁遗传性听力损失（DFNY1）大家系，是目前唯一被证实的 Y-连锁孟德尔遗传病。

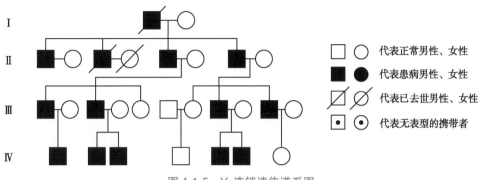

图 4-1-5 Y-连锁遗传谱系图

（四）母系遗传

致聋基因位于线粒体基因组（mtDNA）上，线粒体相关遗传性听力损失（图 4-1-6）的遗传特点：mtDNA 分子严格按照母系遗传方式进行传递，而不与父源的 mtDNA 发生交换和重组；女性患者后代均有可能发病，而男性患者后代正常。此外，线粒体 DNA *12SrRNA* 突变基因是氨基糖苷类药物致聋的易感基因，携带相应突变的个体可能出现"一针致聋"现象，即使用少量的氨基糖苷类药物也可导致严重听力下降。

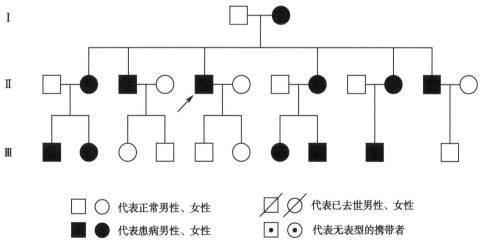

图 4-1-6 线粒体母系遗传谱系图

遗传性听力损失在遗传方式上还存在表观遗传。另外，遗传性听力损失的遗传方式还存在一些有趣的现象：同一基因有些突变表现为常染色体显性遗传，有些突变表现为常染色体隐性遗传，如 *GJB2*、*MYO7A*、*COL11A2*、*TMC1* 等。

二、临床表现

根据临床表现不同,遗传性听力损失分为非综合征型遗传性听力损失(约70%)和综合征型遗传性听力损失(约30%)。

(一)非综合征型遗传性听力损失

非综合征型遗传性听力损失是最常见的感音神经性听力损失,既可表现为人群中散发,又可表现为家族中多发。因此,对非综合征型遗传性听力损失人群热点突变基因进行早期筛查、早期诊断,有助于对其家族内成员进行早期预防和干预,有效减少新生儿患病率,提高人口素质。中国人群中非综合征型遗传性听力损失与为数不多的几个基因突变密切相关,如 *GJB2*、*SLC26A4* 及 mtDNA *12SrRNA* 等。

1. 细胞缝隙连接蛋白相关性听力损失　编码蛋白 connexin26(Cx26)的 *GJB2* 基因是第一个被克隆和鉴定的遗传性听力损失致病基因,也是导致非综合征型遗传性听力损失最常见的致病基因,其主要的遗传方式是常染色体隐性遗传,在染色体上的定位被命名为 DFNB1(deafness autosomal recessive,DFNB)。*GJB2* 基因定位于13号染色体q11-q12。在内耳,Cx26广泛分布在耳蜗的支持细胞和血管纹细胞,被认为对维持内淋巴平衡、蜗管内钾离子浓度有重要作用。

尽管迄今报道的 *GJB2* 基因相关的突变位点超过100个,但大多数的听力损失患者只与某几个突变相关。*GJB2* 基因最常见的致病突变位点有4种,分别是35delG、167del16、235delC 和 299-300delAT。109G>A 突变是 *GJB2* 基因最常见突变,但是大部分患者表现为外显不全,即听力正常。不同种族具有不同热点突变,235delC 是东亚人群的热点突变。*GJB2* 的突变通常与隐性遗传性听力损失相关,但是有些突变可引起显性遗传性听力损失 DFNA3,还有的可导致 Vohwinkel 综合征(表现为感音神经性听力损失和皮肤角化)。由 *GJB2* 基因突变导致的听力损失主要表现为全频重度到极重度的听力损失,少数表现为轻度或进行性听力损失。这种表型差异主要由基因突变位点对蛋白结构功能的影响决定,影响越大,听力损失越严重。

除了 *GJB2* 基因外,编码蛋白 connexin30(Cx30)的 *GJB6* 基因和编码蛋白 connexin31(Cx31)的 *GJB3* 基因也是遗传性听力损失的相关基因。

诊断与干预:细胞缝隙连接蛋白相关性听力损失可以通过基因诊断明确发病原因。在明确病因的基础上,基因诊断还可以排除其他神经系统疾病,提示耳蜗神经和听觉中枢的完整性。多项研究表明,此类患儿接受人工耳蜗植入后的听力语言康复效果好,所以基因诊断也是人工耳蜗植入前提示术后效果的一项预测检查。

2. 大前庭水管综合征　与大前庭水管综合征密切相关的 *SLC26A4* 基因是另一个导致非综合征型遗传性听力损失的常见致病基因,其主要的遗传方式是常染色体隐性遗传,在染色体上的定位被命名为 DFNB4。*SLC26A4* 基因定位于7号染色体 q22.3,其编码的蛋白是一种阴离子转运蛋白,广泛表达在耳蜗的支持细胞、螺旋韧带和内淋巴囊以及甲状腺组织中。对淋巴氯离子转运、甲状腺碘离子转运等有重要作用。

尽管迄今报道的 *SLC26A4* 相关的突变位点超过 80 个,但大多数的听力损失患者只与少数几个突变相关。*SLC26A4* 基因常见的两个突变位点分别是 c.919-2A>G(IVS7-2 A>G)和 2168A>G。*SLC26A4* 基因等位基因均突变可导致大前庭水管综合征,即前庭水管扩大的先天性内耳畸形和感音神经性听力损失,也可以伴有甲状腺肿和氯离子代谢异常,表现为 Pendred 综合征。听力损失可表现为先天性重度、极重度听力损失,也可以表现为后天迟发性进行性感音神经性听力损失。

诊断与干预:*SLC26A4* 基因突变导致的大前庭水管综合征是儿童迟发性听力下降和突发性听力下降的主要原因之一,约占儿童和青少年感音神经性听力损失的 15%～21%,约占先天性内耳畸形的 31.5%。大前庭水管综合征的听力学特点常表现为进行性、波动性以及以高频听力下降为主、低频存在气 - 骨导差的感音神经性听力损失。*SLC26A4* 基因相关性听力损失可以通过基因诊断明确病因,在此基础上可以排除其他神经系统疾病,提示耳蜗神经和听觉中枢的完整性。研究显示此类患儿接受人工耳蜗植入术后听力语言康复效果好,基因诊断也是人工耳蜗植入前一项理想的效果预测检查。

3. 线粒体母系遗传性听力损失 线粒体基因组上许多基因突变与遗传性听力损失发生密切相关,发生在 *12SrRNA* 基因和 *tRNASer*(UCN)基因的突变与非综合征型遗传性听力损失有关,发生在编码呼吸链复合酶基因的突变多表现为综合征型遗传性听力损失。*12SrRNA* 基因上的 A1555G 和 C1494T 突变是氨基糖苷类抗生素药物致聋(aminoglycoside antibiotic induced deafness,AAID)的重要分子基础。突变携带者对氨基糖苷类药物异常敏感,低剂量使用就会出现严重的听力下降和耳鸣。线粒体基因 *12SrRNA* 的 961insC 和 T1095C 突变也与非综合征型遗传性听力损失相关。

通过耳聋基因筛查和检测可以有效地降低氨基糖苷类药物致聋的发生率。由于线粒体突变遵循母系遗传方式,即此类突变基因的遗传只通过女性直接传给后代,所以在基因检测中如发现母亲携带此类基因突变,应提醒其本人和后代禁止使用氨基糖苷类药物,避免发生听力损失。同时,在家族中确诊 1 例即可作全体母系家族成员的用药指导,由此阻断听力损失在家族中继续发生。

4. 其他基因相关的非综合征型遗传性听力损失 另有 100 多种其他的基因也与非综合征型遗传性听力损失相关。目前已发现的非综合征型遗传性听力损失的致病基因编码蛋白大致分为以下几个类别:缝隙连接蛋白、转录因子蛋白(如 POU4F3、POU3F4、FCP2L3、PAX3)、离子通道蛋白(如 KCNQ1、KCNE1、KCNQ4)、肌动蛋白(如 MYO6、MYO7A、SLC26A4、Prestin)、细胞外基质蛋白(如 TECTA、OTOA、COL11A2)、结构蛋白(如 OTOF、DIAPH1)等。这些基因有的仅在内耳表达(如 *TECTA*、*OTOF*、*EYA4* 等),而有的在全身多种组织器官都有表达(如 *MYO7A*、*POU4F3*、*WHRN* 等),其突变却表现为非综合征型遗传性听力损失的单一症状。更复杂的是同一个基因的不同突变可能既与非综合征型遗传性听力损失相关,又与综合征型遗传性听力损失相关,而同一个基因的不同突变可以与不同的表型和不同的遗传方式相关,这提示我们对患者及其家系进行病史采集、临床观察和评估非常重要。

（二）综合征型遗传性听力损失

综合征型遗传性听力损失是指除了听力损失以外，同时存在眼、骨、肾、皮肤等其他部位的先天异常，这类听力损失约占遗传性听力损失的30%。

综合征型遗传性听力损失常被归于其他系统疾病中。随着基因测序技术的进步、遗传学的发展及临床研究的不断深入，多种涉及听力损失的综合征的基因已被检测出来。遗传学家们逐渐倾向于认为它们是一类涉及听力损失的综合征。表4-1-1列举了一些常见的综合征型遗传性听力损失和相关损害的器官系统。综合征型遗传性听力损失可能在耳部与其他受损的器官系统有同样的分子作用机制。

表 4-1-1　涉及相关组织、器官、系统的综合征型遗传性听力损失

相关器官系统	综合征名称
皮肤色素系统	Waardenburg 综合征
内分泌系统	Pendred 综合征、Wolfram 综合征
循环系统	Jervell Lang-Nielsen 综合征
视觉系统	Usher 综合征
泌尿系统	Alport 综合征
颌面部	Treacher Collins 综合征

1. Waardenburg 综合征　Waardenburg 综合征又称听力 - 色素综合征，1951 年 Waardenburg 在《美国人类遗传学杂志》上详细描述了该综合征的 6 个主要临床特征：泪点异位和眼裂缩小、高宽鼻根、眉毛中部多毛、白额发、虹膜异色、聋哑，并以其名字进行归类命名。这是一种较常见的综合征型遗传性听力损失。临床表现为由于皮肤、毛发、眼睛以及耳蜗血管纹等处黑色素细胞缺如而产生的一组表型特征。其主要遗传方式为常染色体显性遗传。根据表现的不同可分为Ⅰ、Ⅱ、Ⅲ、Ⅳ四型，又以Ⅰ型、Ⅱ型最为常见。相关致病基因包括 *PAX3*、*MITF*、*SNAI2*、*EDN3*、*ENDRB*、*SOX10* 等。本病目前尚无有效药物治疗，中重度听力损失可验配合适的助听器，助听器无效者可行人工耳蜗植入，效果明确。

2. Usher 综合征　Usher 综合征又称遗传性听力损失 - 色素性视网膜炎综合征，视网膜色素变性 - 感音神经性听力损失综合征、聋哑伴视网膜色素变性综合征等。Usher 综合征是以先天性感音神经性听力损失、进行性视网膜色素变性而致视野缩小、视力障碍为主要表现的一种常染色体隐性遗传性疾病，具有遗传异质性。Usher 综合征在临床上分三型，其在听觉系统及前庭系统的表现主要为先天性双耳感音神经性听力损失，有些表现为全聋，并伴有眩晕和步态不稳等前庭功能障碍症状。视觉系统常以夜盲为首发症状，视力呈进行性减退，随着病情进一步发展，半数患者中年后全盲，晚期并发白内障。Usher 综合征具有遗传异质性，其致病基因包括 *MYO7A*、*USH2A*、*USH1C*、*CDH23*、*PCDH15*、*SAN5*、*CIB2*、*VLGR1* 等。本病目前尚无有效药物治疗，中重度听力损失可验配合适的助听器。助听器无效者可行人工耳蜗植入。

3. Alport 综合征　Alport 综合征于 1927 年首次由 Alport 发现并报道。此综

合征的临床表现为血尿、进行性肾功能衰竭、感音神经性听力损失,部分病例伴随视觉缺陷。遗传方式通常为 X 连锁显性遗传,但亦有 15% 为常染色体隐性遗传,5% 为常染色体显性遗传。据统计其人群中的发病率约为 1/50 000。约 67% 的患者伴有听力损失,多表现为迟发性进行性感音神经性听力损失,中频听力损失为主,呈盆型听力曲线。学龄前至学龄早期出现听力下降,学龄期听力下降缓慢,成年后听力损失基本稳定。听力损失与肾功能损害有一定相关性。X 连锁显性遗传的男性患者听力下降较女性患者重。大多数 Alport 综合征是由于位于 X 染色体上编码Ⅳ型胶原 α 链的基因 COL4A5 和 / 或 COL4A6 基因突变所致。致病基因编码产物是耳蜗、肾脏等器官基底膜Ⅳ型胶原链的主要成分。在内耳主要表达在 Corti 器的基底膜和血管纹。目前尚无有效药物治疗手段,早期的肾脏活检及听力检查以及基因诊断有助于该病的发现和确诊,晚期主要进行肾移植等治疗,听力干预主要为配戴助听器。

4. CHARGE 综合征 CHARGE 综合征是一种常染色体显性遗传方式的先天缺陷,是导致先天性失明及听力损失的主要病因之一,其在新生儿中的发病率为 1/8 500～1/12 000。临床表现包括眼部缺损(coloboma)、先天性心脏病(heart disease)、后鼻孔闭锁(atresia choanae)、生长发育迟滞(retarded growth)、生殖器发育不全(genital hypoplasia)以及耳部畸形或听力损失等。该疾病是由 8 号染色体上的 CHD7 基因(编码一种依赖于 ATP 的染色质重塑蛋白)及 7 号染色体上的 SEMA3E 基因缺陷所引起的。

5. Pendred 综合征 Pendred 综合征属于常染色体隐性遗传性听力损失。突变基因为 SLC26A4,主要影响离子通道,其临床表现为甲状腺肿、氯离子代谢异常伴先天性听力损失,可同时伴有前庭水管、内淋巴囊扩大、Mondini 畸形等。

6. 其他临床上较为常见的综合征型遗传性听力损失

(1)鳃裂 - 耳 - 肾综合征:突变基因为 EYA1,主要影响转录因子,可引起常染色体显性遗传性听力损失,其临床表现为鳃裂囊肿,外耳、中耳、内耳发育不全,肾脏发育不全伴感音神经性、传导性或混合性听力损失。

(2)Jervell Lange-Nielsen 综合征:突变基因为 KCNQ1、KCNE1,主要影响离子通道,可引起常染色体隐性遗传性听力损失,其临床表现为晕厥或猝死伴先天性重度听力损失。

(3)Norrie 综合征:突变基因为 NDP,主要影响细胞外基质,可引起 X 连锁隐性遗传性听力损失,其临床表现为先天性或婴儿期失明、进行性智力缺陷伴进行性听力下降。

(4)Stickler 综合征:突变基因为 COL2A1、COL11Al、COL11A2,主要影响胶原蛋白的生成,可引起常染色体显性遗传性听力损失,其临床表现为身材矮小、近视等伴进行性高频听力下降。

(5)Treacher Collins 综合征:突变基因为 TCOF1、POLR1D 和 POLR1C,主要影响转运蛋白,引起常染色体显性遗传性听力损失,其临床表现为下睑缺损、睫毛稀疏、睑裂向侧外方倾斜、外耳和中耳畸形,伴感音神经性、传导性或混合性听力损失。

（6）线粒体基因组编码的呼吸链酶基因突变亦可导致综合征型遗传性听力损失，导致的综合征有 MERRF 综合征、MELAS 综合征、Pearson 综合征、Kearns-Sayre 综合征、母系遗传性糖尿病耳聋综合征等，除耳蜗外，其他对能量需求旺盛的组织器官也容易受累，如肌肉、中枢神经、视网膜以及心脏等。

（7）多重性残疾耳聋综合征：指听力残疾患者同时伴有智力、精神、肢体、视力、语言等其他系统残疾，形成多重性残疾。多重性残疾分类按所属残疾中最重类别残疾分级标准进行分级。多重性残疾的病因主要包括遗传因素和环境因素。临床上伴有多重残疾的听力障碍多见于遗传因素，由染色体异常导致，如 21 三体综合征（又称 Down 综合征或先天愚型）、13 三体综合征和 18 三体综合征是导致听力损失最常见的 3 种染色体异常。

三、临床表型与基因型的关系

遗传性听力损失无论从临床表型还是基因型都表现出极大的异质性。在临床表型上可以表现为综合征型遗传性听力损失，也可以表现为非综合征型遗传性听力损失；可以是先天性听力损失，也可以是迟发性进行性听力损失。病变部位累及内耳时，常表现为感音性听力损失（此型较多见）；累及外耳或中耳发育时，表现为传导性听力损失；累及内毛细胞、神经突触部位或神经纤维时，可表现为听神经病。此外，听力损失表型在初始发病年龄、受累听力频率、病情发展程度和严重性方面都有很大不同。在基因型上可能涉及几百个耳聋相关基因，几乎涵盖了目前所有的突变模式。而不同的基因突变可能有相同的临床表型，同一基因的不同突变表型差异可能很大，甚至同一基因同一突变，由于突变负荷率的不同或者其他核基因的影响，或者环境因素不同，临床表型差异也会很大。

尽管遗传性听力损失具有广泛的遗传异质性，但绝大多数非综合征型遗传性听力损失仅由单基因致病，这为遗传性听力损失临床基因诊断的开展提供了理论基础。在耳蜗或耳蜗神经特异性表达的基因（如 OTOF 等基因）突变，导致非综合征型遗传性听力损失；因基因突变特异性影响到耳蜗功能如 GJB2、mtDNA A1555G 突变常导致非综合征型遗传性听力损失；在多种组织中表达的基因突变可引起非综合征型遗传性听力损失或综合征型遗传性听力损失；染色体大片段缺失或异常多引起伴有发育畸形或智力障碍的综合征型遗传性听力损失。根据基因突变类型可分为：部分轻型突变（如错义突变）导致的听力损失常较轻，严重突变如无义突变、移码突变、片段缺失等常导致严重听力损失。

总之，遗传性听力损失临床表型与基因型的关系具有复杂性和多样性的特征，同时也有一定的规律可循，随着精准医学的快速发展及新一代基因测序技术的出现，认识新的耳聋基因并解析其对应的临床表型，可以为患者提供更准确的遗传咨询。

四、基因诊断与遗传咨询

1. 耳聋基因筛查 遗传性听力损失发病率高，耳聋基因突变携带率高。在我国，正常人群中携带耳聋基因突变者不低于 5%～6%，其中 GJB2 基因为 2%～3%，

SLC26A4 基因为 1%～2%，线粒体 DNA *12SrRNA* 为 3‰。如果包括外显率较低的 *GJB2* 基因 109G＞A 突变，正常人群中耳聋基因突变携带率可高达 9%～10%。因此在目标人群中开展遗传性听力损失相关基因筛查意义明显。目标人群包括新生儿和正常听力婚育人群以及需要应用氨基糖苷类抗生素人群等。耳聋基因筛查方法包括变性高效液相色谱分析、高分辨率溶解曲线分析、基因突变检测芯片、限制性酶切和飞行时间质谱技术等。可根据不同筛查目标人群、筛查目的及实际检测条件而加以选择。针对不同目标人群的耳聋基因筛查可采用相关基因热点突变筛查模式。热点突变筛查的不足是容易造成数据的失实或漏检。耳聋基因芯片检测技术已获得国家相关部门批准，设计中包含 *GJB2*、*SLC26A4*、*GJB3* 和线粒体 *12SrRNA* 基因中的 9 个、15 个或 25 个热点突变。

目前国内外采用耳聋基因筛查策略发现耳聋基因突变携带者和遗传性听力损失患者，是对新生儿听力筛查的有效补充，同时有助于耳聋基因诊断的实践和推广，在一定程度上为听力损失患者提供了有价值的信息。但是，无论哪种耳聋基因突变筛查试剂盒，都存在提供信息不全面的缺陷。对于显性遗传或母系遗传方式的患者，明确的致病基因突变位点检出可以做出比较明确的基因诊断；对于占遗传性听力损失 80% 的隐性遗传方式患者，筛查出单杂合致病基因突变位点并不能得出明确结论，须进一步进行该基因的全序列分析；对于没有筛出致病基因突变位点的患者，不能排除遗传性听力损失的可能。

采用新生儿听力筛查联合耳聋基因筛查策略，有助于遗传性听力损失的早发现、早诊断、早干预，特别是迟发性遗传性听力损失的早发现。

2. 耳聋基因诊断 作为经典的单基因遗传病，遗传性听力损失的基因诊断相对简单，但遗传性听力损失高度的遗传异质性（即涉及的基因达 120 个之多且涵盖所有的遗传方式等），使遗传性听力损失的临床基因诊断复杂化。同证婚配、基因的不完全外显、表达的变异性、遗传及等位基因的异质性决定了基因型与其表型关系的复杂性，在很大程度上增大了遗传性听力损失基因诊断及其遗传咨询的难度。

基因测序技术是目前应用最多的遗传性听力损失基因检测方法，其中第一代 Sanger 测序是迄今分子诊断学中基因突变检测的金标准。利用 Sanger 测序技术进行耳聋基因全序列检测对于多种基因的突变位点能直观、全面地加以呈现，对于各种人群突变谱的绘制具有很好的统计意义，但因费时、费力且成本较高，这种基因全序列检测方法尚不具备应用于大规模人群检测的条件。2009 年 Ng 等利用大规模平行测序技术对一个体的全基因组外显子进行测序，开辟了人类基因诊断的全新时代。基因检测让我们从本质上认识疾病，并作出正确的诊断。但无论如何发展，耳聋基因筛查诊断都不可能取代新生儿听力筛查和临床听力学诊断，只有与两者很好地结合，才能更好地服务于患者。

耳聋基因检测可为相当比率的遗传性听力损失患者提供准确的分子诊断，并可依据遗传模式对患者或突变携带者进行相关婚育指导和后代遗传性听力损失风险的评估。结合产前诊断，耳聋基因诊断还可以在怀孕早期对胎儿的基因突变遗传情况进行检测，可有效地减少遗传性听力损失的发生。

3. 耳聋遗传咨询 遗传咨询指分析听力损失患者及其家庭听力损失的病因，

分析患听力损失疾病的可能性以预测再发风险,预估疾病预后以提供可供选择的治疗方案和预防的方法,帮助改善或解决患者关心的问题等。基因诊断与遗传咨询密不可分,遗传咨询应以尊重患者的需求为前提。开展遗传性听力损失的遗传咨询,需要掌握以下几方面内容:①遗传性听力损失遗传方式与突变类型;②遗传性听力损失表型和基因型关系;③遗传性听力损失基因筛查、诊断方法及优缺点;④遗传性听力损失治疗与预防方法;⑤遗传性听力损失相关基因流行病学数据;⑥针对不同咨询对象的咨询要点等。绘制正确的家系遗传图谱是开展遗传咨询的第一步,理论上的家系谱图应包括家族中的三代家庭成员,并至少有患者一级亲属的听力学及耳科学资料。在绘制遗传家系图谱的过程中应考虑基因的不完全外显、表达的变异性、遗传及等位基因的异质性等因素。不同的家庭做遗传咨询的目的不同,有些家庭是为了生育后代,而有的家庭仅仅是为了找出病因。对于患者家庭成员来说,进行遗传咨询可发现无症状的突变基因携带者,评估生育听力损失后代的风险,消除对于生育的焦虑和不确定感。而对于患者本人来说,进行遗传咨询可带来"预防、确诊、预后、治疗、生育"五方面益处。正如美国遗传性听力损失的基因诊断与遗传咨询的指南所阐述的,遗传性听力损失的基因诊断与遗传咨询应当是个体化的。由于同证婚配和外显不全的存在,开展遗传性听力损失的遗传咨询需格外谨慎。

五、治疗、预后与预防

儿童遗传性听力损失可导致听觉认知障碍,从而造成儿童的言语发育障碍,影响社会沟通交流。目前遗传性听力损失治愈困难,主要通过助听设备或人工听觉植入进行干预,因此遗传性听力损失重在预防。国内正在建立政府、医院、残联等多个部门共同参与的听力损失出生缺陷三级预防综合防控体系(表4-1-2)。

表4-1-2　听力损失出生缺陷三级预防综合防控体系

级别	内容
一级预防	● 在全国开展母系遗传药物性聋易感基因筛查,预防易感个体药物性聋的发生 ● 对正常夫妇孕前进行耳聋基因筛查和诊断,预防遗传性听力损失的发生 ● 对听力损失群体进行婚配指导,降低高危群体生育听力损失儿童的概率
二级预防	对正常夫妇和遗传性听力损失家庭妊娠早期进行产前诊断,预防听力损失胎儿的出生
三级预防	实施新生儿听力筛查联合耳聋基因筛查,做到早发现、早诊断、早干预

遗传性听力损失预防的前提是耳聋基因诊断。新生儿听力筛查的普及为遗传性听力损失的相关基因筛查、基因诊断提供了条件,二者的结合将成为临床遗传性听力损失的早期规范化诊断的标准。通过建立高效的耳聋基因诊断技术平台和听力损失出生缺陷三级预防综合防控体系,采取有效的干预措施,减少听力损失出生缺陷,是我国人口战略的重要内容,意义深远。随着新一代基因测序技术的

研发，遗传性听力损失的病因诊断将会越来越精准，遗传性听力损失的预防工作也将越来越完善。

耳畸形包括外耳、中耳和内耳的畸形，由于胚胎发育的来源不同，耳郭畸形常伴有外耳道和中耳畸形，有些患者还伴有半面发育的异常，或以综合征的一部分出现，也可表现为单纯的中耳畸形，内耳结构通常是正常的。除一些严重的综合征患者，内耳畸形常单独发生。针对耳畸形的不同部位及程度，通常需要采取个性化的治疗方案。

一、先天性外中耳畸形

先天性外耳畸形（congenital malformation of auricular）是耳科常见疾病，与耳郭软骨发育异常相关。而耳软骨发育不全的程度差别巨大，临床表现多样，依据胚胎发育、病变范围及治疗方式的不同有着不同的分类。常见的有副耳、招风耳、收缩耳（又称杯状耳或垂耳）、隐耳、Stahl 耳等形态畸形，以及小耳畸形（microtia deformity；microtia）等结构畸形，后者常合并外耳道狭窄或闭锁（congenital stenosis or atresia of external auditory canal）及中耳畸形（middle ear malformation），也可能为某个综合征临床表现的一部分，先天性中耳畸形也可单独发生。

根据世界上不同种族文献报道，新生儿小耳畸形患病率的波动范围为 0.83/10 000～17.4/10 000。中国出生缺陷监测系统中报告该病的患病率为 5.18/10 000。小耳畸形在男性中多见，右侧居多，多为单侧畸形。先天性外耳道闭锁在新生儿中的发病率约 1/10 000，单侧发病率是双侧的 7 倍。

【病因与发病机制】

先天性耳郭畸形的发病原因目前尚无确切的结论。多数学者认为与环境、遗传和发育等综合因素相关。胚胎时期外耳、中耳和内耳分别独立发生，其中之一发育畸形，其他部分不一定也畸形。由于外、中耳从胚胎发生上与内耳组织来源不同，故 80%～90% 的外、中耳畸形者（通常外耳与中耳畸形合并存在）内耳正常。

【临床表现与听力学特点】

先天性耳郭畸形形态多样、严重程度不一。常见的有副耳、招风耳、收缩耳、隐耳、Stahl 耳以及小耳畸形。小耳畸形常合并外耳道畸形及中耳畸形，也可能为某个综合征临床表现的一部分。小耳畸形临床上又常分为：①耳垂型；②小耳甲腔型；③甲腔型；④无耳型；⑤不典型小耳畸形。

与外耳道畸形合并存在的中耳畸形，主要依据外耳道畸形程度进行分类，尽管分类方法很多，包括 Altmann 分型、De La Cruz 分型及 Schuknecht 分类等，但总的来说分为外耳道狭窄畸形和外耳道骨性闭锁畸形。

1. 外耳道狭窄畸形　①患者外耳道直径小于 4mm，有些甚至小于 2mm；②这类畸形合并胆脂瘤的概率高，听骨链畸形严重，镫骨畸形和前庭窗缺如的比例很高；③面神经畸形发生率高，可表现为面神经鼓室段低位，锥曲段及乳突段前移等。

2. 外耳道骨性闭锁畸形　①因胚胎期颞骨鼓部发育受阻，未形成骨性外耳道，并发颅中窝低位，颞颌窝后位，遮挡鼓室腔，常伴有面神经走行异常，乳突气化不良或不含气等畸形；②其听小骨畸形多以锤砧骨融合，锤骨呈哑铃状，锤骨一端与闭锁板骨性融合为主；③镫骨固定畸形和前庭窗缺如的比例相对较低。

单纯耳郭畸形不影响听力，在临床上中耳畸形较为常见，既可与耳郭畸形、外耳道畸形合并存在，也可单独存在。外耳道及中耳的畸形程度不同，听力损失程度也可不同，但主要表现为传导性听力损失，少数为混合性或感音神经性听力损失。

【诊断、治疗与预后】

依据患者出生时耳郭形态和结构畸形的病史及查体结果，先天性耳郭畸形诊断即可成立。结合外耳道体格检查、颞骨高分辨率 CT 及听力学表现（传导性或以传导性为主的混合性听力损失），不难判断外耳道发育情况。合并耳郭畸形与外耳道畸形的中耳畸形者，诊断相对容易，但是听力学检查及颞骨高分辨率 CT 检查必不可少，一方面可明确诊断，另一方面可进行术前评估，确定治疗方案。中耳腔内的听小骨和前庭窗包括面神经的发育情况，有时很难从颞骨 CT 影像上清楚判断，需要行鼓室探查来明确。

单纯中耳畸形患者外耳道、鼓膜均正常，其诊断的主要依据如下。

（1）病史：患者自幼听力损失，无进行性加重。双侧畸形者病史比较明确，单侧畸形者常常在接听电话或用耳机时偶然发现，需要认真询问才能获得真实病史。新生儿听力筛查可尽早发现中耳畸形引起的听力损失。

（2）听力学检查结果（包括纯音听阈测试、气导和骨导 ABR 测试、声导抗测试等）：中耳畸形表现为典型的传导性听力损失，气 - 骨导差为 35～55dB。少数患者合并内耳畸形，可表现为混合性听力损失。鼓室图为 A 型，声反射不能引出。

（3）颞骨高分辨率 CT 检查：了解听骨链畸形的部位及程度，前庭窗和蜗窗是否正常。如 CT 可显示镫骨上结构畸形及缺损、砧骨长脚发育不全或缺如、砧镫关节缺如等。颞骨 CT 显示出中耳畸形的患者，其明确诊断比较容易，但颞骨 CT 未发现阳性结果者，并不能完全排除中耳畸形，因为颞骨 CT 不能显示单纯镫骨足板固定畸形，只能依据病史和听力学检查来诊断。

外中耳畸形颞骨 CT 阅片重点是：①外耳道畸形类型（狭窄或闭锁），如果是狭窄畸形，则进一步了解外耳道直径大小，外耳道内有无软组织阴影，外耳道骨壁是否完整；②观察中耳腔大小，其内是否有异常软组织阴影，听骨链畸形程度，面神经走形情况等。外耳道狭窄伴中耳畸形者的手术治疗以切除胆脂瘤、外耳道成形、预防并发症为主，根据中耳发育状况决定是否行听骨链重建术以改善听力。如果是外耳道闭锁畸形，则应该按照 Jahrsdoerfer 评分系统（仅适用于外耳道骨性闭锁）对患者的颞骨 CT 进行评估，总分为 10 分，评分越高，中耳发育越好，其中镫骨权重最大，得分为 2 分，其他各项为 1 分。

耳郭畸形的治疗以外科手术为主。对于轻度的耳郭畸形（形态畸形）可视其情况在新生儿及婴儿期利用矫形器矫正。耳郭畸形合并先天性外耳道狭窄因容易并发胆脂瘤，应尽早手术切除胆脂瘤、预防并发症。耳郭畸形合并先天性外耳道闭锁，Jahrsdoerfer 评分 8 分以上，可行外耳道成形术 + 鼓室成形术。先天性中耳畸形治疗的目的是改善患者听力,治疗方式包括常规听骨链重建术,骨锚式助听器、振动声桥、骨桥等人工听觉植入术,以及佩戴骨导助听器。对外耳道骨性闭锁合并中耳畸形,Jahrsdoerfer 评分为 6 分以下、不能通过外耳道成形加鼓室成形手术改善听力的患者,或者前庭窗闭锁伴面神经畸形等单纯中耳畸形的患者,可通过振动声桥植入术使患者听力改善,尤其是改善患者在噪声环境下的言语辨别率远期效果可靠。目前一般认为小耳畸形进行耳再造的最佳手术年龄为 8~12 岁。

【听力学干预原则】

1. 对于小耳畸形患者的外观和听力学解决方案的制订,目前整形外科和耳外科医师的共识为:患者的整体实用听力水平能够进行日常沟通和学习且不伴有外耳道狭窄、胆脂瘤存在及感染风险,首先考虑耳郭重建,避免影响耳郭周围软组织的血供,影响耳郭修复。

2. 对于双侧外耳道闭锁患者,应尽早进行听力学干预,以减少双耳听力损失对言语发育的影响,但对于一侧听力正常的外耳道闭锁患者是否应该进行干预,尤其是手术治疗,则一直存在争议。目前多认为单侧听力损失仍会影响部分言语发育,需早期进行听力干预和言语矫治。

3. 对于外耳道完全闭锁的耳畸形患者,目前共识为不建议行外耳道成形术,建议根据中耳情况采用人工听觉装置。出生 6 个月后可先佩戴软带骨桥或软带骨导助听器。

4. 对于外耳道狭窄的耳畸形患者,可行外耳道成形、中耳手术提高听力。

5. 对于不伴有外耳及耳道畸形的单纯性中耳畸形患者,可行鼓室探查手术重建听力。

6. 对于手术探查发现伴有前庭窗或蜗窗闭锁及面神经严重畸形的复杂中耳畸形患者、无法承受手术风险患者、双侧外耳道及中耳畸形患者、低龄患者,可根据情况采用振动声桥、骨桥植入等人工听觉技术辅助听觉康复。

二、内耳畸形

内耳畸形(inner ear malformation)一般指先天性内耳畸形,是胚胎发育期间由于基因突变、缺失或其他变异等遗传因素,或者母亲妊娠期间病毒、细菌、螺旋体等感染,或者药物、理化因素等非遗传因素导致的内耳发育停止或变异。纯音听阈测试提示患耳为不同程度的感音神经性听力损失。先天性内耳畸形是儿童感音性听力损失的常见病因。

【病因与发病机制】

耳蜗畸形多为药物、病毒感染、遗传等因素引起胚胎早期发育障碍所致。胚胎 3 周,耳基板发育障碍,可导致内耳完全不发育,形成 Michel 畸形。胚胎期第 4~5 周发育障碍可导致初级听泡或共同腔畸形,此阶段听泡已经形成,但仍未分化为耳蜗、前庭及半规管的原基器官。在胚胎期第 5 周,蜗管原基发育障碍可以导致耳蜗不发育。在胚胎第 6 周,蜗管发育障碍,常导致耳蜗发育不全,耳蜗可只有 1 圈或少于 1 圈。Mondini 畸形是由于胚胎期第 7 周发育障碍所致,表现为耳蜗基底转正常、顶转和第二转融合,并且骨螺旋板、鼓阶、前庭阶缺如,内淋巴管或内淋巴囊、前庭水管、半规管常伴随畸形。在胚胎期第5～8周，内耳发育障碍在前庭水管窄缩前出现，可导致前庭水管扩大。在胚胎期第8～12周，胚胎发育障碍常导致Corti器及神经节细胞发育畸形。

【临床表现与听力学特点】

内耳畸形的主要听力学表现为不同程度的感音神经性听力损失，多为重度或极重度感音神经性听力损失。

内耳畸形的分类尚未统一，目前广泛应用的是根据颞骨CT影像学评估的Sennaroglu分类法，主要评估内耳骨迷路。

1. 耳蜗畸形

（1）Michel畸形（Michel deformity）：耳蜗和前庭结构完全缺失。

（2）初级听泡（rudimentary otocyst）：听囊的不完全发育，没有内耳道与之相通。

（3）耳蜗未发育（cochlear aplasia）：耳蜗完全缺失，前庭结构可见。

（4）共同腔畸形（common cavity）：耳蜗与前庭融合呈一囊腔，内耳道开放至共同腔中央。

（5）耳蜗发育不全（cochlear hypoplasia，CH）：耳蜗大小比正常小，根据耳蜗发育大小、耳蜗转数及融合程度不同，主要分成四类。

1）CH-Ⅰ型：泡状耳蜗，与内耳道相通，蜗轴与蜗管内间隔不能分辨。

2）CH-Ⅱ型：囊性发育不全耳蜗，仅可见底转及蜗轴。

3）CH-Ⅲ型：耳蜗一转半，存在较短的蜗轴和蜗管内间隔。

4）CH-Ⅳ型：耳蜗底转与正常耳蜗底转大小相似，中顶转融合呈囊状，蜗轴发育不全。

（6）耳蜗不完全分隔（incomplete partition，IP）：根据蜗管内间隔和耳蜗蜗轴发育程度不同，主要分成三型。

1）IP-Ⅰ型：耳蜗呈囊状，缺乏蜗管内间隔及蜗轴，伴有囊状前庭。

2）IP-Ⅱ型（Mondini畸形）：底转正常，耳蜗中间周与顶周融合成一囊状顶，常伴有前庭水管扩大。

3）IP-Ⅲ型：X-连锁镫骨固定听力损失，耳蜗存在间隔但没有耳蜗蜗轴，内耳道底膨大与耳蜗底转相通。

（7）蜗神经孔狭窄或闭锁：蜗神经孔宽度小于1.8mm即为蜗神经孔狭窄，没有可见的蜗神经孔即为蜗神经孔闭锁。

2. 前庭畸形 其包括Michel畸形、共同腔畸形、前庭缺失、前庭发育不全、前庭扩大。

3. 半规管畸形 其包括半规管缺失、半规管发育不全、半规管扩大。

4. 内耳道畸形 其包括内耳道缺失、内耳道狭窄、内耳道扩大。其中内耳道宽度<3mm为内耳道狭窄；内耳道宽度>6mm为内耳道扩大。

5. 前庭水管、蜗水管畸形 其指前庭或蜗水管扩大。前庭水管扩大，表现为总脚与外口之间中点处宽度>1.5mm或外口宽度>2.0mm。

【诊断、治疗与预后】

1. 诊断 询问病史及家族史：①母体妊娠早期有无病毒感染、服用致畸药物、频繁接触放射线及电磁波等物理因素;②围产期胎位及分娩经过是否顺利;③发现听力损失的时间、其他疾病史及接受过何种治疗。

进行全身体格检查及听功能检查。

内耳畸形可发生在骨迷路和膜迷路的任何部分。目前的影像学方法不能显示膜迷路畸形,骨迷路畸形可被高分辨率 CT 及 MRI 诊断。CT 为内耳畸形检查的首选影像学方法。

对有家族史者,可行染色体及基因检查,以确定其遗传特征。

2. 治疗　根据听力损失的性质和程度,可分别采用下列方法。

(1)中、重度感音神经性听力损失,高频听力损失严重、低频听力有不同程度残存者,可验配合适的助听器,以补偿听力损失。

(2)重度及极重度感音神经性听力损失,听阈达 80~90dB HL 以上,用助听器无法补偿者,可进行鼓岬或蜗窗电刺激检查,了解耳蜗神经功能状况,部分病例可建议行人工耳蜗植入手术。

对于 Michel 畸形、初期听泡、耳蜗未发育,人工耳蜗植入是禁忌证,需行人工听觉脑干植入。

3. 预后　对于听阈在 40~80dB HL 的群体,助听器对听力提高一般有较好的作用,如听力出现进一步下降可考虑行人工耳蜗。

人工耳蜗植入的效果很大程度上依赖于螺旋神经节细胞和蜗神经的残存数目。对于耳蜗分隔不全、前庭发育不良及前庭水管扩大的患者效果多良好,共同腔畸形和内耳道狭窄(耳蜗神经发育不良)的患者植入效果差异较大。

【听力学干预原则】

确诊轻度到极重度听力损失者,应于出生后 6 个月内进行适当的干预,如验配助听器等。助听器干预效果不佳者,应当调整干预措施,如果具备人工耳蜗植入条件,可进行人工耳蜗植入。无法进行人工耳蜗植入的患儿,可考虑人工听觉脑干植入。听力损失儿童在 3 岁以内每 6 个月进行一次全面评估。

三、大前庭水管综合征

大前庭水管综合征(large vestibular aqueduct syndrome,LVAS)是一种以进行性波动性听力损失为主要表现、合并前庭水管扩大的内耳畸形,可同时伴有反复发作的耳鸣或眩晕等一系列临床综合征。通常表现为感音神经性听力损失,也有少部分患者表现为混合性听力损失。在儿童及青少年感音神经性听力损失中的发病率平均为 14.5%~21%。前庭水管扩大是最轻型的先天性内耳畸形,随着影像学、分子生物学的进步和耳聋基因筛查的开展,本病的检出率逐渐提高。

【病因与发病机制】

1. 遗传因素　近年学者在基因学的研究中认为 LVAS 是常染色体隐性遗传疾病,*SLC26A4* 基因突变是引起该病的根本原因,其中 *SCL26A4* 基因的 IVS7-2 A>G 突变在中国患者中最常见。

2. 胚胎发育影响因素　前庭水管在胚胎第 5 周达到最大径。若内耳发生在胚胎发育早期受到影响,前庭水管则可保持宽大的状态。因此影响胎儿内耳发育的母亲妊娠期危险因素可阻止前庭水管的发育。

对于 LVAS 的发病机制有众多学说，多数学者认为内淋巴囊的高渗液经扩大的前庭水管反流到蜗管的基底转和前庭，从而损伤感觉神经上皮细胞，引起感音神经性听力损失及眩晕。

【临床表现】

1. 先天性或进行性和波动性的听力下降，高频听力损失为主，混杂有低频传导性成分，即低频存在气 - 骨导差。

2. 突发听力下降是本病的临床表现之一，可从出生后至青春期这一年龄段内任何时期发病，发病突然或隐匿。

3. 双耳受累多见，听力损失表现为中度以上者严重影响言语发育。

4. 大龄儿童或成年人可主诉耳鸣症状。

5. 约 1/3 患者有前庭症状，可反复发作眩晕，也可伴有平衡障碍。

6. 部分患者有明确的发热或头部碰撞后诱发听力损失或听力损失加重的病史。

7. 影像学检查可显示前庭水管扩大。

【诊断】

1. 听力学检查 临床听力学检查可以明确提示患者的听力损失和听力学特征。

（1）纯音听阈测试或者行为测听检查：以高频感音神经性听力下降为主。70%～80% 患者在中耳功能正常的情况下存在异常低频气 - 骨导差，属于蜗性传导性听力损失，与内耳的第三窗有关。低频听力气 - 骨导差是大前庭水管综合征的重要听力学特征之一，对诊断有提示作用。

（2）声导抗测试：有助于判断中耳有无异常，大前庭水管综合征双耳鼓室图为 A 型曲线。

（3）听觉诱发电位测试：对不合作的婴幼儿可在服用镇静剂的情况下进行，ABR 测试时显示大部分患者存在异常的负波，称为声诱发短潜伏期负反应（acoustically evoked short latency negative response，ASNR）。

（4）前庭诱发肌源性电位：表现为高振幅，低阈值。

2. 影像学检查 影像学检查是目前大前庭水管综合征诊断的金标准。包括颞骨高分辨率 CT、内耳 MRI 扫描，以及内耳影像三维重建等。大前庭水管的 CT 特点为：外半规管平面可见岩骨后缘的前庭水管外口扩大，如一深大的三角形缺损区，内端与前庭或总脚"直接相通"，或是在半规管总脚至前庭水管外口总长度的 1/2 处，内径 > 1.5mm。MRI 内耳水成像可清晰显示扩大的内淋巴管和内淋巴囊。

3. 基因诊断 *SLC26A4* 基因存在致病性的纯合或复合杂合突变。个别患者可检出 *FOXI1* 和 *KCNJ10* 基因突变。

【治疗与听力学干预】

目前尚无有效治愈方法，但大前庭水管综合征的患儿出生后出现的波动性或进行性感音神经性听力损失，经及时药物治疗，听力可以得到改善甚至恢复到发病前水平，因此早期应积极药物治疗。

1. 药物治疗 听力急剧下降时可按照特发性突聋治疗原则，采用激素和改善内耳微循环代谢的药物治疗。

2. 听力学干预　对于应用药物治疗效果不佳者，可在系统治疗的基础上观察3 个月，如果听力无好转迹象即可验配助听器。如果助听器无助于听力的改善，则应建议进行人工耳蜗植入等。人工耳蜗植入对大前庭水管综合征导致的重度、极重度听力损失患者有较好帮助，术后效果比较理想。

【预后与预防】

1. 大前庭水管综合征的预后随着病情的发展，听力可逐步下降，甚至全聋，但也有部分患者可以一直保持较好的听力。

2. 确诊 LVAS 的患者应注意避免头部外伤，减少使内外淋巴压升高的运动（擤鼻、剧烈活动等）及情绪波动，预防上呼吸道感染，防止听力进一步恶化。感冒和外伤常是发病诱因，即使轻微的头部外伤也可引起突发的重度感音神经性听力损失和眩晕。

3. 孕产妇及育龄夫妇开展 *SLC26A4* 基因突变筛查，有助于预防大前庭水管综合征的发生。

第三节　中耳炎性疾病

一、急性中耳炎

儿童急性中耳炎（acute otitis media，AOM）多数是由病毒和 / 或细菌从儿童鼻咽部经咽鼓管进入中耳腔引起的鼓室黏膜急性炎症。流行病学研究显示 6 岁以下儿童中 60% 以上者会经历至少一次急性中耳炎。

【病因与发病机制】

急性上呼吸道感染和 / 或鼻咽部的急性感染是儿童急性中耳炎的诱因。80%以上的病例由病毒感染引起，最常见的致病病毒有鼻病毒、呼吸道合胞病毒、流感病毒和副流感病毒等。另外 20% 的病例是细菌继发感染，常见致病菌为肺炎双球菌、流感嗜血杆菌、卡他莫拉菌、葡萄球菌。除了反复发作的扁桃体炎、流感、麻疹、猩红热以及百日咳外，慢性腺样体肥大是引起急性中耳炎最常见的诱因。

【临床表现与听力学特点】

症状为突发的严重、搏动性耳痛。患儿面色潮红、哭闹，高烧可达 40℃。当病因不明时，可表现为烦躁不安或者伴发腹部疼痛。有前期上呼吸道感染史，有鼻堵、流涕、咽喉肿痛、咳嗽等症状。

婴幼儿免疫力低下者，急性中耳炎如不及时处理会产生严重的并发症，如乳突炎（乳突气房感染）、急性迷路炎（眩晕、听力下降）、面瘫、乙状窦栓塞以及硬脑膜下脓肿。当感染扩散到岩尖时会导致 Gradenigo 综合征——展神经麻痹、三叉神经痛。

226Hz 鼓室图为 B 型或 C 型曲线，1 000Hz 鼓室图无正峰。如果患者能够配合行为测听，则结果显示为传导性听力损失。

【诊断、治疗与预后】

体温升高，耳郭皮肤潮红，乳突表面皮肤红肿，有压痛，耳郭牵拉痛。口腔、鼻腔检查有感染征象,伴有脓性分泌物。耳镜检查见锤骨柄周围充血、鼓膜标志消失,充血肿胀,有时呈紫色。当鼓膜表皮剥落时,其表面会出现血性分泌物。当鼓膜穿孔时,起初耳溢液为血性黏液,后来变为黄色黏液。鼓膜穿孔较小时可呈现"灯塔征"。

【听力学干预原则】

密切监测听力变化,当急性中耳炎累及内耳,出现感音性听力损失,需要助听器干预。

二、分泌性中耳炎

儿童分泌性中耳炎(otitis media with effusion,OME)是以中耳积液及听力下降为主要特征的中耳非化脓性炎症。本病是引起儿童听力下降的常见原因之一。不同国家、不同年龄段儿童分泌性中耳炎的发病率存在差异。美国 2016 年分泌性中耳炎指南中指出大约 90% 的学龄前儿童都曾患过分泌性中耳炎,最常见于 6 月龄~4 岁儿童,绝大部分儿童分泌性中耳炎可自行消退。

【病因与发病机制】

1. 咽鼓管功能不良　常见原因有咽鼓管机械性阻塞、咽鼓管非机械性阻塞。前者为儿童分泌性中耳炎的主要病因,主要见于腺样体肥大;后者见于儿童腭帆张肌、腭帆提肌、咽鼓管咽肌等肌肉薄弱,咽鼓管软骨发育不成熟引起管壁塌陷。同时儿童咽鼓管和成人相比短而宽,方向更水平,其清洁功能和防御功能较成人弱。先天性腭裂的患儿因双侧腭帆张肌和腭帆提肌连续性中断,肌纤维数量减少,致咽鼓管开放不良。另外,研究表明咽鼓管黏膜表面张力对管道顺应性有很重要的作用,咽鼓管自身分泌的表面活性物质通过改变黏膜表面张力进而改善管道的顺应性,故咽鼓管表面活性物质在分泌性中耳炎发病机制中愈加受重视。

2. 感染　儿童分泌性中耳炎常发生在急性上呼吸道感染时,在一定比例的中耳积液中可检出病菌,常见致病菌有流感嗜血杆菌、肺炎链球菌、β 溶血性链球菌、金黄色葡萄球菌等。另外,病毒和支原体等感染因素也与儿童分泌性中耳炎相关。

3. 免疫反应　分泌性中耳炎患儿中合并呼吸道变应性疾病者较多,如变应性鼻炎、鼻息肉、支气管哮喘等,提示本病与 I 型变态反应有关。中耳黏膜作为上呼吸道黏膜系统的延续,也可发生免疫应答。

4. 其他病因　胃食管反流、新生儿中耳内羊水及间叶组织吸收不良也是其病因。

【临床表现与听力学特点】

1. 症状

(1)听力下降:幼儿可表现为对周围的声音不能做出相应的反应,言语发育迟缓;学龄前儿童常表现为对父母的呼唤不予理睬,家长常误认为其注意力不集中;学龄儿童则以学习成绩下降,看电视要求开大音量等为主要表现。也有一部分分泌性中耳炎患儿无明显听力下降的主诉,患儿家属也未觉察,于学校常规听力筛查或门诊常规检查中发现。

（2）耳痛：起病时可有耳痛，急性起病者常见。

（3）耳内闷塞感：耳内闷塞感为成人常见主诉之一，部分学龄儿童亦可表述耳内闷堵感，摁压耳屏可使症状得以减轻。部分儿童可描述打哈欠、吞咽时耳内出现"气过水声"。

2. 体征 鼓膜内陷，可见光锥缩短变形或消失，锤骨柄向后上移位，锤骨短突向外突起。鼓室积液时，鼓膜呈淡黄、橘红或琥珀色。若液体稀薄且未完全充满鼓室者，可透过鼓膜见到液平面，此液平弧形凹面向上，头部前俯、后仰时此平面与地面仍平行。有时也可于鼓膜上见到气泡影，积液稀薄者，嘱患儿做吞咽动作时可观察到气泡活动。

3. 听力学特点

（1）音叉试验：Rinne 试验阴性，Weber 试验偏向患侧，Schwabach 试验阳性。

（2）纯音听阈测试：表现为传导性听力损失，主要发生在 500Hz、1 000Hz、2 000Hz、4 000Hz 这 4 个频率，听力下降程度轻重不一，听力损失程度范围由轻度至中度（0～60dB HL），平均损失 25dB，少数患儿听力损失可较重。病程中听阈可因中耳内积液量变化而产生一定程度的波动。听力损失一般以低频为主，但由于中耳传音结构及两窗阻抗的变化，高频气导及骨导听力亦可下降。有观点认为积液越黏稠，听力传导时摩擦力越大，高频听力损失越明显。少数儿童可出现感音神经性听力损失，原因可能是由于病原体或毒素等经蜗窗进入内耳引起耳蜗毛细胞受损所致。若感音神经性听力损失与传导性听力损失同时存在，则可表现出混合性听力损失。根据 2021 年《儿童分泌性中耳炎诊断和治疗指南（2021）》，0～6 月龄婴幼儿采用听性脑干反应测试，6 月龄～2.5 岁幼儿可行视觉强化测听，2.5 岁～5 岁的儿童可行游戏测听。超过 5 岁的儿童可行纯音听阈测试。

（3）声导抗测试：其对本病的诊断有重要价值。B 型是分泌性中耳炎的典型鼓室压曲线；C 型提示咽鼓管功能不良，部分病例本型也可有积液，咽鼓管功能不良者峰压点多不超过 -200daPa，声反射可引出，有积液者峰压点超过 -200daPa，声反射消失。临床上声导抗结果须结合患儿症状体征综合判断。需要注意的是，对于 0～6 月龄的婴儿，因其外、中耳结构尚未发育完全，常用的 226Hz 探测音测得结果不能准确反映中耳实际情况，故需选择 1 000Hz 高频探测音进行声导抗测试。测试时还应根据患儿外耳道口的大小选择合适的耳塞，以得到准确的结果。分泌性中耳炎婴儿表现为峰值降低或正峰消失。1 岁以上儿童采用 226Hz 探测音，6 月龄～1 岁的婴幼儿可同时应用 226Hz 及 1 000Hz 探测音，两者中任何一种测试方法检测出异常曲线即认为具有临床意义。在分泌性中耳炎儿童中，镫骨肌反射阈值提高或引不出。

（4）耳声发射、听性脑干反应：分泌性中耳炎儿童的耳声发射引不出。对于婴幼儿，ABR 的气骨导反应阈差值能够明确存在传导性听力损失，并与声导抗结果结合进行诊断。

【诊断、治疗与预后】

1. 儿童分泌性中耳炎诊断依据病史、常规鼓膜检查和听力学检查。纯音听阈测试或 ABR 显示传导性听力损失，鼓室图显示 B 型或 C 型曲线，1kHz 探测音声导抗显示无正峰,提示中耳积液,结合病史,诊断分泌性中耳炎。

2. 治疗　应采取综合治疗,包括改善咽鼓管通气引流功能、清除中耳积液及病因治疗等。

(1) 非手术治疗

1) 药物治疗:常用药物有黏液促排剂、类固醇药物、黏膜减充血剂、抗生素、抗组胺药物、表面活性剂等。

2) 观察和等待:研究证实大多数分泌性中耳炎具有自限性,因而可以选择随诊等待。

(2) 手术治疗

1) 适应证:双侧分泌性中耳炎持续 3 个月以上,单侧达 6 个月以上;复发性急性中耳炎伴中耳积液;引起鼓膜或中耳结构性损伤者;已有言语发育延迟或有较高风险发生言语发育障碍。

2) 手术方式:鼓膜切开或置管、腺样体切除联合鼓膜切开或置管、鼓膜激光打孔等。

3. 预后　急性发作的分泌性中耳炎预后一般良好。部分慢性分泌性中耳炎可引起后遗症、如不张性中耳炎、粘连性中耳炎、胆固醇肉芽肿、鼓室硬化、后天原发性胆脂瘤等。

【听力学干预】

积极治疗中耳积液的同时密切监测听力变化,当出现听力损失超过 6 个月,治疗后听力改善不满意者,应当考虑配戴助听器。

第四节　听神经病

听神经病(auditory neuropathy,AN)是一种以内毛细胞突触、螺旋神经节细胞和 / 或听神经本身功能不良所致的听觉信息处理障碍性疾病。随着近年对听神经病认识的深入,其确诊率不断提高。听神经病发病率较高,占儿童永久性听力损失的 10%,在具有听力损失高危因素的人群中患病率为 0.2%～4%,在重度 / 极重度感音神经性听力损失人群中为 8%～40%。新生儿听神经病的患病率为 0.6～3/ 万。

【病因与发病机制】

早期研究多关注自身免疫性疾病、感染、中毒、营养代谢障碍等非遗传性因素,包括内耳自身免疫病、新生儿缺氧和机械通气、新生儿高胆红素血症等疾病对听神经功能的影响。近年来,随着分子遗传学、细胞生物学、分子生物学、生物信息学等学科的发展,对听神经病相关的遗传学研究逐渐深入,有助于听神经病的发病机制探讨。目前听神经病的分子致病机制分类方式主要有两种。一类根据病损部位分类:①累及内毛细胞本身的突触前病变的内毛细胞型;②累及内毛细胞带状突触的突触前病变的突触型;③累及无髓鞘听神经树突的突触后病变的树突型;④累及螺旋神经节细胞的突触后病变的节细胞型;⑤累及有髓鞘神经轴突的突触后听神经病变的轴突型或听神经型。一类根据临床表型分类,分为综合征型和非综合征型，与综合征型听神经病相关的基因有 *PMP22*、*MPZ*、*NF-L*、*NDRG1*、*GJB1*、*GJB3*、*OPA1*、*TMEM126A*、*FXN*、*WFS1*、*TIMM8A*、*FXN*、*MTND4*。目前认为遗传性听神经病多数为非综合征型遗传性听力损失，已知的非综合征型听神经病相关基因中，*OTOF*、*PJVK* 等基因突变表现为常染色体隐性遗传，*AUNA1* 基因突变（又名 *DIAPH3* 基因、*DRF3* 基因）为常染色体显性遗传，另外还有位于 X- 染色体的 *AUNX1* 基因（*AIFM1* 基因）和位于线粒体 DNA 上的 *12SrRNA* Tl095C 突变等。

除上述临床表型及分型外，临床上还存在一些特殊类型的听神经病，主要包括：温度敏感性听神经病、暂时性听神经病和单侧听神经病。这些患者除具有听神经病的表型外，还具有各自特殊的表型特征。温度敏感性听神经病是一种罕见的特殊类型听神经病，患者不仅符合听神经病的诊断标准，而且其言语识别能力、听力阈值甚至 ABR 的结果随体温变动或剧烈运动而出现相应的波动。暂时性听神经病是指某些初诊为听神经病的患者，随着生长发育其听功能可自行改善，甚至 ABR 结果也"恢复"正常。单侧听神经病可以表现为一侧耳符合听神经病诊断，而另一耳听力正常或表现为感音神经性听力损失。

【临床表现与听力学特点】

主要临床表现为以言语辨别能力下降为主的听力损失，而言语觉察阈和纯音听阈可以正常，也可以严重受损。听力损失可为轻度、中度到重度不等的感音神经性听力损失。

听力学特点：①ABR 波形严重异常或引不出，而耳声发射可引出或 CM 存在；②表现为言语识别率差，且与纯音听阈升高不成比例；③噪声环境下听觉能力更差，听觉处理障碍；④镫骨肌声反射消失或阈值升高。

【诊断、治疗与预后】

对于纯音听力不同程度下降，言语识别率极差，听性脑干反应缺失或波形严重异常，耳声发射和 / 或耳蜗微音电位正常，不伴有耳蜗结构异常患者，要考虑听神经病的可能。诊断听神经病最基本的测试组合应包括耳蜗毛细胞（感音）功能和听神经功能测试两大类。耳蜗毛细胞（感音）功能测试包括：①耳声发射，建议进行瞬态诱发性耳声发射或畸变产物耳声发射测试；②耳蜗微音电位（CM）测试，可采用高强度（80～85dB nHL）短声诱发 ABR 测试，插入式耳机给声，用疏波和密波短声分别进行测试。

听神经病诊断的通用标准为：①ABR 缺失或严重异常；②OAE 或 CM 可引出。同时满足上述两个条件是确诊听神经病的必要条件，也是听神经病区别于感音神经性聋的关键。

听神经病患儿综合性评估的项目包括：①儿科的生长发育评估和病史；②含耳蜗和听神经 CT、MRI 影像学评估；③基因学诊断；④眼科学评估；⑤神经科学评估周围神经和脑神经功能；⑥交流能力评估。

听神经病目前没有很好的治疗办法，突发性进行性听神经病可尝试采用改善微循环和糖皮质激素以及营养神经治疗，但循证医学证据不足。听神经病干预后效果个体差异较大，只有少数暂时性听神经病随着神经纤维髓鞘化完善得到改善，大多数预后表现为听觉言语理解能力的下降和丧失，以及听觉功能的丧失。

【听力学干预原则】

听神经病的表现多样，听力学干预要个性化。根据患儿的年龄和听力表现采用不同的干预方案，推荐在等待、观察和追踪监测的同时，使用无创的、视觉支持的言语训练（唇读和手语等），能够最大程度地避免儿童语言发育延迟，同时避免造成新伤害。在听力学干预之前，应尽可能通过基因诊断明确病因，从而制订进一步的干预方案。听神经病患儿听力学干预效果可有较大差异。

第五节　中枢听觉处理障碍

中枢听觉处理障碍也称为听觉处理障碍（auditory processing disorder，APD），是各种影响大脑处理听觉信息机能疾病的总称。英国将 APD 定义为：由神经功能受损引起，特征是对言语信号的识别（recognition）、辨别（discrimination）、分离（separation）、重组（grouping）、定位（localization）和排序（ordering）功能的下降，而不是注意力缺陷、语言或其他认知能力的下降。患者的外、中和内耳结构和功能正常。

成人和儿童均会发病，在儿童中的发病率为 2%～3%，男孩的发病率是女孩的两倍。

【病因及临床表现】

APD 的病因目前尚不明确，可能与以下几方面因素相关：①发育异常，听觉中枢发育延迟，脑发育过程分化障碍；②神经异常或疾病，如创伤、病毒感染、新生儿脑缺氧、缺血性脑卒中；③神经毒物，如高胆红素血症、有机溶剂毒性、高同型半胱氨酸血症；④其他，如唇裂畸形或腭裂畸形、遗传因素等。人类具有同时聆听和理解多个信息的能力，而这一能力会显著地受基因的影响。APD 可以与基因异常导致的疾病有关。同时发育异常也会导致 APD，而有些 APD 的病因不明。在癫痫患者，其生长发育会停滞，理解言语的能力也严重下降。这些患儿被认为听力下降，而实际他们的外周听力是正常的。其他的 APD 病因有神经髓鞘发育迟缓、听觉皮层异位细胞等。

APD 患儿会有言语理解、阅读、记忆以及聆听时保持注意力障碍，表现为判断声音方向、辨别言语信号、言语信号排序等障碍。由于对于信号之间的时间间隔感知能力下降，感知到的单词会短于实际信号，导致认为谈话内容不熟悉或说话者在说无意义单词。有些 APD 者会对言语理解困难，尽管意识到该单词而且该单词一再重复。根据病变程度的不同。有背景噪声存在时，比如收音机和电视的声音，APD 者无法理解言语，因为所说的单词或者畸变成为不认识的单词或者无关单词。APD 患儿几乎无法使用电话，一是因为电话信号质量差；二是有些 APD 者会自动建立视觉代偿，比如唇读、看肢体语言以及眼神交流，而这些线索在打电话时都无法利用。

【听力学检查及诊断】

通常认为 APD 的评估应该包括完整的病史、症状（噪声条件下的言语识别障碍、理解和接收听觉信号障碍、听觉注意障碍、学唱歌、阅读以及拼写困难应该注明）。获取这些信息的最好方法是通过问卷、行为检查列表。这些信息能够有助于发现患儿所面临的问题，为康复训练提供依据。这些问卷包括儿童听力表现问卷（Children Auditory Performance Scale，CAPS）、Fisher 听觉障碍（Fisher Auditory Problems）、教育危险因素筛查（Screening Identification for Targeting Educational Risks，SIFTER），这些工具不仅有不同年级和不同年龄的正常值，而且也能够用以发现患儿在何种情况下听觉困难最显著。

同时，临床上对于 APD 的评估首先从外周听觉功能开始，包括行为听力阈值、安静条件下的言语识别、耳声发射、声导抗、声反射阈、ABR、中/长潜伏期听觉反应、ASSR、频率跟随反应等。主要是为了排除中耳疾病、内耳疾病，以便了解外周听觉通路的完整性以及排除听神经病。

进一步的评估包括言语信号和非言语信号的感知。言语测试里，通过双耳或单耳给声，以滤波、改变时间参数，或者加入噪声或竞争信号等方式来减弱言语信号。基本的辨别测试，如频率差异、时间差异也应该包括在 APD 的评估中。

模式识别测试也应该包括在 APD 的诊断检查之列。现有的是音调模式顺序试验（pitch pattern sequencing test）和持续时间模式顺序测试（duration pattern sequencing test）。

【康复】

儿童中枢听觉处理障碍不是一种特殊的疾病，更准确地说这个概念描述了所有听力障碍者的经历，只是其病因不是听力下降引起而已。APD 的康复包括几个方面：提高信号质量，听觉训练、教会患儿判断何时会面临困难，以及提高语言言语处理能力所需的策略和方法，以便改善交流能力。任何一个康复计划，都应该先进行全面的评估，找到患儿的优势和劣势，然后制订出个性化的方案。

第六节　其他听力损失相关疾病

一、病毒相关的听力损失

病毒感染可直接或间接引起内耳损害，导致双耳或单耳、程度不同的感音神经性听力损失和/或前庭功能障碍，是导致儿童听力损失的主要原因之一。据统计，在先天性听力损失中，至少有 10% 是由宫内病毒感染引起的。其中，巨细胞病毒（cytomegalovirus，CMV）感染已经是公认的儿童胚胎期最常见的非遗传性感音神经性听力损失的病因。许多由病毒引起的急慢性传染性疾病，如麻疹、风疹、流行性腮腺炎等，也是引起儿童后天性听力损失的重要原因之一，部分甚至发展成聋哑。在麻疹 - 腮腺炎 - 风疹三联疫苗被广泛接种前，由麻疹所致儿童双侧听力损失的发生率为 3%～10%，腮腺炎导致听力损失的发病率为 5/10 万。目前以病毒、细菌感染为主的感染性听力损失在我国仍占有相当重要的地位，仍是防聋治聋工作中的一项重要课题。

巨细胞病毒（CMV）是常见的先天性感染病原体，是所有年龄段人群感染的常见病毒。每 200 名婴儿中大约有 1 名出生时伴有先天性巨细胞病毒感染。我国新生儿中巨细胞病毒和弓形虫的感染率为 1%～2%。在美国，近三分之一的儿童到 5 岁时已经感染了 CMV，但通常没有症状。感染后，CMV 可以存在于儿童的体液中几个月。到 40 岁时，超过一半的成年人感染了 CMV。一旦 CMV 进入人体，它会在体内永久存在并可以重新激活。一个人可再次感染不同的病毒株（品种），健康人的免疫系统通常可以阻止病毒引起疾病，大多数感染 CMV 的人没有症状。

【病因与发病机制】

许多病毒都是先天性或后天性感染性听力损失的病原体。目前学者们已经从患者的内淋巴中分离出了巨细胞病毒、腮腺炎病毒。通过实验已证实，风疹、腮腺炎、麻疹、流感、副流感、水痘、带状疱疹以及 EB 病毒、柯萨奇病毒、腺病毒、疱疹病毒等均可引起病毒性迷路炎。目前，病毒感染引起听力损失的发病机制尚不清楚。一般认为，病毒可通过以下四种途径侵入并感染内耳导致听力损失。

1. 病毒循血流侵入血管纹，再由此侵入整个内淋巴系统，外淋巴系统可不受损害，如麻疹病毒、腮腺炎病毒。

2. 颅内病毒感染后，病毒循脑膜经内耳门侵犯听神经及内耳。

3. 颅内病毒感染从脑脊液循蜗水管开口侵入外淋巴系统，内淋巴系统的损害较轻。

4. 病毒还可能先感染中耳或其邻近组织，再从蜗窗及前庭窗侵入内耳。

动物实验还发现，不同的病毒对内耳组织具有选择性，如在新生仓鼠，腮腺炎病毒主要损害内淋巴系统的组织结构，流感病毒主要破坏外淋巴系统的间质细胞，而单纯疱疹病毒则以感觉细胞受损为主，而巨细胞病毒进入内耳直接作用于毛细胞，可以引起急性和延迟性毛细胞损伤，并通过引起内耳炎症反应和螺旋神经神经元减少导致听力损失。此外，病毒感染还可引起前庭蜗神经炎，乃至听觉中枢的病损，也是造成感音神经性听力损失的原因之一。

【临床表现与听力学特点】

病毒感染所致先天性听力损失的患儿多在出生前就已发生耳蜗病变，出生后病变也可进一步发展，出现渐进性听力损失，甚至全聋。病毒感染所致后天获得性听力损失多发生在幼儿时期，患儿多先有全身或局部的病毒感染的临床症状，继而发生听力下降，伴或不伴眩晕、平衡障碍等前庭功能损害的症状。由于病毒自身的特性、个体差异以及健康情况等的不同，病毒感染所造成的听力损失特点也不一致。如麻疹引起的听力损失常为双侧性，但亦可单耳受累。听力损失可在出疹期突然发生，程度轻重不等，可伴耳鸣。该病的典型听力曲线为双侧不对称性感音神经性听力损失，以高频听力下降为主，属永久性。腮腺炎引起的听力损失则以单侧居多，少数累及双耳，听力损失的程度多为重度、极重度，高频区听力下降明显，亦可全聋。听力损失大多为不可逆性。

巨细胞病毒所致感音神经性听力损失是儿童非遗传性感音神经性听力损失的最主要原因，且呈进行性损害。先天性巨细胞病毒感染后有 22%～65% 的有症状儿童和 6%～23% 的无症状儿童会出现听力下降。大多数患有先天性巨细胞病毒感染的婴儿不出现其他健康问题。约有 10% 的先天性巨细胞病毒感染的婴儿在出生时有以下临床表现：①皮疹；②黄疸；③小头畸形；④宫内发育迟缓，低体重；⑤肝脾大；⑥癫痫发作；⑦视网膜炎，眼视网膜受损。一些在出生时有先天性巨细胞病毒感染迹象的婴儿可伴有听力损失、发育和运动延迟、视力下降、小头畸形（小头）、癫痫发作等长期健康问题。一些先天性巨细胞病毒感染的婴儿有健康问题，有的在出生时就很明显，有的在儿童期（尤其婴儿期）后才进展。

【诊断、预防与治疗】

1. 诊断

（1）询问病史：注意是否在传染病流行季节及地区，有无接触史及发病史，如为幼儿要询问母亲妊娠期内有无病毒感染病史或有无本病直接接触史。

（2）全身检查：持续性黄疸、肝功能异常、肝脾肿大等。

（3）耳部检查：如无其他并发症，耳部结构标志多正常。

（4）听力学检查：多为双侧中度或重度听力损失，也可为全聋，腮腺炎病毒感染者多为单耳重度听力损失或全聋。

（5）病毒血清学检查：可通过血清学和病毒分离进行判断病毒种类。婴儿出生后两到三周，测试新生儿唾液、尿液（首选标本）或血液。抗 CMV-IgM 阳性，或者血和/或尿中检测到 CMV-DNA，确诊存在先天性巨细胞病毒感染。血清学抗体检测不适合用于先天性 CMV 感染的诊断，CMV-IgG 阳性只能提示母亲存在既往 CMV 感染，而 CMV-IgM 的敏感性并不理想，仅在 70% 左右。由于 CMV 感染的潜伏期通常为 3～8 周，在出生 3 周以后，即使病毒学检测阳性，不能除外经产道分娩、哺乳或使用血制品造成的围生期 CMV 感染。出生 14 天内证实有 CMV 感染，为宫内感染所致，是先天性感染。CMV 感染母亲的子女，在出生 14 天内没有发现 CMV 感染，而于生后第 3～12 周内证实感染者，主要经产道或母乳途径获得感染，是围生期感染。在出生 12 周后证实有感染（出生 12 周内无 CMV 感染证据），可以是原发感染，也可以为再发感染，是获得性感染。

（6）前庭功能检查。

（7）影像学检查：需要了解有无内耳畸形。

2. 预防与治疗　对于麻疹、风疹、流行性腮腺炎等急性传染性疾病，预防的重点在于疫苗接种，预防疾病的发生和传播。发生病毒感染后要及时隔离，妊娠期间要注意卫生保健，预防病毒感染。孕妇和幼儿接触过感染病毒的患者后，应采取预防措施，可服抗病毒药物。目前对于病毒感染引起的听力损失，国内、外尚无有效的治疗手段，对于发病时间较短的病毒性听力损失，可给予抗病毒药物、改善内耳微循环和营养神经药物及激素等，抗病毒药物（主要是更昔洛韦）可改善听力和发育结果，抗病毒治疗可减低血中和迷路中病毒含量，婴儿接受抗病毒药物治疗的同时也可能会产生副作用。更昔洛韦剂量为每天每公斤体重 5～6mg，每 12h 静脉滴注一次，疗程为 6 周。

【听力学干预原则】

患儿出生后进行听力筛查及长期听力评估很重要，家长及医务人员应注意患儿听力变化，及时发现听力损失患儿，避免加重听力损失的不良因素，同时注意保护残存听力,可根据病情,选择适当时机验配助听器或行人工耳蜗植入术,并及早进行听力及言语康复。

二、细菌感染相关的迷路炎

细菌性迷路炎(bacterial labyrinthitis)多由中耳炎症或脑膜炎扩散到耳蜗和前庭器所导致。急性中耳炎或脑膜炎并发的迷路炎有两种基本类型:浆液性迷路炎和化脓性迷路炎。前者是由于细菌毒素或炎症介质引起,迷路内并没有出现细菌病原体的侵袭;而化脓性迷路炎则是内耳出现了暴发性细菌感染。迷路炎作为中耳炎或脑膜炎的一种并发症,其发病率还不清楚,但由于抗生素的普遍使用而比较少见。

【病因与发病机制】

中耳炎时,中耳的炎性产物、细菌毒素经蜗窗或前庭窗渗入耳蜗的基底回,引起迷路炎。侵入途径也可是中耳、内耳间的先天性缺损或后天(外伤、手术等)缺损。脑膜炎时细菌经内耳道或蜗水管侵入内耳引发细菌性迷路炎。脑膜炎引起的弥漫性浆液性或化脓性迷路炎是导致耳蜗纤维化、骨化的一个重要原因。

【临床表现与听力学特点】

浆液性迷路炎多表现为伴随急性中耳炎的突发性听力下降和眩晕。患儿的眩晕症状不明显,特别是幼儿。大龄儿童会描述有旋转的感觉,而低龄幼儿不能准确用语言表达眩晕症状,但可表现为平衡障碍,容易摔跤、绊倒。眩晕症状可轻微、短暂,但有复发趋势。听力损失通常是混合性的。

化脓性迷路炎会出现突然发作的眩晕、平衡失调、耳深部的疼痛、恶心、呕吐和感音神经性听力损失,听力损失大多较严重。同时可观察到自发性眼震,最初眼震快相朝向患侧,当前庭功能完全丧失时,眼震快相朝向健侧。

【诊断、治疗与预后】

在急性中耳炎发作期间,出现上述典型的临床表现时要考虑迷路炎的可能,MRI 可以显示内耳迷路信号的异常,对迷路炎的诊断有一定帮助。确诊后须行鼓膜穿刺或鼓膜切开术,通畅引流;或放置鼓膜通气管,以延长引流和中耳通气时间。同时给予足量、有效抗生素。中耳炎积液消退后,迷路炎的症状和体征应很快消失,但感音神经性听力损失有可能持续存在。

若考虑存在内耳和中耳的先天性或后天性缺损,CT 检查有助于发现此类病变,待中耳炎症消退后尽早行中耳探查术。如果发现外淋巴漏,应用颞肌筋膜修复。化脓性迷路炎发作后,常有面瘫,可发展为脑膜炎、颅内脓肿,其导致的听力损失通常较重,预后很差,除上述治疗措施外,需及时行乳突根治术或进一步处理颅内病变。迷路炎患者在全面临床评估的基础上,可考虑应用糖皮质激素减轻炎症,以促进听力恢复,防止迷路骨化。

对任何有感音神经性听力损失(伴或不伴眩晕)及复发性中耳炎的儿童,应认真评估其存在迷路炎的可能性,而迷路炎可以继发于外淋巴漏。并且,迷路炎和外淋巴漏同时存在比较常见。因此,及时发现并处理外淋巴漏可避免迷路炎反复发作,从而避免不可逆的听力损失。

【听力学干预原则】

迷路炎导致的听力损失多为永久性,需要配戴助听器或者选择人工耳蜗植入改善听力。由于迷路炎常继发耳蜗纤维化、骨化,因此需要对迷路炎儿童密切跟踪随访,一旦发现听力持续下降,应积极药物治疗。当听力损失达到重度或极重度时,应 3 个月内及时进行人工耳蜗植入,以避免由于耳蜗纤维化骨化造成手术电极植入困难。双耳耳蜗骨化明显、电极植入困难者,可行人工脑干植入。

三、伪聋

尽管伪聋(non-organic hearing loss,NOHL)的儿童患病率低,但是在临床并不少见。而且研究表明,临床上所见的装聋或夸大性聋的儿童,都是心理疾病的高危人群。听力师不仅能够确定听力损失是否存在,而且在发现儿童心理疾病的过程中也能够起到重要作用。

关于儿童伪聋的发生率各家机构报道不一。有研究报道在所有接受听力检查的儿童中占比不到 1%;在未通过听力筛查的儿童中占 2.5%;在听力筛查中占比 1%～1.7%。世界各国的男女发病比例、发病年龄、听力损失的程度以及类型非常相似。一般女孩多于男孩,比例为 2∶1。年龄为 7～16 岁,平均 11 岁。听力损失的范围很广,从 35～80dB HL 不等,平均为 40～60dB HL。听力损失的类型为感音神经性听力损失,听力曲线为平坦型,而且 90% 者为双侧。

【病因与发病机制】

儿童伪聋最常见的原因是学习成绩不佳、有耳科疾病史,且为了获得关注,此外还有心理疾病。

【临床表现与听力学特点】

对于就诊原因涉及经济赔偿者,应该警惕伪聋的可能。对于病史中有学习成绩问题、在就诊时行为异常者(如过分计较、愠怒或好争辩)应予以注意。

1. 纯音听阈测试 该反应的可靠性差,通常测试间误差在 10dB 以上。测试过程中反应的假阴性多而假阳性少。在单侧听力损失病例,如果好耳未掩蔽情况下,压耳式耳机在 70dB HL,插入式耳机在 85dB HL 仍未有交叉听力者被高度怀疑有伪聋的可能。

如果纯音听阈测试的 500Hz、1 000Hz 和 2 000Hz 三个频率平均听阈与言语识别阈的差别小于 10dB,则极有可能提示伪聋。在言语识别阈测试中,以下征象均为伪聋指征:①复述内容仅为测试项的一半,如测试项为"耳朵"者,仅复述为"耳",出现这一现象者几乎 100% 为伪聋;②不断抱怨"你的声音太小啦,我听不见"而经常在言语识别阈或以下出现反应;③手捂耳机;④声称听不见测试信号;⑤复述内容错误,但与测试项之间有某种关联,如"货车"错为"铁路","挖"误为"坑";⑥错误看上去是故意的;⑦复述语气为升调,像疑问或不确定;⑧夸张地显示费力。

2. Stenger 试验 Stenger 试验是一种用于检测单耳伪聋的行为听力测试方法,其试验的原理是当受试者双耳同时引入同一频率不同强度的声音时,其只能感受到强度大的一侧有声。对于单侧或不对称听力的伪聋,Stenger 试验是最行之有效的方法。适用于声称听阈与对侧耳听阈至少相差 25dB 者,而当两耳听阈相差 35dB 时更加可靠。Stenger 试验不仅能够判断是否有伪聋,而且能够得到伪聋耳的真实阈值。

3. 耳声发射(OAE)　一般认为 OAE 引出,则听力损失最多不超过 40dB HL,而如果 OAE 未引出,则听力损失大于 40dB HL(前提是声导抗结果正常)。由此可以采用 OAE 验证听阈的可靠性,但 OAE 测试不能得到听阈。

4. 声反射　如果听阈是 70dB HL,声反射未引出(前提是声导抗结果正常),则听阈结果可靠性尚可。而如果声反射阈仅仅比听阈高 10dB 或者声反射阈低于听阈,则听阈结果必定不准确。

5. 听性脑干反应测试　其能够在很大程度上帮助判断真实听阈,详见相关章节。

【治疗与听力学干预原则】

如果发现了伪聋儿童,应该与家长单独谈话,告知家长测试结果,询问患儿的心理和情绪情况,如有需要则转诊心理科医师。嘱咐家长既不要惩罚患儿,也不要过度关注听力,以免产生暗示效应。对于患儿,应该积极暗示其听力会好转。助听器等听力干预措施无助于伪聋。

四、迟发性听力损失

儿童迟发性听力损失(child later-onset hearing loss)是指儿童出生时听力正常,由于遗传、新发基因突变或胚胎发育等原因导致在出生后的生命过程中发生的听力损失。国外流行病学研究显示儿童迟发性听力损失约占儿童听力损失的 10%。儿童迟发性听力损失发病率高,发作隐蔽,难以被现有的新生儿听力筛查方法所识别,发现不及时可导致言语、语言等一系列认知发育性障碍。

【病因与发病机制】

遗传因素是儿童迟发性听力损失的主要病因,其次是胚胎发育因素。新生儿新发基因突变也可能是迟发性听力损失的一个因素。另外,病毒、细菌或其他病原微生物也可能导致迟发性听力损失。听力损失可由于原发性变性、继发性变性、组织发生改变或对外来刺激反应不当导致。迟发性遗传性听力损失是遗传性听力损失的特殊类型,其发病机制比较复杂。基因突变影响胚胎期的内耳耳蜗发育异常,但不足以引发听力损失,至出生后环境因素影响,导致听力损失,如大前庭水管综合征;或者,基因突变没有影响外中耳以及内耳耳蜗或耳蜗神经等听觉通路发育,但出生后与环境因素共同作用导致听力损失,如药物易感基因携带者应用氨基糖苷类药物导致听力损失;或者,新生儿听觉通路发育无异常,但随着时间的推移,突变基因表达的蛋白功能下降或出现异常情况,导致听力损失,如 *GJB2* 基因 p.V37I 变异导致的听力损失、*COL4A5* 基因突变导致的 Alport 综合征(伴有迟发听力损失)。

【临床表现与听力学特点】

迟发性听力损失表现为出生时听力正常,而后进行性听力损失,多表现为双侧对称感音神经性听力损失。部分可表现为与环境共同作用后突发听力损失。少数可表现为听神经病,如青少年型听神经病。迟发性遗传性听力损失既可表现为非综合征型遗传性听力损失，也可表现为综合征型遗传性听力损失，如 Alport 综合征、线粒体脑病耳聋综合征等。迟发性遗传性听力损失既可以是显性遗传，也可以是隐性遗传或母系遗传。听力曲线可表现为先开始出现低频听力损失，后扩展为全频听力损失，如青少年型听神经病等；也可表现为先中频听力损失，后扩展到全频听力损失，如 Alport 综合征等。由于迟发性进行性听力损失隐蔽，难以被及时发现，也难以被现有的新生儿听力筛查方法所识别，可导致言语、语言等一系列认知发育性障碍或由于听力损失注意力不集中，影响学业。

【诊断、治疗与预后】

迟发性听力损失关键在于是否及时被发现，诊断不难。按照听力损失儿童听力诊断指南流程进行迟发性听力损失的诊断。除少数突发的迟发性听力损失可以应用激素、改善微循环等药物治疗有助于提高听力外，绝大多数迟发性听力损失目前还没有有效的药物治疗控制稳定或改善听力。随着时间的推移，绝大多数迟发性听力损失可以发展为极重度听力损失。

【听力学干预原则】

助听器和人工耳蜗仍然是迟发性听力损失的重要听力干预手段。但是，由于迟发性听力损失可能存在听力持续损失或波动，因此对此类患者，必须进行听力学跟踪随访，及时调整干预措施，实现有效干预。

五、单侧聋

在 2015 年欧盟统一认可的人工耳蜗植入适应证中，单侧聋的定义是，一侧为重度以上感音神经性听力损失（在 500Hz、1 000Hz、2 000Hz 和 4 000Hz 平均纯音听阈≥70dB HL），而对侧保持听力正常或轻度听力损失（≤30dB HL）。根据美国听力学会 2015 年发表的《重度到极重度成人单侧感音神经性听力损失临床实践指南》中关于单侧聋的定义，推荐儿童单侧聋的定义为健耳的纯音听阈在 250～3 000Hz 均不高于 30dB HL，而差耳为超过 70dB HL 的感音神经性听力损失。2015 年美国听力学会发表的《重度到极重度成人单侧感音神经性听力损失临床实践指南》中，推荐儿童单侧聋的定义为健耳的纯音听阈在 250～3 000Hz 均不高于 30dB HL，而差耳为超过 70dB HL 的感音神经性听力损失。内耳、听神经等部位中的一个或多个部位受累，因发病部位的不同，其患病率也不同。单侧聋除了给儿童带来声音定位困难和噪声中言语识别能力降低的问题外，还会造成学龄期儿童学习能力以及社会交往能力下降。

【病因与发病机制】

儿童单侧聋的病因多为内耳或耳蜗神经发育异常，如耳蜗畸形、耳蜗神经发育不良、半规管畸形、前庭导水管扩大等，也有耳蜗结构正常、功能异常或蜗神经发育异常伴有内耳畸形者。儿童内耳畸形和 / 或蜗神经发育异常约占儿童单侧聋的 2/3。此外还有病毒感染者，如腮腺炎病毒等。

【临床表现】

单侧聋可以表现为单纯感音性听力损失和 / 或听神经病，可影响儿童声源定位、噪声下言语识别能力。

【诊断、治疗与预后】

单侧聋的诊断主要依据听力学检查,高分辨 CT 能够发现耳蜗发育畸形,而内耳斜矢状位 MRI 能够显示内耳道的横断面,可以发现耳蜗神经发育异常。听力学干预是单侧聋的主要治疗手段。

【听力学干预原则】

儿童单侧听力损失在婴幼儿时期,对于言语发育影响较小,但到了学龄期会对其学习和交流能力会产生不良影响,因此应当尽早进行听力干预。儿童单侧轻中度以及部分重度听力损失可选择助听器改善听力。儿童单侧聋听力干预目前没有统一的处理方法,应该针对患儿的具体情况制订个性化的干预策略。根据耳蜗和蜗神经的发育情况,目前公认的干预措施包括各种骨传导助听器、信号对传式助听器或人工耳蜗植入。人工耳蜗植入对于神经性听力损失的效果不肯定,但对于感音性听力损失儿童早期植入对提高声音定位和噪声中言语识别能力有一定效果。

(刘玉和　莫玲燕)

扫一扫,测一测

第五章 新生儿及儿童听力筛查

本章目标

---

1. 熟练掌握新生儿听力筛查的概念和基本原则。熟练掌握新生儿听力筛查的流程和技术方法。

2. 掌握新生儿听力与基因联合筛查的意义与结果解读。掌握儿童听力筛查的流程和技术方法。

3. 了解新生儿及儿童听力筛查的质量控制及管理。

先天性听力损失是常见的出生缺陷。国内外研究表明,正常出生的新生儿中听力损失发病率为 1‰~3‰。新生儿听力筛查是早期发现听力损失最有效的方法。

广义的新生儿听力筛查,是指通过某种客观、简单和快速的检测方法,将可能有听力损失的新生儿筛查出来,并进一步进行确诊、随访和干预。狭义的新生儿听力筛查,是指运用某种客观、简单和快速的检测方法,对新生儿进行听力检测。可见,广义的概念包括筛查 - 诊断和干预的三个环节,而狭义的概念单指筛查一个环节。新生儿听力筛查这一概念,首先由美国的 Downs 和 Sterrit 于 1964 年提出,早期主要采用听觉行为反应观察法进行听力筛查。20 世纪 70 年代,Galambos 等提出使用听性脑干反应(auditory brainstem response,ABR)进行听力筛查,主要针对有高危因素的新生儿及婴幼儿进行。但后来发现,上述筛查会导致半数以上的听力损失婴幼儿被漏筛。20 世纪 80 年代中期以后,由于耳声发射(otoacoustic emission,OAE)技术在临床上的应用,大群体的新生儿听力筛查工作也得以逐步开展。1993 年,美国国立卫生研究院(National Institutes of Health,NIH)发表《婴幼儿和儿童听力减退的早期确认》,提倡用普遍新生儿听力筛查(universal newborn hearing screening,UNHS)取代高危因素筛查。此后,UNHS 在发达国家得到迅速推广。

我国 UNHS 工作开始于 1996 年,在政府相关部门的组织和支持,以及多学科的密切合作下,取得了迅速的发展。1999 年,中国残联、卫生部等 10 个部委联合下发《关于确定爱耳日的通知》,将新生儿听力筛查纳入妇幼保健的常规项目。2009 年,卫生部发布了《新生儿疾病筛查管理办法》,规定了在新生儿期对包括听力损失在内的三种疾病的专项检查。2004 年,卫生部出台了《新生儿听力筛查技术规范》,2010 年修订为《新生儿听力筛查技术规范(2010 版)》,新生儿听力筛查工作开始在我国各省、自治区、直辖市全面开展。目前,我国新生儿听力筛查工作发展迅速,部分地区已建立成熟的新生儿听力筛查网络及完善的筛查流程。政府发布的相关数据显示,我国新生儿听力筛查率已由 2011 年的不足 40% 上升至2017 年的 88.6%。近年来,作为新生儿听力筛查的延伸和补充,新生儿耳聋基因筛查和儿童听力筛查逐步受到关注。

　　本章重点介绍新生儿听力筛查、新生儿耳聋基因筛查及儿童听力筛查的相关内容。

第一节　新生儿听力筛查的目的与原则

一、新生儿听力筛查的目的

　　先天性听力损失是最常见的出生缺陷之一,不仅可造成言语发育迟缓甚至导致聋哑,还会造成情感、心理和社会交往等能力的发育迟缓,给家庭和社会造成沉重负担。研究发现,听力损失儿童的言语发育水平和听力损失发现的早晚呈正相关,不管听力损失的程度如何,只要在 6 月龄内被发现,且患儿的认知能力正常,经过有效的干预和康复后,患儿的语言能力基本上能达到正常水平。可见,听力损失的早期发现,在预防言语发育障碍中起到举足轻重的作用。而新生儿听力筛查是早期发现听力损失最有效的方法。

　　疾病筛查是指通过快速的检验、检查或其他措施,将表面上健康但可能有病的人,同那些可能无病的人区分出来。筛查不是诊断,仅是一种初步检查,对筛查未通过者,必须进一步转诊进行确诊,以采取必要的治疗措施。一种疾病是否值得进行大群体筛查,取决于其发病率、危害程度、筛查和诊断技术,以及干预能力。

　　先天性听力损失具有如下特征。

　　1. 高发病率　　新生儿先天性听力损失的发病率为 1‰~3‰,而新生儿重症监护病房(neonatal intensive care unit,NICU)住院治疗的新生儿,听力损失的发病率可高达 2%~4%。

　　2. 高危害性　　正常的听力是语言学习的前提,是语言能力发展的重要因素。先天性听力损失儿童由于缺乏言语刺激的环境,不能在言语发育最关键的 2~3 岁内建立听觉言语学习环境,轻者导致言语障碍、社会适应能力低下等心理行为问题,重者可导致聋哑,给家庭和社会带来巨大负担。

　　3. 听力筛查技术的有效性　　目前用于新生儿听力筛查的耳声发射和自动听性脑干反应(automated auditory brainstem response,AABR)技术均有很高的灵敏度和特异度,且无创、操作简便、易于推广,对早期发现先天性听力损失有效。

　　4. 高度可干预性　　早期发现的听力损失患儿,可以通过选配助听器或人工耳蜗植入等人工听觉技术,重建听觉言语刺激环境,继而进行言语康复训练,最终做到聋而不哑。

　　可见,先天性听力损失符合疾病筛查的所有条件。

我国新生儿听力筛查采用的策略是普遍新生儿听力筛查，是指使用生理学方法对所有活产出生的新生儿进行听力筛查。新生儿听力筛查的目的，是早期发现先天性听力损失，尽早明确诊断和实施早期干预，使其言语发育不受或少受影响，最大限度地提高听力损失患儿的语言、认知和交往能力，实现聋而不哑，最终回归主流社会。

二、新生儿听力筛查的原则

根据美国婴幼儿听力联合委员会（Joint Committee on Infant Hearing，JCIH）2007 年形势报告，新生儿听力筛查遵循"1-3-6"原则，即所有新生儿都应在 1 月龄内接受听力筛查；所有听力筛查未通过者，应在 3 月龄内接受听力诊断和医学评估；确诊为永久性听力损失者，应在 6 月龄内接受干预。

根据《新生儿听力筛查技术规范（2010 版）》的规定，我国目前推荐使用如下原则。

1. 所有新生儿都应接受使用生理学方法进行的听力筛查。在医院出生的普通产房新生儿应在出生后住院期间进行听力筛查；进入 NICU 的新生儿，应在病情稳定后出院前完成听力筛查；在其他场所出生（包括家庭出生）的新生儿，要在生后 1 个月内由相关听力筛查中心进行筛查。

2. 所有未通过听力筛查的婴儿，都应在 3 月龄内接受相应的听力学和医学评估，以确定是否存在听力损失。

3. 确诊为永久性听力损失的婴儿，应在 6 月龄内接受干预。

4. 具有听力损失高危因素者，即使通过听力筛查，仍然需要长期连续的随访。

5. 对可疑有迟发性、进行性、波动性听力损失，以及神经听觉传导障碍和 / 或脑干听觉通路功能异常者，也需要进行长期连续的随访。

第二节 新生儿听力筛查技术

新生儿听力筛查技术要求具有快速、敏感、无创、操作简便、稳定等特点，目前最常用的是筛查型 OAE 和 AABR。

一、耳声发射

1. 技术简述 耳声发射是一种产生于耳蜗，经听骨链及鼓膜传导释放入外耳道的音频能量。目前普遍认为耳声发射来源于耳蜗外毛细胞的主动运动，代表耳蜗内主动耗能的机械活动，这种主动运动机制被认为是耳蜗功能的一个极重要的部分。

应用于新生儿听力筛查的耳声发射有两种：瞬态诱发性耳声发射（transiently evoked otoacoustic emission，TEOAE）和畸变产物耳声发射（distortion product otoacoustic emission，DPOAE）。DPAOE 较 TEOAE 测试相对耗时长，易受环境影响，但 DPOAE 具有频率特异性。筛查型 TEOAE 和 DPOAE，具有自动判别功能，测试结果表述为"通过"或"未通过"。

2. 测试注意事项

（1）环境噪声的控制：应用 OAE 进行听力筛查，测试的环境噪声应控制在 45～50dB（A）以下即可。筛查室要远离大型电磁设备以及汽车通道附近环境等，减少对筛查结果的影响。

（2）测试时机的选择：OAE 受新生儿测试状态、中耳和外耳生理特性的影响较大，如新生儿外耳道胎脂和中耳腔的胎性残留物对传入的刺激声和传出的反应信号造成衰减，可导致 OAE 在某个或某些频率的减弱或消失。因此选择适宜日龄、在其安静或睡眠状态下进行测试，是获得正确测试结果的前提条件，一般建议在出生 48h 以后进行测试。

（3）测试探头的放置：探头在外耳道的正确位置及密闭程度，对提取耳声发射信号、减少或排除内外环境噪声、保证标定刺激声到达鼓膜的强度都十分重要。在测试时，首先要选择大小合适的探头，使探头密闭地放置在外耳道外三分之一处，其尖端小孔要正对鼓膜。

（4）探头校准和清洁：每天测试前都应对探头进行校准，保持探头的清洁，及时清除探头内的耵聍和其他异物。

二、自动听性脑干反应

1. 技术简述　自动听性脑干反应（AABR）是以听性脑干反应为基础的一种电生理测试技术，通过新算法以及专用的测试探头而实现的快速、可靠、无创的检测方法。主要反映外周听觉系统、第Ⅷ对脑神经和脑干听觉通路的功能。可用于尽早发现由于新生儿某些病理状态所导致的蜗性和蜗后异常。

测试原理：AABR 是以一定数量听力正常新生儿 ABR 的 V 波阈值为基础，通过对所测婴儿的波形与正常婴儿 ABR 测试数据所得的标准模板相比较，符合者为"通过"，反之为"未通过"。

2. 测试注意事项

（1）如果新生儿测试相关部位的皮肤涂抹过油性的护肤用品，测试前必须将其去掉。

（2）防止电极间的短路。

（3）电极膏和测试者的手都要保持干燥。

（4）乳突部位要充分暴露。

（5）注意放置耳机时应自然、轻柔。

（6）一旦开始测试，专用耳机应一直放置于新生儿的头部。

三、OAE 和 AABR 筛查方法的比较

1. OAE 反映的是从外耳道到耳蜗外毛细胞的功能，AABR 反映的是从外耳道到听觉脑干中枢（包括外耳、中耳、内耳、听神经和听觉脑干中枢）的功能。

2. OAE 和 AABR 均可受外耳或中耳因素的影响，但 AABR 所受影响相对较小。

3. OAE 只能反映耳蜗外毛细胞的功能,单纯用 OAE 进行听力筛查,会漏诊听神经病谱系障碍等蜗后病变。

4. OAE 和 AABR 对部分轻度听力损失或低频听力损失欠敏感,可能会漏筛这部分听力损失患儿。

5. OAE 和 AABR 联合筛查有助于早期发现蜗后病变。

6. OAE 和 AABR 测试设备目前的国家标准尚未出台,因此,测试人员必须掌握设备的正常值标准和使用设备的具体方法。

四、筛查结果的判读和解释

OAE 和 AABR 都是听力筛查技术,而不是听力诊断技术,不能确定听力损失的性质和程度。因此,听力筛查的结果应表述为"通过"和"未通过",而不能表述为"正常"和"不正常"。"未通过"筛查的新生儿需要按规定时间接受复筛或转诊进行进一步的听力学检查。而"通过"者也需要警惕迟发性或获得性听力损失,6 岁之内仍需注意观察听力。及时向家长解释筛查结果,做好新生儿听力筛查后的宣教工作非常关键。对于初筛未通过者,务必使家长了解复筛的重要性,按规定时间进行复筛,复筛未通过者要及时转诊。对于初筛和复筛均通过者,尤其是具有听力损失高危因素者,家长也应密切关注儿童听觉行为及言语发育,在儿童保健服务系统定期随访。

第三节　新生儿听力筛查流程

新生儿听力筛查是一项系统化工程,包括筛查、诊断、干预、康复、跟踪随访和质量评估等多个环节。本节主要叙述新生儿听力筛查的流程和技术方法,诊断、干预、康复等内容见其他相关章节。

一、新生儿听力筛查流程

普通产房新生儿和 NICU 新生儿采用不同的听力筛查流程。

(一)普通产房新生儿听力筛查流程

普通产房新生儿实行两阶段听力筛查:①出生后 48h 进行初筛,未通过者及漏筛者于 1 个月或 42 天左右进行复筛;②复筛仍未通过者应在出生后 3 个月龄内转诊至省级卫生行政部门指定的听力障碍诊治机构接受进一步诊断。

1. 初筛　普通产房的新生儿,一般在新生儿熟睡时进行检查。初筛时间选在出生后 48~72h 为宜,这样既可保证初筛覆盖率,又可达到较高的初筛通过率。大量资料显示,由于出生后 48h 内新生儿外耳道和中耳内羊水或胎脂残留,可影响筛查的结果。

筛查方法主要使用筛查型 OAE 或 AABR,普通产房新生儿多使用 OAE 进行初筛。

筛查一次通过者视为初筛通过,如果首次筛查没有通过,在操作正确的情况下可以重复测试一次,仍未通过者,即视为初筛未通过。

2. 复筛 初筛未通过者,应于出生后 1 个月或 42 天左右进行复筛,复筛时应该对双耳进行测试。筛查方法使用 OAE 和 / 或 AABR。

3. 转诊 复筛未通过者,应在出生后 3 个月龄内转诊至省级卫生行政部门指定的听力障碍诊治机构接受进一步诊断。

（二）NICU 新生儿听力筛查流程

NICU 新生儿先天性听力损失的发病率可达 2%～4%,且发生蜗后病变（如听神经病谱系障碍）的概率较高。为避免漏筛蜗后病变,NICU 新生儿要求使用 AABR 进行筛查。

1. 初筛 NICU 新生儿应该在病情稳定后,于出院前使用 AABR 进行听力筛查。

2. 转诊 NICU 新生儿未通过 AABR 筛查者,不进行复筛,应于 3 月龄内直接转诊至听力障碍诊治机构进行诊断。

3. 跟踪随访 具有听力损失高危因素的新生儿,即使通过听力筛查,仍应当在 3 年内每年至少随访 1 次,在随访过程中怀疑有听力损失时,应当及时转诊到听力障碍诊治机构就诊。

二、新生儿听力损失高危因素

新生儿具有以下听力损失高危因素者需要进行定期随访:① NICU 住院超过 5 天;②儿童期永久性听力损失家族史;③巨细胞病毒、风疹病毒、疱疹病毒、梅毒或弓形体病等引起的宫内感染;④颅面形态畸形,包括耳郭和外耳道畸形等;⑤出生体重低于 1 500g;⑥高胆红素血症达到换血要求;⑦病毒性或细菌性脑膜炎;⑧新生儿窒息（Apgar 评分 1min 0～4 分或 5min 0～6 分）;⑨早产儿呼吸窘迫综合征;⑩体外膜肺氧合（ECMO）;⑪机械通气超过 48h;⑫母亲妊娠期曾使用过耳毒性药物或袢利尿剂、或滥用药物和酒精;⑬临床上存在或怀疑有与听力损失有关的综合征或遗传病。

 第四节 新生儿听力筛查的管理和质量控制

为确保新生儿听力筛查的有效运作,需要建立与之相匹配的新生儿听力筛查质量管理体系,对新生儿听力筛查、诊断、干预的每一项操作、每一个环节进行严格的质量控制。只有严格可靠的全程质量管理,才能保证新生儿听力筛查工作健康、深入地开展,实现听力损失患儿的早期发现、早期诊断和早期干预。

一、新生儿听力筛查的管理重点

新生儿听力筛查管理的重点主要包括以下几个方面。

1. 建立完善的质量管理体系 新生儿听力筛查质量的维系,需要建立层级质量管理体系,建立国家、省和市级质量控制体系。

2. 保障教育培训质量 开展规范化的业务培训和质量管理培训,保证筛查质量。

3. 信息化管理,做好质量的实时监控　利用计算机网络系统对筛查中的运行质量进行实时监控,切实提高质量管理的效率。

二、新生儿听力筛查的管理内容

1. 组织管理　确定项目负责人统筹管理,听力学、耳科学、围产科学、儿科学和护理专业人员密切合作是完成新生儿听力筛查系统工程的前提。由专职人员收集的医疗信息是建立听力筛查数据库的基础。定期听力监测和跟踪随访受试儿,特别是对NICU新生儿进行听力监测是该系统工程完整性的重要环节。

2. 数据及信息管理　建立新生儿听力筛查信息系统的主要目的是目标监测和质量控制,即通过定期检查信息系统的数据,对完成目标进行监测,并进行筛查质量评估,此外还可以进行科学研究,以获取新生儿听力损失的流行病学数据。

依据信息系统,可对听力筛查、评估和干预项目的质量进行高效评价。信息系统的充分利用,有助于为婴幼儿及其家庭提供更好的服务,追踪每个婴幼儿及其家庭的保健服务。通过信息系统获得的资料,可以准确、及时地了解每个婴幼儿及其家庭接受随访或转至其他服务环节的意见,并提供必要的数据。

3. 质量管理

(1)建立健全各项规章制度,包括:新生儿听力筛查网络管理制度,新生儿听力筛查、诊断、干预工作质量保证制度,诊疗质量管理制度等。

(2)卫生行政部门组织制订考核评估方案,定期对筛查机构、听力障碍诊治机构进行监督检查,对新生儿听力筛查的各个环节进行质量控制,发现问题及时采取改进措施。

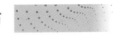

第五节　新生儿听力筛查的随访

对筛查儿童的随访直接影响对最终干预效果的评估。各级筛查机构、诊断机构以及管理部门应高度重视随访的重要性,否则就会出现有筛查、缺诊断,有诊断、缺康复的局面,使统计数字难以达到翔实、准确,不能有效实施早期干预。通过有效的随访,可以实现较高的复筛率、转诊率,可以通过实施随访管理以督促、帮助听力损失儿童早期得到诊断和干预康复。

新生儿听力筛查的随访贯穿筛查、诊断、干预康复的全过程,包括对初筛、复筛未通过新生儿及婴幼儿的随访,对转诊者诊断结果的随访,对听力损失患儿干预、康复效果的随访,对具有听力损失高危因素婴幼儿的随访等。随访方式可通过网络、手机短信等形式进行,也可通过电话、纸质报表等完成随访。

一、普通产房新生儿初筛未通过者的随访

普通产房新生儿初筛未通过者,通过筛查机构和社区两个渠道进行。

1. 筛查机构可根据在本机构住院分娩的新生儿监护人的联系方式,主动与未及时复筛的新生儿监护人联系,督促其复筛,并将复筛结果登记上报。

2. 新生儿出院后回到社区,社区儿童保健医师可以利用新生儿访视的机会,

了解新生儿听力筛查的结果,对需要复筛的新生儿嘱咐家长及时去复筛,并记录复筛结果。另外,也可由市、区妇幼保健机构逐级或直接将筛查未通过者的信息传递给社区以供随访。

二、普通产房新生儿复筛未通过者、NICU 初筛未通过者的随访

普通产房新生儿复筛未通过者和 NICU 初筛未通过者,同样可通过上述两种渠道进行随访。不同的是,需要嘱咐家长按要求带婴儿到儿童听力诊治机构就诊。

三、转诊至听力障碍诊治机构者的随访

新生儿及婴幼儿的听力诊断是一个复杂的过程,其听觉发育随月龄增长不断完善。在婴幼儿的听力诊断过程中,应特别注意到新生儿及婴幼儿出院后的发育阶段,对于超早产、极低出生体重儿应考虑有暂时性听力损失的可能性,听力障碍诊治机构的人员应嘱咐这些婴幼儿家属,进行定期(每 3~6 个月一次)听力随访和动态听力评估,向家长说明诊断和随访的意义,并定期通知患儿复诊,做好每次检查的记录并保留原始听力图。

四、新生儿听力筛查通过者的随访

新生儿听力筛查通过者,纳入儿童保健服务系统。对于没有听力损失高危因素的儿童,社区儿童保健医师、听力保健人员指导家长听力保健知识,并结合儿童的定期体检,对这些儿童进行听觉行为发育评估,未通过者及可疑有听力损失者,应及时转诊至听力障碍诊治机构就诊。对于具有听力损失高危因素的儿童,在 3 岁之内每年至少要进行一次听力学评估,而对于存在严重缺氧、巨细胞病毒感染或达到换血要求的高胆红素血症等与迟发性听力损失密切相关的危险因素的儿童,每年进行 2 次及以上的听力学评估。

五、永久性听力损失患儿的随访

患儿一旦确诊为永久性听力损失,应该及时干预,并进行定期随访,可以在具备康复条件的儿童听力障碍诊治机构中进行,也可依托当地残疾康复系统进行,社区儿童保健医师要积极配合对这些儿童的随访管理。随访内容包括:是否验配助听器或植入人工耳蜗,是否接受言语康复训练,干预后的康复效果如何,等等。

第六节　新生儿听力与基因联合筛查

新生儿听力与基因联合筛查,近年来受到医学界的广泛关注。新生儿耳聋基因筛查,不仅可以发现先天性遗传性听力损失患者,更重要的是发现药物敏感性听力损失基因携带者和迟发性听力损失基因携带者。早期对听力损失患者实施干预和康复,可以使其聋而不哑;对药物性耳聋基因携带者进行预警和对迟发性听

力损失基因携带者进行耳聋防治知识的宣教，可以有效预防和减少耳聋的发生；通过进一步的耳聋遗传咨询和婚育指导，可以避免生育聋儿。新生儿听力与耳聋基因联合筛查的实施，为减少我国听力损失残疾人起到积极的作用。

一、新生儿听力与基因联合筛查理念的提出

随着新生儿听力筛查工作的广泛开展，逐渐发现在新生儿听力筛查中存在一些局限，即并不是所有的听力损失均会在出生后立即表现出来，单纯对新生儿进行听力筛查，只能发现先天性听力损失患儿，而对迟发性听力损失，以及那些潜在的听力损失高危患儿，如药物敏感性听力损失基因携带者，现有的筛查方式无法检出。流行病学研究显示，导致先天性听力损失的病因中约 60% 与遗传因素有关，其余 40% 为环境或未知因素。国内大规模流行病学调查显示，导致我国听力损失发病的遗传因素中，*GJB2*、*SLC26A4* 以及线粒体 *12S rRNA* 基因是最高发的三个基因，约占 40%，而这三个基因又分别存在高发的热点突变。因此，在新生儿听力筛查基础上融入耳聋基因热点突变的同步筛查，可以提高新生儿听力损失的检出率，有效预防和减少听力损失的发生，为优化聋病防控提供新的模式。2007 年，王秋菊首次提出在新生儿听力筛查中加入新生儿耳聋基因筛查的概念。新生儿耳聋基因筛查是指在广泛开展的新生儿听力筛查的基础上，融入耳聋基因筛查的理念，即在新生儿出生时或出生后 3 天左右，采集新生儿脐带血或足跟血对常见遗传性耳聋基因进行快速检测，未通过者进一步进行基因诊断和遗传咨询。新生儿耳聋基因筛查包括普遍人群筛查和目标人群筛查。

二、新生儿听力与基因联合筛查的意义

对新生儿进行听力与基因联合筛查，可以早期明确部分遗传性听力损失的原因。听力损失的病因可分为遗传因素和环境因素，其中遗传因素约占 60%。国内大规模的聋病分子流行病学调查显示，*GJB2*、*SLC26A4* 和线粒体 *12S rRNA* 是我国最常见的致聋基因，在先天性听力损失患儿中所占比例分别约为 21%、14.5% 和 3.8%。因此，对新生儿进行耳聋基因筛查，可早期为先天性听力损失儿童明确 40% 的遗传学病因，进而实现早期干预。同时，明确遗传学病因，可以为患儿父母进行再生育指导，通过产前诊断降低再生育聋儿的风险。

新生儿听力筛查只能早期发现先天性听力损失患儿，而新生儿听力与耳聋基因联合筛查，还能早期发现迟发性听力损失高危儿。*GJB2* 和 *SLC26A4* 是我国最常见的两大致聋基因，患儿均可表现为迟发性或进行性听力损失，*SLC26A4* 基因突变所致的前庭水管扩大出现迟发性听力损失的概率更高。在新生儿听力筛查的基础上，进行耳聋基因筛查，可以早期发现这部分患儿，通过定期的听力监测，可早期发现听力损失，实现早期干预和早期康复。同时，对前庭导水管扩大患儿，通过指导家长避免患儿头部磕碰、感冒发烧等听力损失诱发因素，可以减轻和延缓听力损失的发生和发展。

对新生儿进行听力与基因联合筛查，可以发现药物性耳聋基因携带者。线粒体 *12S rRNA* 基因突变为母系遗传，这类携带者少剂量、短时程地应用氨基糖甙类

抗生素就可能出现听力损失,甚至"一针致聋",通过指导家族成员避免使用这类药物,可以预防听力损失的发生。

通过新生儿听力与基因联合筛查,对明确遗传学病因的某些患儿,可以预测人工耳蜗植入的疗效。如基因诊断结果提示听力损失是由于 *GJB2* 基因或 *SLC26A4* 基因突变导致,那么该患儿的听神经、听觉传导通路以及听觉言语中枢基本是正常的,进行人工耳蜗植入可以获得良好的效果。

由于听力损失病因的复杂性和致聋基因的多样性,耳聋基因筛查并不能替代听力筛查。在新生儿听力筛查的基础上结合耳聋基因筛查,是早期发现先天性听力损失患儿和迟发性听力损失高危儿最有效的筛查模式。新生儿听力与耳聋基因联合筛查的推广及应用,将为听力残疾的三级防控提供保障,通过采取有针对性的婚育指导和产前诊断,进行药物性耳聋基因携带者的用药指导,将逐步实现减少听力损失儿童的出生,阻断耳聋基因的遗传,减少听力出生缺陷和提高人口素质的目标。

三、新生儿耳聋基因筛查技术

目前,针对听力障碍人群的耳聋基因诊断已在国内外开展,但是由于检测成本高等问题使得针对正常听力人群的大规模耳聋基因筛查在我国尚未普及应用,耳聋基因筛查技术,需要根据筛查目标人群的不同不断改进和完善。目前,耳聋基因检测的方法主要有以下几种。

1. 耳聋基因芯片 基因芯片技术的基本原理是核酸原位杂交,其利用微阵列技术,采用原位合成或合成后点样的方法将许多特定的 DNA 探针有规律地固化于支持物表面,将样品 DNA 或 RNA 通过 PCR 扩增并进行荧光标记,然后与芯片探针进行杂交,再用激光扫描仪扫描杂交信号,通过软件分析得到基因表达或突变的信息。

2. 飞行时间质谱 飞行时间质谱检测是近年来发展较快的一种耳聋基因筛查的方法,其原理是利用样品在电场中的飞行时间与分子的质荷比成正比的原理,通过检测样品分子的飞行时间,测得分子量,推知突变位点。它具有检测位点多、无信号转换、灵敏度高、时间短、通量高等优点。但该方法同样因设备昂贵,对技术人员要求高,未能在各医疗机构大力推广应用。

3. 导流杂交技术 将 PCR 和低密度基因芯片技术结合成综合、开放工作平台。具有高覆盖率、高准确率、高分辨率、检测时间短等特点。

4. 其他传统筛查技术 包括限制性片段长度多态性和变性高效液相色谱法。目前这两种技术由于技术繁琐,工作量大,效率低,临床已很少应用。

在国内,耳聋基因芯片技术在新生儿耳聋基因筛查得到较为广泛的运用。在大规模全国聋病分子流行病学调查数据的基础上,针对我国非综合征型遗传性听力损失的突变热点,国内学者开发了多款耳聋基因芯片,可同时检测 *GJB2*、*SLC26A4*、*GJB3* 和线粒体 *12S rRNA* 等基因的多个热点突变。通过干血斑、口腔拭子等多种临床样品,提取 DNA,进行 PCR、杂交、洗片,最后对微阵列芯片进行扫描,判读结果,实现了对临床的快速检测或大规模人群的筛查。

四、新生儿耳聋基因筛查流程

新生儿耳聋基因筛查流程主要包括采血、耳聋基因筛查、质量控制、结果解读和遗传咨询等步骤,具体参照北京市新生儿耳聋基因筛查流程图(图5-6-1)。

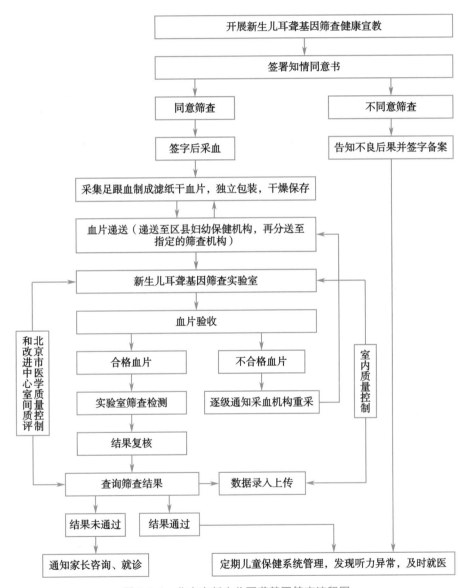

图 5-6-1　北京市新生儿耳聋基因筛查流程图

（一）知情同意

采血前,采血机构人员应充分做好耳聋基因筛查的健康宣教工作,被采血者家属签署知情同意书后,方可实施采血。

（二）采血、血片保存、质控及递送

1. 采血操作 采血应严格按照采血技术操作规范要求操作。耳聋基因筛查要求采集 2 个血斑，每个血斑直径不小于 8mm。

2. 血片保存 血片采集完成后，放置在血片架上自然晾干后制成滤纸干血片，独立防潮包装、封好封口，常温干燥保存，血片在保存和运送途中要避免受潮和紫外光照射。

3. 血片质控 采血机构要设专人负责采血卡收集，并对血斑质量、二维码及信息的完整清晰进行质量控制，不合格血片，应注明原因后退回采血机构，并做好登记。

4. 血片递送 血片应在采集之日起 5 个工作日内送达基因筛查实验室。

（三）耳聋基因筛查

1. 血片接收 实验室收到血片后，对血片血斑质量、二维码及信息的完整清晰进行质量审核，并逐一扫描血片二维码，确认接收成功。对应退回血片，注明原因后逐级退回采血机构。

2. 严格操作 严格按照实验室操作流程及技术要求，进行血斑 DNA 提取、PCR 扩增、芯片杂交、芯片扫描及结果判读等操作。

3. 质量控制 要对包括样品准备、样品处理和检测过程的各个实验环节，进行严格的质控，保证基因检测结果的准确性。并确保实验室安全，严禁血片污染。

4. 检测时限 血片的检测要在实验室接收血片后 30 个工作日内完成。

5. 结果复核 要对所有筛查未通过（即筛查基因的突变位点为阳性）的结果进行复核，并抽取 3%～5% 筛查通过的结果进行复核。筛查未通过的结果均须经复核后才能提交。

6. 血片保存 检测完成后，将血片分类整理，标识明确，设立专用储存室常温干燥保存。保存期限 10 年以上。

（四）信息管理

各采血机构、妇幼保健机构、基因筛查及诊断机构均要设立专门的信息管理人员，负责个案信息的采集、录入、质控、管理及上报工作。

（五）追访管理

1. 筛查机构追访 按时出具检测结果并反馈至家长。检测结果未通过儿童的追访由基因筛查机构承担，对接到筛查未通过结果后 1 个月仍未就诊的儿童，应进行追访，并负责记录追访（电话联络情况）及就诊结果。追访及就诊信息应及时录入专用系统。

2. 妇幼保健网络追访 由市、区县妇幼保健机构共同承担。如筛查结果反馈至家长后 2 个月内儿童仍未就诊，筛查机构负责将这部分儿童信息整理后提交妇幼保健机构，由妇幼保健机构协助追访。

（六）筛查未通过儿童的咨询、诊断及干预

1. 筛查机构均须为筛查未通过儿童提供专业的遗传学咨询。咨询医师须符合要求，并经培训考核合格。咨询门诊时间、人员应相对固定。各咨询机构要根据本机构实际制定具体管理流程,保证需要咨询的儿童及家长及时得到相应的咨询和指导。

2. 筛查未通过的儿童均需要转至指定的耳聋基因诊断机构,进行耳聋基因诊断,确诊为遗传性耳聋者,应及时进行有效的听力学和医学干预。

五、新生儿听力与耳聋基因联合筛查结果解读

针对新生儿听力与耳聋基因联合筛查不同的结果,应分别进行精准的结果解读和咨询指导。

1. 对于听力筛查和耳聋基因筛查均"通过"(即筛查基因的突变位点均为阴性)的新生儿,进入目前成熟的儿童听力保健流程。由于不能排除筛查项目以外的其他基因导致的迟发性听力损失,需要在儿童常规体检的同时,定期进行儿童听力检测,若听力一旦出现异常,需要进一步进行听力学、医学及遗传学联合诊断,明确听力损失诊断,及时给予干预。

2. 对于听力筛查"通过"而耳聋基因筛查"未通过"的新生儿,要进行进一步医学和遗传学诊断,有耳聋倾向或遗传倾向者,须高度预警,听力学监控和随访,并给予遗传学咨询。听力一旦出现异常,及时给予确诊和干预。

3. 对于听力筛查"未通过"而耳聋基因筛查"通过"的新生儿,需进行听力学诊断,如果明确有听力损失,还需进行医学及遗传学联合诊断,及时给予干预。

4. 对于听力与耳聋基因筛查均"未通过"的新生儿,须进行听力学、医学及遗传学联合诊断,明确听力损失和致聋基因,及时给予干预,以尽量避免因聋致哑。

5. 对于听力筛查"未通过"而耳聋基因诊断为"携带者"的新生儿,需要进行听力学诊断,对其家庭进行遗传咨询和婚育指导。

六、新生儿耳聋基因筛查未通过者的遗传咨询

遗传咨询是新生儿耳聋基因筛查的重要组成部分。遗传咨询的具体内容包括报告解读、评估家族成员生育风险、安排听力随访,预警和尽量避免听力损失的发生。新生儿耳聋基因筛查结果的解读,必须结合听力筛查、听力诊断或影像学检查的结果进行综合判断,旨在为患儿和家长进行有效的咨询和预警。

(一)遗传咨询原则

1. 保密原则　遵循尊重患者、保护隐私原则。遗传咨询必须遵循对被咨询人员相关信息保密的原则,不得在任何场合泄露被咨询人员的任何遗传信息。

2. 精准解读原则　在遗传咨询的过程中,最为关键的一环是正确解读信息,需要对基因型和表型间的关系有充分的认识,积累丰富的临床表型相关数据库资源,了解基因型在正常人群的表现,遵循不同检测方法的适应证,对结果进行精准解读。

(二)遗传咨询人员要求

根据遗传咨询的各项规定,要求参与遗传咨询、遗传随访和遗传门诊预约等相关人员,均应接受专业遗传学及相关听力学知识的培训,并考核通过,获得遗传咨询证书,方可进行遗传咨询相关工作。

（三）遗传咨询目标

遗传咨询，主要是围绕新生儿耳聋基因筛查未通过者，对儿童及其家族成员的听力损失发生或再发病风险等相关内容进行遗传咨询。

遗传咨询，旨在达到以下目标：①帮助未通过者家庭理解和适应遗传因素对听力损失作用及其对医学、心理和家庭影响的程度，包括通过对家族史的解释来评估耳聋的发生或再发风险率；②进行有关听力损失遗传、实验室检测、治疗处理及预防的教育；③提供与听力损失有关的各种帮助渠道及研究方向，引导和促进知情选择和对所患听力损失及其再发风险的逐步认知和接受；④通过获取信息（病史、临床症状、系谱描述、家族史）、建立并证实听力损失诊断、风险评估、正确解读信息及心理咨询，从而完善整个耳聋遗传咨询过程。

（四）遗传咨询要点

目前常见的耳聋基因筛查结果一般为 4 个基因。对于 GJB3 基因，多数研究认为其基因型和表型不一致，致病风险弱，故本文只针对发病率较高的 3 个常见致聋基因的筛查结果进行归纳，具体咨询要点如下。

1. **GJB2 基因纯合或复合杂合突变，听力筛查通过或未通过者** 受检新生儿确定患有 GJB2 基因突变相关的遗传性听力损失，应及时完善相关听力学检测，根据听力学检测结果进行干预指导。确定有听力损失者，及时给予合理和可行的听力干预；尚未出现听力损失者，进行 3 个月一次的定期听力随访，一旦出现听力损失及时干预。

2. **GJB2 基因单杂合突变，听力筛查通过者** 受检新生儿是 GJB2 基因突变携带者的可能性大，但并不排除可能携带 GJB2 基因的其他未知或罕见致聋突变，建议进行 GJB2 基因全序列测定。测序结果属于复合杂合突变者，及时行听力学检测，定期随访，一旦出现听力损失及时干预；测序仍为单杂合突变，且听力检测正常者，说明是一个听力正常人携带了 GJB2 基因杂合突变，患遗传性听力损失的风险和正常儿童一样，以后在儿童保健系统随访即可。

3. **GJB2 基因杂合突变，听力筛查未通过者** 受检新生儿患有遗传性听力损失的可能性大，可能携带 GJB2 基因的其他未知或罕见致聋突变位点，应及时行听力学检测和 GJB2 基因全序列测定。测序结果属于复合杂合突变者，视听力损失情况给予干预指导；测序仍为单杂合突变，且听力检测正常者，也说明是一个听力正常儿童携带了 GJB2 基因杂合突变，患遗传性听力损失的风险和正常儿童一样，以后在儿童保健系统随访即可。

4. **SLC26A4 基因纯合或复合杂合突变，听力筛查通过或未通过者** 受检新生儿确定患有 SLC26A4 基因突变相关的遗传性听力损失，应及时进行听力学检测，根据听力学检测结果进行指导。确定有听力损失者，及时给予合理和可行的听力干预；尚未出现听力损失者，进行 3 个月一次的定期听力随访，一旦出现听力损失及时干预。平时注意避免头部磕碰、感冒发烧等听力损失诱发因素，听力下降时给予及时治疗。

5. **SLC26A4 基因单杂合突变，听力筛查通过者** 受检新生儿为 SLC26A4 基因突变携带者的可能性大，但并不排除可能携带 SLC26A4 基因其他未知或罕见的致聋突变,建议进行 *SLC26A4* 基因全序列测定,必要时进一步行影像学检查(颞骨 CT 或内耳 MRI)。测序结果为复合杂合突变、影像学检查为前庭水管扩大者,应及时行听力学检测,定期随访,一旦出现听力损失及时干预,平时注意避免头部磕碰、感冒发热等听力损失诱发因素,如有听力急剧下降给予及时治疗;测序仍为单杂合突变,听力检测正常者,说明是一个听力正常儿童携带了 *SLC26A4* 基因杂合突变,以后在儿童保健系统随访即可。

6. *SLC26A4* 基因杂合突变,听力筛查未通过者　受检新生儿患有遗传性听力损失的可能性大,可能携带 *SLC26A4* 基因其他未知或罕见的致聋突变,应及时行听力学检测和 *SLC26A4* 基因全序列测定,必要时进一步进行颞骨 CT 检查,视听力损失情况给予干预指导。如测序结果为复合杂合突变,影像学检查为前庭水管扩大者,应及时行听力学检测,定期随访,一旦出现听力损失及时干预,平时注意避免头部磕碰、感冒发热等听力损失诱发因素,如有听力急剧下降给予及时治疗。测序仍为单杂合突变,听力检测或影像学检查正常者,说明是一个听力正常人携带了 *SLC26A4* 基因杂合突变,以后在儿童保健系统随访即可。

7. 线粒体 *12S rRNA* 基因均质或异质性突变,听力筛查通过或未通过者　受检新生儿携带药物致聋易感基因突变,其本人及母系家族成员应在医生指导下慎重使用氨基糖甙类抗生素,如链霉素、庆大霉素、卡那霉素、依替米星、异帕米星、托布霉素、大观霉素、新霉素、威地霉素、西索米星、小诺米星、阿司米星、奈替米星、核糖霉素等。应告知受检新生儿的所有母系家族成员,在用药前务必向医生出示相应的用药指导卡片,以避免发生药物性聋。

（五）遗传咨询注意事项

1. 注意不全外显的解析　在充分进行遗传学说明的基础上,还应说明基因的不完全外显,表达的变异性,遗传及定位基因的异质性等因素。建议有再生育计划的家长行耳聋基因检测,遵循个体化原则,帮助耳聋患者及其家庭分析患病的可能性,预估后代患病的风险,并提出建议性意见等。

2. 注意儿童保健体检　不管是以上任何一种类型,均应提示家长,在儿童保健体检的同时,应该接受儿童听力检查,如发现听力问题及时就诊。

3. 注意保护听力　在遗传咨询过程中,不管是以上任何一种类型,均应告知家长,平时要注意预防和避免各种听力损失因素,如噪声、外伤、药物、感冒等,发现听力异常应及时就诊。

第七节　儿童听力筛查

新生儿听力筛查能够早期发现听力障碍,并实现早期诊断及早期干预,在预防语言发育障碍方面有举足轻重的作用,但新生儿听力筛查仍存在一定的局限性。新生儿听力筛查不能发现迟发性、渐进性和获得性听力损失,而未被发现和干预的单侧听力损失及双侧轻度听力损失,与言语发育迟缓、教育成绩不佳以及不良行为有关,因此,对各年龄段儿童进行听力筛查非常有必要。

儿童听力筛查有别于新生儿听力筛查,是服务于不同年龄段人群的公共卫生健康项目。新生儿听力筛查的目标是发现先天性听力损失的婴儿,而儿童听力筛查的对象则包括学龄前和学龄期儿童。新生儿听力筛查的地点是助产机构,而儿童听力筛查可以在医院,也可以在幼儿园、学校进行。从这两个不同年龄段的人群看,儿童听力损失的人数远远大于新生儿,儿童听力损失的发病率也远远高于新生儿。事实上,即便通过了新生儿听力筛查,也不能避免儿童在发育期间的听力损失。因此,在儿童人群中早期、系统和规范地开展听力筛查是继新生儿听力筛查之后的另一项更加重要的工作。早期检测新发听力损失并进行必要的干预,使儿童能够最大程度地感知语言并由此获得语言技能,是在全国范围内积极推行儿童听力筛查的主要目的。

一、儿童听力筛查流程

(一)概述

目前儿童听力筛查流程、技术及阳性标准在不同地区及国家之间存在差异。

2013年4月,国家卫生和计划生育委员会办公厅发布《儿童耳及听力保健技术规范》,将服务对象规定为辖区内的0~6岁儿童,各地区也出台了区域性规范。其他不同国家儿童听力筛查的筛查年龄和筛查范围不同。国外发达国家将儿童听力筛查的年龄延伸至学龄儿童,英国入学听力筛查按1、2、3、5和7岁年龄段进行(即周期性儿童听力筛查),美国《儿童听力筛查指南》将儿童听力筛查年龄规定为6个月至高中生,强调至少应该筛查学龄前、幼儿园和1、3、5、7或9年级学生,对于高年级学生应当注意高频听力损失的筛查和保健指导。

(二)流程

不同年龄儿童的听力筛查流程不同,具体如下。

1. 0~3岁婴幼儿听力筛查流程 2013年国家卫生和计划生育委员会颁布《儿童耳及听力保健技术规范》规定,新生儿听力筛查通过后,进入0~6岁儿童保健系统管理,在健康检查的同时进行耳及听力保健,其中6月龄、12月龄、24月龄和36月龄为听力筛查的重点年龄,并规定了筛查的阳性标准,当出现阳性结果时应及时转诊。

2. 3~6岁及学龄儿童听力筛查流程 我国《儿童耳及听力保健技术规范》指出,3~6岁儿童听力筛查采用儿童听觉评估仪进行,分别在4岁、5岁、6岁各行一次筛查,筛查阳性者,应当转诊至听力诊治中心确诊。上海市进行的3~6岁儿童听力筛查研究采用儿童听力计,检查安排在安静教室内[背景噪声≤50dB(A)],双耳各进行4个频率(500Hz、1 000Hz、2 000Hz和4 000Hz)检查,各频率强度定为20dB HL,每侧耳每个频率进行3次测试,测试中2次通过,则表示筛查通过,如果任一侧耳,且任一频率未通过,则建议1个月内转诊。

二、儿童听力筛查技术

儿童听力筛查设备的选择应具有便于携带、可靠及高效、操作简单并易于管理等特点。目前常用的儿童听力筛查方法有:①应用纯音听力计或听觉评估仪测试;②应用筛查型耳声发射仪测试;③应用声导抗仪测试;④简易摇铃测试;⑤基于多媒体的互动式游戏听力测试;⑥家长对儿童听觉行为的观察等。

从新生儿、婴幼儿到中学生的不同年龄的儿童,其听力筛查方法存在差异。

1. 0~3岁婴幼儿听力筛查方法 国内建议采用听觉生理测试或行为测听的方法,我国《儿童耳及听力保健技术规范》中规定,进行耳外形检查的同时,有条件的筛查机构应采用筛查型耳声发射仪进行听力筛查,条件不具备的机构可采用听觉行为观察法或便携式听觉评估仪进行听力筛查(表5-7-1、表5-7-2)。国外多采用听觉生理测试方法,如耳声发射、声导抗(鼓室图)等,危险因素调查与上述方法结合的筛查组合,具有较好的灵敏度和特异性。

表5-7-1 0~3岁儿童听觉观察法听力筛查阳性指标

年龄	听觉行为反应
6月龄	不会寻找声源
12月龄	对近旁的呼唤无反应 不能发单字词音
24月龄	不能按照成人的指令完成相关动作 不能模仿人说话(不看口型)或说话别人听不懂
36月龄	吐字不清或不会说话 总要求别人重复讲话 经常用手势表达主观愿望

表5-7-2 0~6岁儿童听觉评估仪听力筛查阳性指标(室内本底噪声≤45dB(A))

年龄	测试音强度	测试音频率/Hz	筛查阳性结果
12月龄	60(dB SPL,声场)	2 000(啭音)	无听觉反应
24月龄	55(dB SPL,声场)	2 000、4 000(啭音)	任一频率无听觉反应
3~6岁	45(dB HL,耳机或声场)	1 000、2 000、4 000(纯音)	任一频率无听觉反应

2. 3~6岁学龄前儿童及学龄儿童听力筛查方法 此年龄段儿童多可采用行为听力测试即纯音测听、听觉行为观察法或便携式听觉评估仪等方法。也有学者建议结合声导抗进行联合筛查。此外,国内外研究表明,调查问卷与听力学评估(纯音听阈测试、声导抗测试等)相比,有一定的敏感性,且费用低廉,使其成为发展中国家可以采用的听力筛查方法之一。

总之,对于0~3岁儿童,一般建议采用耳声发射结合声导抗筛查的方法;对于3岁以上儿童,可根据儿童发育状况采用行为测听或纯音测听等方法针对言语频率进行筛查,其中低龄儿童推荐结合声导抗进行筛查;筛查可在非隔声室但环境噪声得到控制的房间进行。虽然问卷调查和测听软件具有花费低的特点，其作为筛查手段也有一定的敏感性，但广泛用于儿童听力筛查尚有待进一步探究。

（黄丽辉　程晓华）

扫一扫，测一测

第六章 儿童听觉生理测试

本章目标

1. 掌握鼓室图的定性、定量分析及临床应用。掌握耳声发射的临床应用。掌握听性脑干反应的临床应用。

2. 熟悉儿童镫骨肌声反射的特点。熟悉听觉诱发反应出现的时间及发育学基础。

3. 了解发育对儿童耳声发射的影响。了解儿童外耳、中耳的发育特点。了解听觉诱发反应的解剖生理学基础。

儿童听觉生理学测试是反映听觉系统生理功能的测试方法，包括声导抗、声反射、耳声发射、耳蜗电图、听性脑干反应、听性稳态反应、中潜伏期听觉诱发电位、长潜伏期听觉诱发电位等，可用于临床听力损失的定性、定量、定位诊断。听觉生理学测试结合行为听力测试和言语测听可较全面地评估儿童的听觉功能。

第一节　儿童声导抗测试

声波在介质中传播时，既有阻碍能量流动一面即声阻抗，也有传导能量的一面即声导纳，声阻抗和声导纳的总和称声导抗。声导抗是检查中耳传声功能的客观测试方法，是临床听觉功能评估的基本方法之一。声导抗测试的原理等见教材《诊断听力学》。

一、儿童外耳、中耳的发育特点

1. 颞骨的发育特点　出生至青春期，颞骨的生长发育是连续的。在 0～6 岁阶段，颞骨的长、宽和厚度增长的速度分别是 0.6～0.9cm/年、0.6～0.9cm/年和 0.4cm/年。在 6 岁以后，颞骨增长速度减慢一半。青春期时，颞骨的生长最终达到成人水平。

2. 外耳道的发育特点

（1）外耳道的外侧 1/3 以软骨为基础，称软骨部；内侧 2/3 位于颞骨内，称骨部。新生儿外耳道的骨部和软骨部均未发育完全。3 岁时，外耳道的骨部才接近发育完全。

（2）新生儿的外耳道短而直。随着外耳道骨部的发育，外耳道的曲率逐渐增加。9 岁时达到成人外耳道的弯曲程度，略呈 S 形弯曲。外段向内、向前而微向上，中段向内、向后,内段向内、向前而微向下。

3. 鼓膜的发育特点　出生后,鼓膜逐渐变薄,与外耳道底的角度逐渐加大。新生儿的鼓膜与外耳道底,约成 35°角,故难以被窥见。3 岁时,鼓膜同外耳道底约成 50°~60°,达到成年人的水平。

4. 中耳腔的发育特点　出生时,新生儿的中耳腔内可有羊水,中耳腔并未完全充气。出生后,中耳腔内的羊水体积逐渐减少,充气逐渐增加。出生 24h 后,中耳腔内液体占中耳腔体积的 50%;48h 后,降到约 27%;2 周以后,约 13%。6 月龄内,中耳腔内从鼓膜到镫骨足板间的距离增加。此外,出生后乳突窦腔体积也逐渐增加。出生时,乳突窦腔体积是 1~1.5cm³;1 岁时,体积增加到 3.5~4cm³;6 岁后,乳突窦腔的体积增长速度减慢,但仍以每年 1~1.2cm³ 的速度增长;青春期时,窦腔体积达到成人水平,约为 12cm³。

5. 听骨链的发育特点　出生后,尤其是 6 月龄内,因为间质吸收和骨化,听骨链的密度逐渐降低,质量随之降低,劲度逐渐增加。

总之,自出生到青春期,人类外耳、中耳的发育是一个复杂而连续的过程。儿童的外耳道长度逐渐增加、横截面面积逐渐增大,曲度逐渐增加;中耳腔的质量成分逐渐减少,劲度成分逐渐增加。

二、儿童外耳、中耳的发育对声导抗的影响

当声波进入外耳道并作用于鼓膜,能量即开始在中耳传递。一部分声能量传入中耳,另一部分则会被鼓膜反射回外耳道。传入中耳的这部分声信号与鼓膜处的声导纳成正比。声学系统的声导纳(acoustic admittance)定义为体积速度与声压的复数比。声导纳包括声导(acoustic conductance)和声抗(acoustic susceptance)。声导抗是声导和声纳的矢量和。中耳的声导纳系统主要受质量、劲度和摩擦力的影响。同摩擦力相关的成分称为声导(G),同质量相关的成分称为质量声纳(B_m),同劲度相关的成分称为声纳(B_s),这三者之间的关系用矢量图表示如图 6-1-1。顺应性声纳滞后声导 90°;质量声纳超前声导 90°;质量声纳同顺应性声纳相位相反。成分声纳同声导从矢量图可见,确定声导抗矢量的精确大小和方向依赖声纳(B_t)和声导 G。B_t 等于 B_s 和 B_m 的矢量和。这三者的关系依据 Pythagorean 定理,用数学公式表达如下。

$$Y^2 = G^2 + B_t^2$$

$$Y = \sqrt{G^2 + B_t^2}$$

引入频率因素,表达如下。

$$Y = \sqrt{G^2 + \left(\frac{s}{2\pi f} - 2\pi fm\right)^2}$$

由此可见,频率越高,质量声纳越大,劲度声纳越小;频率越低,质量声纳越小,而劲度声纳越大。因此,低频探测音探测的声导纳中以劲度成分为主;高频探测音探测的声导纳以质量成分为主。当探测音的频率等于中耳的共振频率时,B_t 等于或接近 0,中耳的声导抗(Y)矢量同声导(G)同相。

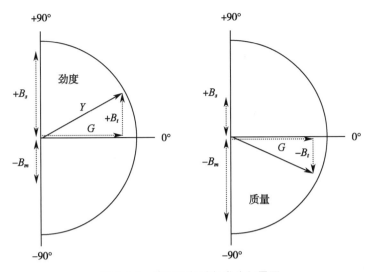

图 6-1-1 声导纳(Y)各成分矢量图

B_m. 质量声纳；B_s. 劲度声纳；G. 摩擦力相关的声导；B_t. 质量声纳和劲度声纳的矢量和。

根据前述的儿童外耳、中耳的发育特点可知，儿童中耳的发育经历了从以质量成分为主，向以劲度成分为主的发展规律。成人和新生儿鼓室图存在差异，具体原因未知。用 226Hz、678Hz 的探测音，新生儿的鼓室图常呈双峰图形。运用 226Hz 的探测音并不能区分新生儿中耳病变与否。婴儿 6~8 月龄时，226Hz 的探测音诱发的鼓室图同成人一样，可有效地评估中耳功能。相较于 226Hz 的探测音，1 000Hz 的探测音诱发的鼓室图更能区分低龄婴幼儿的中耳病变。因此，对于 7 月龄以下的婴儿，仍建议探测音采用 1 000Hz。

三、鼓室图

鼓室图是一客观检测中耳声导纳的方法。诱发鼓室图的探测音主要有两大类，单一频率的纯音和宽频刺激声。常用的单一频率的纯音有 226Hz、678Hz、1 000Hz。宽频声刺激诱发声导抗（wideband tympanometry，WBT）其临床应用优势还在进一步研究中。因此，临床上还是以单一频率的纯音刺激诱发鼓室图为主。226Hz 和 1 000Hz 的探测音最常用于儿童。因此，本章节将着重讲述 226Hz 和 1 000Hz 纯音诱发的鼓室图。

（一）226Hz 探测音鼓室图

对 226Hz 的鼓室图既可定性分析又可定量分析。

1. 定性分析 依据鼓室图峰压点的幅值和位置，Liden-Jerge 分类将 226Hz 诱发的鼓室图分为 A、B、C、Ad、As 五型（图 6-1-2）。A 型鼓室图峰压点的峰值的幅度和位置均在正常范围内。Ad 型峰压点的位置在正常范围内，但是峰值的幅度超出了正常范围。As 型峰压点的位置在正常范围内，但是峰值的幅度低于正常范围。B 型无峰。C 型鼓室图形态正常，峰压点的峰值幅度在正常范围内，但是偏负压。

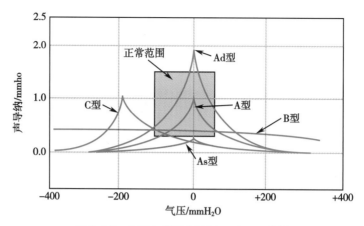

图 6-1-2　226Hz 鼓室图 Liden-Jerge 分型

2. 定量分析　有四个参数用于描述、分析鼓室图：峰补偿静态声导纳（peak compensated static admittance，peak Y_{tm}）、鼓室图峰压（tympanometric peak pressure，TPP）、鼓室图宽度（tympanometric width，TW）、等效外耳道容积（the ear canal equivalent volume，V_{eq}）。

（1）峰补偿静态声导纳（peak Y_{tm}）：探头端记录的声导纳包括密闭外耳道和中耳系统两部分。peak Y_{tm} 是从中减去外耳道声导纳后的中耳声导纳。

有三种方法估算外耳道的声导纳值，用于计算 peak Y_{tm}：①正尾法，将 +200daPa 处的声导纳值作为外耳道的声导纳值；②负尾法，将 −400daPa 处的声导纳值作为外耳道的声导纳值；③两尾法，将两尾连线，提取其差值。负尾法容易产生较多伪迹，且在婴幼儿（尤其是新生儿），负压容易引起外耳道塌陷，造成 Y_{tm} 减小。现在，广泛采用的是正尾法。

正常成人的 peak Y_{tm} 的值是 0.5～1.5mmho。7 月龄以上婴儿的 peak Y_{tm} 正常值 >0.2mmho，1～2.5 岁幼儿的 peak Y_{tm} 正常值 >0.3mmho。peak Y_{tm} 对于中耳积液、听骨链断裂敏感，但是对于听骨链固定、胆脂瘤等未影响到鼓膜活动度的病变欠敏感。

（2）鼓室图峰压（TPP）：在严格控制条件的前提下，正常成人的 TPP 在 +20～−0daPa。临床上普遍认为，当 TPP<−100daPa 时具有临床意义。对于儿童，当 TPP<−200daPa 时才具有临床意义，提示有病变。

（3）鼓室图宽度（TW）：宽度对中耳病变敏感。正常成人鼓室图宽度的 90% 置信区间是 55～144daPa。7～12 月龄的婴儿 TW <235daPa，13～35 月龄幼儿的 TW≤200daPa。

（4）等效外耳道容积（V_{eq}）：当 226Hz 作为探测音时，等效外耳道容积测试的方法同外耳道的 Y_{tm} 类似。因外耳道壁和鼓膜并非坚硬的，用 +200daPa 处的声导纳值预估 V_{eq} 会比实际值大。因此，负尾处较正尾处更准确。V_{eq} 可用于判断鼓膜的完整性：①当鼓膜完整时，V_{eq} 在正常范围内；②当鼓膜穿孔或鼓膜置管时，V_{eq} 大于正常值；③当 V_{eq} 低于正常值，提示外耳道有异物或耵聍阻塞或测试时探头抵着外耳道壁。儿童和成人的 V_{eq} 正常值范围见表 6-1-1。成人 V_{eq} 的正常值范围是 0.6～1.5mm³。

儿童 V_{eq} 的正常值范围是 $0.4\sim1.0mm^3$，其90%的置信区间是 $0.7\sim1.3mm^3$。

表 6-1-1　不同年龄段人群 226Hz 鼓室图 Y_{tm}、V_{eq}、TW 和 TPP 正常值范围

年龄段	Y_{tm}/mmho	V_{eq}/mL	TW/daPa	TPP/daPa
婴幼儿（6~30 月龄）	0.20~0.70	NA	102~204	-174~18
儿童（3~10 岁）	0.25~1.05	0.3~0.9	80~159	-100~50
成人（≥18 岁）	0.30~1.70	0.60~2.0	51~114	-100~50

以上的结果主要是根据 6 月龄以上的儿童得出的。对于 6 月龄内的婴儿，226Hz 纯音诱发的鼓室图较为复杂。新生儿鼓室图有单峰、平坦下降、双峰型。其中，以双峰型居多、其次才是单峰型。

（二）1 000Hz 探测音鼓室图

对 <6 月龄的婴儿，鼓室图采用高频探测音对中耳病变的特异度更高。2020 年，美国听力协会的《婴儿和低龄儿童的听力评估》中推荐 9 月龄内婴儿的鼓室图选用 1 000Hz 纯音作为探测音。1 000Hz 纯音诱发的鼓室图的形状有单峰型、平坦下降型、双峰型、未归类型。

（三）宽频鼓室图

宽频鼓室图是一项诊断中耳疾病的新技术，使用经过校准的宽频短声（250~8 000Hz）作为探测音，通过记录声音能量的吸收和反射来分析中耳功能的状态。当声波进入外耳道作用于鼓膜时，一部分能量通过鼓膜进入中耳腔，记录为吸收的能量 $PR(f)$，一部分能量反射回外耳道，入射总声能是两者之和，是探测音频率的函数，定义为 $R(f)=PR(f)/PF(f)$。能量反射率 ER 定义为 $ER=|R(f)|^2$，吸收率定义为 $1-ER$。目前，宽频声导抗的主要参数是吸收率频率 - 吸收率曲线。我国已建立基于儿童的宽频声导抗正常值。

四、儿童镫骨肌声反射的特点

镫骨肌声反射自出生即可记录到。因婴儿外、中耳的特点，6 月龄内的婴儿宜选用高频探测音诱发镫骨肌声反射。婴幼儿镫骨肌声反射的阈值因刺激声和刺激频率不同而不同，有以下特点。

1. 宽频声刺激较纯音刺激诱发的镫骨肌声反射的阈值更低。

2. 探测音为 667Hz 时，当刺激频率为 500Hz、1 000Hz 和 4 000Hz，婴幼儿和成人的声反射阈值相同；当刺激频率为 2 000Hz，婴儿的声反射阈值高于成人。

3. 1 月龄~5 岁，声反射阈值随着年龄的增加而增加。12~36 月龄的婴儿，500Hz、1 000Hz、2 000Hz 和 4 000Hz 的平均声反射阈值正常值范围是 81~84dB SPL。同成人一样，纯音诱发的儿童镫骨肌声反射阈值的正常范围上限为 90dB SPL。

五、儿童鼓室图的临床应用

（一）在 6 月龄内儿童的临床应用

目前，推荐 6 月龄内的婴儿使用 1 000Hz 探测音诱发鼓室图。依据英国听力

协会的《鼓室图测试指南》,定义1 000Hz的鼓室图正常与否的方法如图6-1-3。

1. 连接两个声压极值(-400/-600～+200daPa),画一条基线。如果基线在x轴以下,此时默认基线为x轴线。

2. 确定峰压力点。

3. 自峰压点垂直x轴画一个垂直线,同基线向交。

4. 如果峰在基线上方,它是一个正相峰,视为正常。如果峰在基线的下方,它是一个负相峰,则不正常。如果峰既有正相又有负相,以正相为主,亦是正常的。

无论正相峰在正压还是负压方向,都视为正常。平坦的或者凹槽形,例如负峰则视为异常。

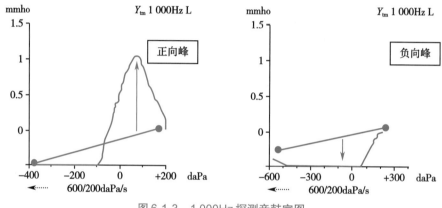

图6-1-3 1 000Hz探测音鼓室图

(二)在≥6月龄儿童的临床应用

≥6月龄婴儿的鼓室图应用226Hz的探测音可有效评估中耳功能。婴幼儿、大龄儿童及成人的鼓室图各参数的正常值范围有差异(见表6-1-1)。平坦的曲线、正常的外耳道容积而低于正常值的peak Y_{tm} 或者大于正常值范围的TW常提示有中耳积液。

(三)结果的判读

1. 正常值的标准 临床应用中,一个指标的标准值有100%的敏感性和100%的特异性是最好的,但是大多数标准都不会如此。重要的是选择一个标准值尽可能地将有此病的人筛选出来,将非患病的人尽可能地排除。例如,选择一个偏低的TW值,虽然敏感性增加了,但是也提高了假阳性率。单独使用静态声导纳值敏感度很低,但是特异度高。梯度结合静态声导纳的敏感度和特异度分别为83%和87%。梯度结合同侧声反射阈值及静态声导纳的敏感度可高达99%,但特异度低。梯度结合声反射阈值的敏感度和特异度分别是90%和86%,此时敏感度和特异度最高。因此,当 Y_{tm} 用于临床诊断时,应该结合鼓气耳镜、宽度、梯度或同侧声反射阈值综合应用。

2. 鼓室图的临床意义 通常,Liden-Jerge的分型中A型提示中耳功能正常,B型、C型、Ad型、As型常提示中耳功能异常,其中B型常提示鼓室内有积液,C型提示咽鼓管功能不良,Ad型常提示听骨链松动,As型常提示有耳硬化等。但是,对于 6 月龄内的婴儿，226Hz 纯音诱发的鼓室图的结果解释不能照搬以上所述。根据比对同一个婴儿的耳声发射和声导抗结果发现，双峰型的鼓室图也出现于耳声发射引出的婴儿；平坦型的鼓室图，尤其是当 V_{eq} 很小时，要考虑是否由于外耳道塌陷引起，而不是鼓室有积液。

（四）疾病的诊断

1. 分泌性中耳炎　中耳积液是学龄前儿童的高发疾病。约 90% 的学龄前儿童罹患此病，且平均一年可有多次反复发作，其中超过 25% 的儿童的病程≥3 个月。持续的中耳积液状态将会影响儿童言语的发育。美国耳鼻咽喉 - 头颈外科学会（the American Academy of Otolaryngology-Head and Neck Surgery Foundation，AAO-HNSF）强烈推荐使用鼓室图作为诊断及随访分泌性中耳炎的工具。

2. 听神经病　听神经病指一种以内毛细胞、突触、螺旋神经节神经元和 / 或听神经本身功能不良所致的听觉信息处理障碍性疾病。声反射、ABR、OAE、CM、行为听力测试等是诊断听神经病测试组合中的重要项目，听神经病患儿通常表现为声反射消失或阈值升高。

第二节　儿童耳声发射测试

耳声发射（otoacoustic emission，OAE）是一种产生于耳蜗外毛细胞，经听骨链和鼓膜传导释放入外耳道的音频能量。由 Kemp 于 1978 年最先报道，自此揭开了人类探索听觉机制的一扇窗。耳声发射分为自发性耳声发射和诱发性耳声发射。根据刺激声的不同，诱发性耳声发射又可分为瞬态诱发耳声发射（transient evoked otoacoustic emissions，TEOAE）和畸变产物耳声发射（distortion product otoacoustic emissions，DPOAE）。

一、儿童发育对耳声发射的影响

（一）儿童耳声发射特点

1. 自发性耳声发射的特点　相对于成人，婴儿的自发性耳声发射的频率分布更偏向于高频，反应幅度更大，引出率更高。随着儿童的生长发育，自发性耳声发射的频率、幅值在不断变化。

（1）频率：婴儿的自发性耳声发射的频率分布更偏向于高频，6 月龄以后，自发性耳声发射的频率从高频向低频以 0.25%/ 年的速度变化。

（2）反应幅度：儿童自发性耳声发射的反应幅度较成人更大，其变化的个体差异也较大。

2. 畸变产物耳声发射的特点　0～6 月龄婴儿 DPOAE 的振幅相对比较稳定。婴儿的振幅较成人高 2～10dB SPL。1 岁以内婴儿在频率 2 000～3 000Hz 处的 DPOAE 振幅高于 1 岁以上儿童，而 4～8 岁儿童仅在 6 000Hz 的 DPOAE 振幅高于成人。90% 新生儿的 DPOAE 的信噪比大于 10。

3. 畸变产物耳声发射图的特点　畸变产物耳声发射图（DP 图）显示出有波峰和波谷样的结构，儿童的 DP 图较成人更平坦，儿童和成人的波谷出现的频率范围不一样,成人更偏向于低频区域。新生儿的 DP 图在 3 400～4 000Hz 的频率区域有一个低谷,在 2 000Hz 和 5 000～6 000Hz 有 DPOAE 幅值的下降。

DPOAE 的抑制曲线结果显示:相较于成人,早产儿在 1 500～6 000Hz 有着更尖或更窄的调协曲线。6 000Hz DPOAE 的 I/O 曲线早产儿、足月产儿同成人不一样。6 000Hz DPOAE 抑制调协曲线在 6 月龄仍未达到成熟。

4. 瞬态诱发耳声发射的特点 1 岁内的婴儿 TEOAE 的幅值最大,1～5 岁内儿童的 TEOAE 幅值大于 10 岁的儿童和成年人。不同的频率,儿童 TEOAE 的幅值同成人的差别各不相同,有频率依赖性,但是不依赖于刺激强度以及自发性耳声发射是否引出。所有年龄段,TEOAE 的 I/O 曲线的形状是一样的。TEOAE 的频谱图婴儿同成人不同,1 岁以内婴儿在频率 1 260～5 040Hz 的 TEOAE 幅值较 1 岁以上儿童高,而频率<1 260Hz,TEOAE 的能量各年龄段相同。可引出自发性耳声发射的个体 TEOAE 的幅值高于不能引出自发性耳声发射的个体。

（二）早产儿耳声发射特点

1. TEOAE 特点 早产儿 TEOAE 的潜伏期长于足月儿,且随着胎龄的增加而降低。随着胎龄的逐渐增加,TEOAE 频谱的峰值向高频移动。TEOAE 的（1 500～2 500Hz）区域,平均频率移动速率是 10Hz/ 周,2 500～3 500Hz 区域平均频率移动速率是 16Hz/ 周;4 250Hz（3 500～5 000Hz）附近区域,平均频率移动的速度是 30Hz/ 周。因此,频率移动的速度有着明显的频率依赖性。随着出生胎龄的增长,这种频率移动的速度逐渐趋于平缓,具有饱和效应。自发性耳声发射有类似于 TEOAE 的变化趋势。

2. DPOAE 特点 胎龄也影响 DPOAE 的幅值。胎龄增加,早产儿的 DPOAE 幅值逐渐增加,尤其是在 2 800～4 000Hz 的高频区域。对于早产儿,随频率 f_2 逐渐增加,DPOAE 的幅值逐渐下降,峰值一般位于 1 500Hz 和 4 500～6 000Hz 两个频率范围。足月儿的 DP 图相对平坦。

（三）儿童与成人耳声发射差异的可能原因

1. 儿童外耳、中耳的发育不成熟 出生后,儿童耳声发射变化的部分原因是因为外耳、中耳的发育特点,导致相同的声能经中耳后发生变化引起。

2. 毛细胞功能未发育成熟 虽然从组织学上,耳蜗的结构在胎龄 26 周已经发育完善,但是在超微结构层面仍未完全发育成熟,如纤毛和盖膜的偶联等。

3. 橄榄耳蜗束传出神经系统尚未发育成熟 外毛细胞的电能动性是耳声发射的来源。内侧橄榄耳蜗传出系统调控耳蜗外毛细胞的电能动性。出生后,内侧橄榄耳蜗系统尚未发育完善,因此婴儿的耳声发射同成人有差异。

二、临床应用

1. 新生儿及儿童听力筛查 耳声发射因其操作简单、对听力下降的敏感性高的特点,成为新生儿及儿童听力筛查的电生理测试方法之一。

2. 儿童听觉功能的诊断测试 不同的电生理测试起源不同,反映听觉系统不同结构的功能状态。单凭一项听觉电生理测试很难对一个人的听觉状况进行诊断,尤其是儿童。耳声发射同其他听觉电生理测试相结合,对儿童的听觉功能进行诊断,如听神经病的诊断。

3. 当耳声发射引出,排除受试者有听神经病的前提下,提示受试者的听力正常或有轻度听力下降。

4. 当耳声发射未引出,在确保测试时背景噪声以及仪器的本底噪声低,探头在外耳道内耦合良好、受试者保持安静等的前提下,提示受试者有中度及以上的听力下降。同时,耳声发射未引出,并不一定是耳蜗外毛细胞的异常。当外耳、中耳有疾患时,一方面传递到内耳的声能会有损失,另一方面耳声发射的能量经中耳腔传递到外耳道亦有损失,因此记录不到耳声发射的能量。

 ## 第三节　儿童听觉诱发反应的发育学基础

听觉诱发反应(auditory evoked response,AEP)是通过声刺激或电刺激诱发的听觉神经通路上的生物电变化。AEP 可通过头皮电极记录,是一无创的客观检测方法,临床应用广泛。目前,常用的听觉诱发反应有听性脑干反应(auditory brainstem response,ABR)、听性稳态反应(auditory steady state response,ASSR)、耳蜗微音电位(cochlear microphonic,CM)、中潜伏期听觉诱发电位(middle latency auditory evoked potential,MLAEP)和长潜伏期听觉诱发电位(long latency auditory evoked potential,LLAEP)。不同的听觉诱发反应有着不同的生理结构起源。因为儿童听觉系统逐步成熟的发育特点,所以儿童听觉诱发反应的出现有着相应的时间点。

一、听觉诱发反应的生理结构起源

1. 耳蜗电图中的耳蜗微音电位和总和电位(summation potential,SP)是神经前反应,来源于耳蜗的毛细胞,其余的 AEP 均来源于神经反应,依赖神经元的同步化活动。

2. ABR 起源于自蜗神经到外侧丘系的听觉脑干传导通路。

3. ASSR 的发生源同调制频率有关。调制频率高于 20Hz,低于 50Hz 时,ASSR 起源于中脑、丘脑和初级听皮层;调制频率高于 50Hz 时,ASSR 主要由脑干的神经元产生。

4. MLAEP 的 N_a 成分大多数来源于皮层下结构,尤其是中脑的下丘;P_a 波起源于丘脑和初级听皮层;P_b 波有多个来源,例如:网状激活系统、颞叶的非初级听觉区域。LLAEP 的起源同受试者的觉醒状态亦有关系。LLAEP 的基本成分(如 P_1 波、N_1 波和 P_2 波),起源于内侧膝状体以上的听觉通路,尤其是丘脑、皮层 - 皮层通路,初级听皮层和其他相关的皮层。N_1 起源似乎来自颞叶的上部,P_1 波起源于初级听皮层,尤其是 Heschl 回;P_2 波起源于颞叶附近的初级听皮层附近;N_2 可能起源于额叶、边缘系统以及其他尚不明的皮层下结构。

二、听觉诱发反应的出现时间及发育学基础

儿童听觉诱发反应各波的出现有其规律性。听觉系统生理结构的发育是儿童

听觉诱发反应特殊性的根本原因。

1. 妊娠期第 13 周内的胚胎还没有发育出整个听觉系统的结构，此时无法记录到任何听觉诱发反应。妊娠期第 14~26 周，尽管耳蜗已达到了视觉上的成熟，但是髓鞘化仅出现于蜗神经的耳内部分。因此，也仍无法记录到神经来源的听觉诱发反应。

2. 妊娠期第 27~29 周的早产儿可记录到 ABR，标志着脑干通路早期传导的出现。ABR 的潜伏期在围产期和出生后数月逐渐降低。妊娠期第 27 周开始，髓鞘化伴随着快速合成传导的潜力出现。妊娠期第 27~29 周，髓鞘化出现于脑干通路上，包括耳蜗和脑干之间的蜗神经、下丘和斜方体。自下丘到内侧膝状体的轴突也出现了髓鞘化。此时，是人首次对声音出现行为和生理反应的时期。在妊娠期第 25~27 周，胎儿可对声音做出早期的面部和身体的运动反应。除了听觉运动反射，脑干通路的早期传导是以出现初期可以记录的听性脑干反应为标志的。在围产期，脑干发育的最大特点是蜗神经和脑干通路的轴突髓鞘化密度的快速增加，出生后 6~12 月龄时，密度达到成人的水平。这种快速的髓鞘化是 ABR 的潜伏期在围产期和出生后数月逐渐降低的生理基础。

3. 中潜伏期反应 P_o-N_a 波少有在妊娠期第 25~27 周的早产儿中记录到。在妊娠期第 33 周，P_o-N_a 波可以非常明确地记录到。N_a 来源于皮层下深层。在人类脑干表面的记录显示，N_a 对应下丘的突触后电位。N_a 的潜伏期从妊娠期第 30 周的 28ms 降到足月新生儿的 20ms。在 3 月龄时，N_a 潜伏期降到 18ms。然后，其一直维持到成年。因此，P_o-N_a 反映了从下丘到丘脑的神经通路。脑干的髓鞘化包括轴突经下丘臂投射到内膝状体。这些轴突可能对婴儿期的 P_o-N_a 有贡献。

4. 早产儿的失匹配负波（mismatch negativity，MMN）潜伏期是 380ms，足月后降为 275ms，在 3 月龄时达到成人的水平 230ms。早期，长潜伏期的 MMN 反映了髓鞘轴突的缓慢传导过程。在围产期，从脑干网状核到皮层边缘层投射的成熟是 N_2 波和 MMN 产生的根源。在 6~12 月龄时，皮层发生了两类显著的变化，一是边缘层的显著减少，二是传入轴突的上层大幅减少，但是出现了接受从垂直于边缘细胞的非常薄的轴突的新的输入。在 7~12 月龄时，仍然是核心脑干通路激活了听皮层，混合了丘脑对皮层的输入。儿童对于言语声的反应模式发生了变化。6~12 月，MMN 已很明显，婴儿对母语中的元音较其他语言中的元音更敏感。

5. P_a 在幼年时即已出现，且紧随 N_a 之后，说明 P_a 起源于内侧膝状体至皮层。ALP 中的 P1 在幼年时潜伏期是 80~100ms，随后，潜伏期开始缩短，逐渐达到成人的水平（60~75ms）。偶极子源分析发现 P1 起源于颞叶。

6. 6~12 岁是听觉皮层发育的末期。5 岁时，皮层表层的浅层轴突出现成熟的迹象；11~12 岁时，发育成熟达到成人的水平。听皮层Ⅱ层和Ⅲ层的成熟扩大了皮层之间交互作用的范围。因上部皮层的成熟，儿童的皮层听觉诱发电位出现了 N_1，但是婴幼儿期不易探测到 N1。6~8 岁时，低刺激率可能诱发出 N_1。N_1 起源于听皮层的Ⅱ层和Ⅲ层，似乎反映了听觉诱发活动在听皮层的表层扩散。

以上从听觉系统发育的角度解释了听觉诱发反应的起源及发育变化，这正是儿童听觉诱发反应特殊性的根本原因所在。

第四节 儿童听性脑干反应测试

听性脑干反应（auditory brainstem response，ABR）是声刺激或电刺激诱发的自听神经至脑干听觉传导通路上的一系列生物电反应，属于短潜伏期听觉诱发反应，也是目前临床上最常用的客观听觉功能测试技术。

一、生理机制

耳蜗内螺旋神经节的双极细胞的轴突构成蜗神经。蜗神经入脑后，终止于位于脑桥的耳蜗核。耳蜗核内发出的纤维大部分在脑桥内形成斜方体并交叉至对侧，因其在上橄榄核外侧向上行，故名为外侧丘系。外侧丘系的大部分纤维终止于位于脑干的中脑下部背侧的下丘。此即听觉传导通路的脑干部分。下丘内的神经元发出纤维到达丘脑的内侧膝状体。一定强度的声刺激经外耳、中耳传导到内耳，内耳将声能转换成电能，或是电刺激螺旋神经元后，引起单个神经元产生动作电位，即神经冲动。动作电位沿着神经元传递。听觉传导通路上大量神经元的同步化神经冲动是 ABR 产生的生理基础。用电刺激听神经纤维及听觉核团，ABR 的 I 波和 II 波主要来源于听神经的近耳蜗端和入脑干端，III 波主要来源于耳蜗核的神经元，IV 波主要来源于上橄榄耳蜗复合体，波 V 主要来源于外侧丘系。临床上，用头皮表面电极记录的 ABR 的各波则来源于听觉核团及其周围神经元的总和反应。

二、波形特点

大龄儿童和成人，当用高强度的短声经气导途径刺激诱发 ABR，1～10ms 内出现约 7 个反应波，依次用罗马数字表示为 I～VII。其中，以 I 波、III 波、V 波最为明显，易辨识。随着刺激声强度的减小，各波的潜伏期逐渐延长，I 波首先消失，V 波常最后消失。婴儿的潜伏期较大龄儿童和成人长。在 1 岁内，ABR 的成熟速度最快；2 岁时，ABR 的潜伏期、波形达到成人的水平。值得注意的是，短纯音诱发的气导 ABR 和骨导 ABR 的波形分化较短声诱发的气导 ABR 的波形分化差。但是，年龄对其波形潜伏期的影响同短声诱发的气导 ABR 的变化趋势是一致。

三、临床应用

ABR 是儿童听力学诊断测试中的重要组成部分，同其他听力学测试方法相组合，交叉验证，进行听力学疾病的综合诊断。ABR 常用的刺激声有短声及频率特异性的短纯音或短音。

（一）短声诱发的 ABR

1. 可评估听觉系统功能完整性 短声是目前应用最为广泛的用于诱发 ABR 的刺激声。同时，由于短声的时程短，它能够使神经元同步化更好，也是引出 ABR 最理想的声刺激信号。短声诱发的 ABR 主要用于听觉系统功能完整性的评估。它对脑干水平以下听觉通路的功能有很强的定位诊断作用，可据此诊断受试者是否有神经性病变存在的可能，例如：听神经病。

2. 不可评估听敏度　在未明确听力损失的构型之前，非掩蔽的短声诱发的ABR不能评估任何频率范围内的听敏度，也不能用以判断听力损失的程度、构型和类型。尽管短声诱发的ABR反应阈与2 000～4 000Hz的行为听阈之间的相关性好，但仍不可作为预估2 000～4 000Hz行为听阈的可靠方法。短声的频谱范围较宽，等效能量分布于100～6 000Hz，可高达8 000Hz。该刺激声可使较广泛区域的基底膜毛细胞兴奋，而不是某一特定频带范围内的基底膜毛细胞兴奋。短声的声强影响基底膜毛细胞兴奋的范围。中等强度（50～70dB nHL）短声刺激诱发的ABR主要反映500～8 000Hz范围内的耳蜗基底膜活动。低强度（10～30dB nHL）的短声刺激诱发的ABR主要是兴奋500～4 000Hz范围的耳蜗基底膜。当听力损失局限于某一特定的频率范围内时，非掩蔽的短声刺激诱发的ABR常不能揭示有无听力损失或低估了听力损失的程度。无论是低频、高频或局灶性听力损失都可能出现此种情形。

3. 不可判定听力损失是否有传导成分　短声诱发气导ABR的Ⅰ波和Ⅴ波潜伏期延长不可作为判定听力损失有传导性成分的指标。虽然有传导性听力下降的婴儿的ABR的Ⅰ波潜伏期可有延长，但是以此判断婴儿的听力下降有传导性成分并不可靠。首先有传导性听力下降的婴儿的短声诱发的ABR的Ⅰ波潜伏期并不一定延长；其次，一些存在感音神经性听力损失甚至是正常听力婴儿的短声诱发的ABR的Ⅰ波潜伏期也有延长。因此，不能根据短声诱发的气导ABR的Ⅰ波和Ⅴ波的延长来判断听力损失是否有传导性的成分及传导性听力下降的程度。

（二）频率特异性的声刺激诱发的ABR

短纯音或短音是目前最常用的用于记录频率特异性ABR的刺激声。对于低龄婴儿以及由于智力缺陷、精神障碍等原因无法进行行为听力测试的人群可用频率特异性的声刺激诱发的ABR反应阈来预估行为听阈。用短纯音（短音）诱发ABR预估行为听阈的准确性不受听力图构型的影响。

1. 短纯音（短音）诱发ABR的反应阈值预估行为听阈的方法

（1）利用回归曲线：将短纯音诱发ABR的反应阈值代入回归方程式中计算得出预估的听阈值（estimated hearing threshold，eHL）。如Stapells、Gravel和Martin 1995年推荐用以下方程式从频率特异性的ABR反应阈值预估行为听阈。

$$500Hz的行为听阈 = -3.25 + (0.87 \times ABR反应阈值)$$
$$1\,000Hz的行为听阈 = 1.82 + (0.91 \times ABR反应阈值)$$
$$2\,000Hz的行为听阈 = 4.12 + (0.890 \times ABR反应阈值)$$

（2）校准因子：即用短纯音（短音）ABR的反应阈值减去校准因子即得出估计的行为听阈值（eHL）。因其简便，目前此种方法在临床中应用最为广泛。针对不同的频率，校准因子亦有不同。低频较中高频校准因子的值更大。年龄也是影响校准因子的因素之一。婴儿和儿童的校准因子较成人要低5～10dB。

加拿大英属哥伦比亚省2022年早期听力项目：ABR指南（2022）和Ontrio推荐500Hz、1 000Hz、2 000Hz和4 000Hz的校准因子分别是 -10dB、-10dB、5dB和0dB。

2. 用短纯音(短音)诱发 ABR 的反应阈值预估行为听阈的临床应用注意事项

(1)对于极重度听力下降,频率特异性声刺激诱发的 ABR 无法准确预估行为听阈。当短纯音(短音)诱发 ABR 对最大声输出无反应时,即无法诱发出可辨别的反应波形时,行为听阈的范围是 >85dB HL。Stapells 的一项研究发现,100dB nHL 的刺激声诱发的 ABR 无反应,23% 的耳在 500Hz 的纯音听阈值≤90dB HL,2 000Hz、4 000Hz 分别有 6%、8% 的纯音听阈≤90dB HL,6% 个体 2 000Hz 的纯音听阈≤80dB HL。因为,对于短纯音刺激,25~35peSPL=0dB nHL,由于目前耳机和仪器设备的技术限制,短纯音的最高输出声强一般可达 95dB nHL。因此,短纯音(短音)诱发 ABR 对最大声输出无反应并不能代表受试者没有残余听力。

(2)用短纯音诱发 ABR 的反应阈值预估行为听阈时,一定要结合儿童的发育状况,以及其他听力学结果,综合的进行分析判断。

(3)尽管短纯音诱发 ABR 预估听阈被广泛应用,但是直到儿童能进行行为听力测试,且做出准确的反应,才确定了儿童的听觉敏感度。

(三)骨导 ABR

1. 鉴别听力损失是否有传导性成分 判明儿童听力损失的性质直接关乎对听力损失患儿的治疗干预策略的制定。短纯音(短音)诱发的骨导 ABR 联合气导 ABR 有助于判断听力损失是否有传导性的成分,可用于传导性听力下降和混合性听力下降的鉴别,为制定干预和治疗方案提供重要依据。气导短纯音(短音)ABR 的反应阈值较正常升高,而骨导短纯音(短音)ABR 的反应阈值在正常范围内,即认为听力下降有传导性成分;如果气、骨导短纯音诱发 ABR 的反应阈值均升高,提示听力下降有感音神经性成分。

2. 骨导 ABR 的临床应用注意事项

(1)骨振器最大声输出的限制短纯音刺激诱发的 ABR,骨振器(型号为 B71)的最大声输出在 500Hz 是 51dB nHL,在 2 000Hz 是 63dB nHL。因此,无法记录超过此范围的骨导 ABR 的反应阈,这一点在临床应用中需谨记。

(2)低龄婴儿的骨导 ABR 的反应阈值同成人有显著差异:①对婴儿,低频声刺激诱发的骨导 ABR 的反应阈值低于高频声刺激诱发的骨导 ABR 的反应阈,500Hz 骨导 ABR 的反应阈是 -15~11dB nHL(标准差 8~10dB nHL),4 000Hz 骨导 ABR 的反应阈是 4~17dB nHL(标准差 7dB nHL);②婴儿骨导 ABR 的反应阈值较成人低,因此,正常听力成人和婴儿骨导 ABR 的反应阈值标准不同,Foxe 和 Stapells 推荐婴幼儿未加掩蔽的骨导短纯音诱发 ABR 在 500Hz、2 000Hz 的正常值标准分别是 20dB nHL 和 30dB nHL。

(3)因为低龄婴儿的颅骨的骨缝尚未闭合,所以骨振器的耳间衰减值大,可达 25dB。此时,用双通道同时记录颅顶 - 同侧乳突及颅顶 - 对侧乳突,无需掩蔽可以得到单耳的骨导 ABR 的反应阈值。双通道记录时,潜伏期短而振幅大的波 V 所在耳就是反应耳。这种同 / 对侧通路波形的不对称性随着年龄的增大而减小,在成人及大龄儿童较小。

第五节　儿童听性稳态反应测试

听性稳态反应（auditory steadystate response，ASSR）是由规律、重复声刺激信号引起的与刺激声信号有严格锁相特性的反应。

一、生理机制

当以等于或高于听阈强度的刺激声刺激时，耳蜗基底膜上对应频率区域内的毛细胞被激活，冲动沿着听觉通路向听觉中枢传递，这种兴奋的发放频率与刺激信号的调制频率一致，脑电图将在原来基础上出现与调制频率同步的反应。这种与调制频率同步或跟随变化的脑电图活动称为"相位锁定"，而且这种现象可以时间间隔一致、波峰重复出现的形式在时域图内显示。相位锁定说明大脑或者听觉通路对刺激信号有相应的稳态反应，是 ASSR 产生的基础。

二、刺激声

1. ASSR 的刺激信号　ASSR 常用的刺激声信号有调幅声（amplitude modulated，AM）、混合调制（mix modulated，MM）声信号，但 AM 的幂指数信号短音（exponential AM tone）、短时程的纯音（brief-tone）、短声（click）等信号只要以一定的刺激速率给出，也能够引出 ASSR。只是出于听阈测试目的，ASSR 应该选用频率特异性较好的信号。声的能量主要集中在载波频率 ± 调制频率上，具有很好的频率特异性。

2. ASSR 的刺激速率（调制声信号的刺激速率即为调制频率 ）　ASSR 在不同的声刺激速率下均可引出，刺激速率为 25～55Hz 的称为低刺激速率 ASSR，而刺激速率为 70～110Hz 的称为高刺激速率 ASSR，二者产生兴奋的神经元所在部位不同，前者为皮层或皮层下区域，后者主要位于脑干。众所周知，低刺激速率 ASSR 是 40Hz 事件相关电位，即调制频率为 40Hz 时所诱发的 ASSR。40Hz ASSR 受醒觉状态的影响较大，只适合于清醒配合的成人或大龄儿童的听力定量诊断。80Hz ASSR 因不受醒觉状态的影响，已经越来越广泛地应用于婴幼儿听力测试。

3. ASSR 的刺激方式　ASSR 的记录，既可以每次测试只给一个刺激信号，也可以每次测试同时多个刺激信号。

三、临床应用

目前 ASSR 主要用于婴幼儿童听阈的预估，但各研究的方法及结果有一些差异。婴幼儿 ASSR 的结果解释需注意以下内容。

1. 婴幼儿的年龄因素　婴幼儿的 ASSR 阈值会随着年龄的增大而改变。早产儿各频率的 ASSR 阈值均较足月儿高。婴幼儿骨导 ASSR 的阈值与成人也存在差异，其 500Hz 的阈值会随着年龄的增大而降低。因此当用 ASSR 预估行为听阈时，应考虑年龄因素对结果的影响。

2. 听力损失的程度　ASSR 的反应阈值同行为听阈之间的相关性受听力损失

程度的影响。随着听力损失程度的加重，ASSR 的反应阈值同行为听阈之间的相关性增加。

3. 目前 ASSR 只能用于听力损失的定量诊断 中耳、内耳或听觉通路上更高水平有病变时，ASSR 都表现为阈值升高。由于骨导 ASSR 的研究还不完善，因此 ASSR 用于听力诊断的局限性在于仅能说明存在听力损失，而对听力损失性质的诊断还需结合其他听力学检查。

4. ASSR 无法区分听觉刺激和非听觉刺激 在重度 - 极重度听力下降的人群中，ASSR 也有反应，但是这一反应可能来自非听觉系统，例如前庭系统。因此，临床上对此结果的解释需谨慎。

5. ASSR 不能预估听神经病患者的行为听阈 听神经病的婴幼儿 ASSR 同行为听阈之间差异大，需结合其他听力学结果，综合分析。

第六节 其他听觉诱发反应测试

在儿童中，ABR 和 ASSR 是最常用的听觉诱发反应。除此之外，耳蜗微音电位（CM）和皮层听觉诱发电位（CAEP）在儿童的听觉系统疾病的诊断中也得到越来越多的应用。以下将进行简要介绍。

一、耳蜗微音电位

CM 是一种交变电流，主要起源于耳蜗外毛细胞。CM 为神经前反应，可忠实地复制刺激声的波形。使用插入式耳机运用疏波和密波两种刺激声信号可以诱发 CM。CM 和短声诱发的 ABR 联合运用可用于听神经病的诊断。听神经病的听力学特点是 ABR 未引出或波形异常，但是患者的外毛细胞功能正常。虽然 CM 和 OAE 都起源于外毛细胞，但是并不是所有的听神经病患耳都可以引出 OAE，但是几乎所有的听神经病患耳都可记录到 CM。据英国新生儿听力筛查（newborn hearing screenin program，NHSP）临床协作组的 CM 测试指南指出，当短声诱发的 ABR 在最大声强未引出或当刺激声强≥75dB eHL 出现波形的异常，需要排除受试者是否有听神经病。上述情况下需结合 OAE 和 / 或 CM 用于听神经病的诊断。

二、长潜伏期听觉诱发电位

长潜伏期听觉诱发电位（LLAEP）作为神经元成熟的指标有重要作用。通常，P_1 波的潜伏期随着年龄的增加逐渐缩短。儿童以 P_1 波和 N_2 波为主，成人则以 N_1-P_2 为主。P_1 波首先出现，然后在 3～6 岁出现 P_2 波和 N_2 波。尽管随着年龄增加，LLAEP 成人的潜伏期下降，振幅增加，但是并不是所有的波形成分变化都是一样的。P_2 波较 N_1 成熟的速度更快。N_1/N_2 的振幅比随着年龄显著增加。

N_1 实际上是一个波复合体。N_1 的参数，包括它的出现、潜伏期和振幅，亚成分以及同一时间框内的其他负反应波的出现会因刺激的参数和其他因素诸如受试者的注意力、记忆力和觉醒状态影响。N_1 成分的出现反映了听觉皮层的Ⅱ层和Ⅲ层的轴突成熟。

　　由于 P_1 波的潜伏期与年龄之间的相关性特征，因此，将 P_1 波的潜伏期作为听觉发育的指标之一。N_1 波反映中枢神经系统对于来自外周听觉系统声信号注意过程的激活，是声音信号到达听觉皮层的生理性标志，N_1 波的出现为刺激到达皮层提供了依据，反映听觉察觉的过程，可将其作为听觉察觉能力的客观指标。由于潜伏期反应受刺激参数及受试者觉醒状态的影响，LLAEP 并不是一种客观预估听阈的理想方法。目前，LLAEP 可用于助听器验配和人工耳蜗植入后效果的评估。早期植入人工耳蜗的儿童在随访期间，可观察到 LLAEP 的 P_1 波的振幅增加，潜伏期缩短。运用 LLAEP 的 P_1 波可用于助听器或人工耳蜗植入儿童中枢听觉系统发育程度和可塑性的评估。

　　总而言之，每一项测试方法都有其优点和局限性，对测试项目的组合使用，取决于临床应用的目的。儿童电生理学测试有其特殊性，在结果的解释上需要结合听觉系统发育及儿童的认知发育、神经系统发育进行综合评估。

（梅　玲　黄治物）

扫一扫，测一测

第七章

儿童行为测听

本章目标

1. 掌握儿童行为测听的基本理论和基本技能。掌握儿童游戏测听。熟练掌握儿童视觉强化测听。

2. 熟悉儿童行为观察测听。熟悉儿童言语测听。

3. 了解特殊儿童行为听力评估。

第一节 儿童行为测听概述

随着现代科学技术的发展，婴幼儿听力测试的手段大大增加，但是无论测试技术变得多么成熟完善，儿童行为听力测试都是儿童听力评估中必不可缺少的手段，所以每位临床儿童听力师都必须深刻理解和熟练掌握基本的儿童行为测听方法。行为听力测试是一种心理物理测试方法，测试声音要经过耳蜗的听觉感受器、周围听神经、中枢神经系统的听觉脑干、听觉皮层和皮层的整合后，并发出指令经传出神经、到达效应器的过程。与行为听力测试相比，电生理的听觉测试是对听通路至脑干或大脑皮层听觉电位的记录，是一种生理检查法，并不是真正的听力测试，目前仍无法替代儿童行为测听。因此，儿童行为听力测试在临床听力诊断和鉴别诊断中占有重要的地位。对于有经验的儿童听力学家，都会有一整套特殊测试的方法用于日常的临床听力检查，并能为每位就诊儿童制订出有针对性的测试程序。

在儿童听力诊断中，虽然儿童行为测听是非常重要的听力测试，但测试会因儿童的年龄、智力、交往能力、言语发育能力、身体发育成熟度等因素，使得儿童听力测试比成人听力测试面临更多的困难和挑战，而临床儿童听力师的经验和技巧往往是成功评估的关键。

在儿童行为听力评估中，只有当儿童能戴上耳机得出阈值（250～4 000Hz）时，才能认为儿童行为听力检查结果完整，所以有时需经过多次测试。为使所有听力检查结果之间具有良好的可靠性和有效性，儿童听力评估常需要采用组合测试交叉验证的方法，在实际临床工作中各种测试技术的应用不能有所偏颇。

在儿童听力评估过程中，还要给父母适当的指导。当儿童疑有听力损失时，要指导父母须有心理准备，并在儿童的不同年龄阶段进行多次听力检查，直到获得准确听力结果。

第二节 儿童行为测听的工作流程和准备

一、工作流程简介

1. 接诊

（1）儿童和陪同家长进入接诊的游戏区处。接诊区的设施和玩具要定期消毒，避免交叉感染。

（2）了解儿童近期的身体情况，如身体不适应取消当天测试。嘱咐家长做好测试前准备，如穿着要适当，使儿童处于舒适状态等。

（3）登记儿童基本信息，请家长填写父母观察调查问卷。

2. 分析父母观察调查问卷内容。

3. 详细采集病史　根据儿童行为测听要求采集病史，完成问诊表的内容（见附录1～附录3）。由于病史采集可以提供有价值的诊断信息，采集时为了获得一份完整病历需涵盖个性化的重点，常需制订个性化的问诊步骤和策略。

4. 进行电耳镜检查。

5. 观察儿童的听觉行为　详细观察受试儿童的听觉行为活动和发育成熟度，快速判断发育指标（见附录3），确认实际发育年龄、身体状况和认知年龄，确定基本听力测试方案和步骤。

6. 准备测试室　根据病例需要准备相应的听力设备，准备适宜的测试玩具、安抚玩具，确定测试时的座次安排，准备记录表格。检查听力计、各种换能器、声级计的工作状态，检查视觉强化器开关和对讲系统的工作状态。准备双室或单室测试的工作方案。

7. 向父母介绍测试的流程和注意事项。

8. 测试过程的基本步骤。

（1）建立听觉行为的条件化

1）选择适宜的刺激声的类型或制订可能需要更换刺激声的方案。

2）起始频率和强度的设定。

3）条件化的方式和步骤。

4）换能器选择和制订可能更换的方案。

5）确定可以接受的听觉反应方式。

（2）获得听力阈值

1）确定测试频率的顺序以及实施的策略方案。

2）获得每侧耳听力阈值或相对好耳听力阈值需考虑的因素：频率更换和耳侧别更换的顺序方案；耳机下阈值（气导阈值和骨导阈值）；声场下阈值；大龄儿童的掩蔽技术的使用。

（3）获得言语测听的言语察觉阈或言语识别阈：验证听力阈值的可靠性和准确性。

1）12月龄左右儿童，在视觉强化测听（VRA）结束后，通过对讲系统进行口声的言语声察觉测试,获得言语察觉阈。

2）18月龄左右儿童,在 VRA 结束后,获得每侧耳的察觉阈,设置 4～5 个儿童可认识的简单玩具,通过对讲系统应用口声的最小反应声级进行测试,受试儿童可正确用眼注视或寻找出 2 个以上的玩具。

3）24月龄以上儿童,在游戏测听（PA）结束后,获得每侧耳的言语识别阈（speech recognition threshold, SRT）,设置 5～6 个玩具,请儿童指认玩具,或指认身体部位。

（4）完成鼓室图测试:对于无法完成骨导听阈测试的儿童,依据儿童中耳鼓膜完整情况安排声导抗测试。首先快速完成鼓室图测量,了解中耳的基本情况,依据儿童配合度,尽量继续完成声反射阈测试。

9. 记录和分析测试结果

（1）分析影响测试结果的因素。

（2）分析和记录已完成的测试内容,并完成听力图记录。

（3）制订和安排复测的时间表。

10. 依据组合测试交叉验证的原则向父母分析和解释测试结果,推荐干预方案或转诊方案。

（1）解释正常听力和听力损失。

（2）重点解释听力损失与言语发育之间关系和影响结果。

（3）解释对整体听功能评估结果的结论。

（4）解释听力损失需要的干预方案,包括双耳助听器或人工耳蜗。

（5）解释需要多次复诊的时间表和必要性。

11. 向家长提供已知的社会服务资讯,并对家长进行服务性咨询和指导。

二、与家长的沟通和儿童病史采集

在儿童听力评估工作中,与父母的交谈和问诊对于准确获取儿童听力结果是至关重要的步骤。一般来说,要花费较多的时间与父母交谈,因此儿童听力师除应具备娴熟的测试技巧、洞察儿童听觉能力和听觉行为能力之外,还应具有良好的沟通能力。通过对父母的问诊,可以了解儿童听觉发育史,预先判断儿童听力损失的起始时间和程度。因此,需研究每例被测试儿童的生长发育史。

通过询问和观察儿童的生长发育情况,依据其能力可选择适合的游戏活动用于测听工作中,询问儿童身体的活动能力,与同龄儿童身体活动能力是否一致,是否存在头面部和肢体发育畸形,是否有视觉障碍,是否能够独立坐稳在小椅子里,小手持握玩具的动作是否灵活,因为持握动作的精细度也影响着所采用游戏玩具的部件大小的选择。

基本问诊内容应该包括以下内容（见附录 1～附录 3）。

1. 听力史采集的一般技巧　"是谁发现孩子有听力问题?""你认为你的孩子有听力问题吗?""谁介绍来就诊的?""是否参加新生儿疾病筛查?"以此来开始病史的采集,可获得儿童听力损失的具体实例,预期获得测试工作的刺激声的初始测试频率和初始测试强度。比如,是幼儿园老师先发现听力损失儿童与其他正常儿童相比聆听反应迟钝,以此判断儿童的听力损失对理解普通谈话声级有一定困难;邻居发现有听力损失的儿童对电话铃声不敏感,可以提示听力损失的程度与频率范围;父母发现儿童的语言发展很慢或者在提问时孩子经常反复询问"你说什么呀?"或"啊?啊?"需要反复重复话语或提高讲话音量等。

可根据儿童的年龄重点询问儿童对声音大小反应的需求,以帮助确定测试第一步的初始给声强度。如果能听到普通谈话声、手机电话铃声,能主动听打电话,一般可疑为轻中度听力损失存在;如果仅对大声叫、大声击掌、动物狗吠叫的声音感兴趣,此类情况一般疑为中度听力损失存在;如果仅能听到特别大的关门声、放鞭炮声、汽车喇叭声等声音,此类情况一般疑为重度听力损失存在。同时通过问诊还能发现哪侧耳的听力比较好,从而可能获得听力损失较重耳的侧别。

2. 不同年龄儿童听力情况采集的简要内容　对于不同年龄段的儿童可按以下询问方式去了解。

(1)0~4月龄:儿童安静睡觉时,突然的响声能让他醒一会吗?突然的强声会使孩子惊跳吗?

(2)4~7月龄:儿童对视野以外的声音能转头寻找吗?5~6月龄时能反复咿咿呀呀发出各种噪音的声音吗?7月龄时能直接转头朝向说话的人或声源吗?6~7月龄时能咿咿呀呀跟随发声吗?6月龄时能独立坐稳吗?

(3)7~9月龄:如果声音不在水平方向,孩子能不能直接找到声源?如果没看到声源时,他会不会咯咯笑或者发出mu-mu-mu的语声?孩子发出的声音有没有声调的变化?

(4)9~13月龄:孩子能转向并找到后面的声音吗?孩子开始模仿一些声音并能发出大量不同的声音了吗?他们能发一些辅音(如bu-bu-bu、du-du-du)吗?孩子是说"ma-ma-ma-ma"还是只是"mama"?孩子还能发出什么特殊的声音?

(5)13~24月龄:当你从另外一间屋子里叫孩子的时候,他能听见吗?孩子会用一些声音来回答你或是走到你跟前吗?除了"妈妈"他还能说什么词?他的发音正常吗?

从这些问题以及孩子目前的发音、言语程度,可以获得儿童听力损失的起始时间及程度的线索。如果孩子的发音尖锐,并只能发出元音样的声音,可怀疑其患重度听力损失的病史已较长;如果发音质量很好,而又有重度听力损失,那么听力损失可能是近期开始的;如果孩子能讲一些词,且发音正确,那么听力损失也是近期发生的。这些线索有助于确定病因、听力损失发生的时间、程度和频率范围。

有关儿童听力损失时间,可以询问父母是谁发现的以及谁介绍来就诊的。有时发现者可能不是直接的看护者,可能是邻居、朋友或幼儿园老师。希望家长提供发现听力损失的具体事例和表现,如与儿童对话时,儿童常以"啊?啊?"接应。有关听力损失侧别,可以询问诸如"儿童常用哪侧耳听电话?""晚上讲故事愿意在妈妈哪侧听?"等问题。此外,还要询问是否存在听力波动史,听力是否时好时坏或渐进性加重?

3. 询问母亲妊娠史和儿童出生史　母亲孕期有无感染史、疾病史和用药史,尤其是孕期前 3 个月，如风疹、麻疹、流感、腮腺炎、巨细胞病毒、单纯疱疹病毒等病毒感染史，以及弓形体、梅毒螺旋体感染等。分娩期间是否有缺氧、窒息、APGAR 评分低，出生时低体重，是否有抢救史，是否有病理性黄疸的情况，如溶血病、核黄疸等。这些都是可能引起先天性听力损失的原因（见附录 1～附录 3）。

4. 询问儿童发育史　儿童的体格发育、智力发育是否正常，听力及语言的发育情况是否与同龄儿童一致，了解与同龄儿童一起玩耍时是用言语表达还是用手势表达。

5. 询问家族史　家族中有无其他听力损失者，发病年龄及原因（见附录 1～附录 3）。

6. 询问儿童疾病史和药物史　询问有无脑膜炎、腮腺炎、抽搐、中耳炎等病史，有无头部外伤史，是否用过耳毒性药物，尤其是庆大霉素、链霉素、卡那霉素等氨基糖苷类抗生素的应用。

7. 询问助听器佩戴史　如果使用助听器，询问验配的年龄和使用的效果。

三、与儿童交流的技巧

被测试的儿童是儿童行为测听中的主体，与其交流是决定测试成败的关键。

进行儿童行为测听时可能听力师会抱怨"儿童的反应方式太多变，无法做出准确的判断""儿童太爱哭，测试无法进行下去""儿童不愿配合，教不会需要做的游戏""儿童行为测听太难了"等。因为儿童只做自己想做的事，所以儿童听力师必须在恰当的时机进入儿童的世界。

1. 与儿童交往的技巧　一般儿童面对狭小的、封闭的、光线较暗的测试环境，会产生恐惧感。与所有年龄段的儿童相处，要先与其父母迅速建立轻松的关系，采用愉快的交谈方式让父母和儿童心情放松。在问诊环节中，会让一些恐惧的儿童放松下来，安静玩弄手边的玩具，认为一切都很自然。有时父母的安静配合可以扮演测试过程中的某一个参与角色。父母的示范与配合可以使儿童融入测试过程，使测试更为顺畅。

2. 与儿童交流的表达方式　与儿童交流时要用肯定的、愉快的和直接的方式表达，告诉他们应该做什么事情。避免使用询问的口气表达。比如"我给你戴上耳机好不好？""拿着这个玩具听一听好不好？"，在这种情况下，大多数儿童都会说或表示"不"，这意味着测试过程的终结。使用肯定愉快的陈述方式表达你的要求，通常儿童会按照期望的要求去完成任务。当儿童表现出期望的正确反应活动，还应给予坚定热情的鼓励，使其形成一种所要求的定型的行为反应，即条件化下形成的听觉行为活动。

要喜欢和关爱每一位参加测试的孩子。包括一些特殊的儿童，如容易哭闹的、脾气暴躁的、性格内向的，或是有各种综合征的儿童。正确地完成儿童行为测听工作，关爱与技能同等重要。

3. 儿童听力师在行为听力评估应具备的技能

（1）能熟练掌握和正确使用纯音听阈测试技术以及言语测听技术，并能理解其精髓，以保障在儿童行为测听和儿童言语测听中灵活正确地运用。

（2）熟练掌握1月龄～6岁的正常儿童生长发育特点，尤其是听觉言语发育指标，以保障正确选择测试方式和分析判断结果。

（3）理解和掌握儿童的心理活动和心理需求，以保障在测试过程中能够准确观察和判断儿童的反应结果。

（4）能采用组合测试交叉验证的方法，准确判断行为听力测试结果的可靠性和有效性。

（5）具备与儿童家长顺利沟通的技巧，如问诊技巧，以保障制订合适的测试方案和实施测试流程，以及听力损失干预方案的解释和制订。

四、耳部观察和使用电耳镜检查

观察耳郭、外耳道和鼓膜是评估婴幼儿听力情况的基本操作。行为听力测试前需要使用电耳镜进行耳部的检查。观察耳郭形态和位置，耳郭和外耳道是否有畸形，外耳道是否有狭窄、闭锁，外耳道是否有渗出液，外耳道是否有堵塞等现象。观察鼓膜是否有病理性改变，是否有红肿、内陷、穿孔等现象，是否有导管置入。此外，某些听力检查过程需要在外耳道插入探管、使用插入式耳机或压耳式耳机，因此还需要确认外耳道是否有放置探管的禁忌证或有引起外耳道塌陷等情况。

外耳道塌陷在儿童容易出现，外耳道塌陷是指当戴上压耳式耳机后，耳罩压迫耳郭软骨出现封闭外耳道口或外耳道变形塌陷的现象，会引起言语频率听阈差15～20dB，出现传导性听力损失的假象。测试前检查者应以食指和中指试压儿童耳郭的耳屏和耳轮处，模拟耳机罩置于耳郭上的情形，观察是否会造成外耳道塌陷或外耳道口堵塞。如出现此情况可以用纱布垫于耳郭后，可以开放外耳道。或者改用插入式耳机。

进行电耳镜检查的主要步骤如下。

（1）向父母解释所要进行检查的目的。

（2）调试电耳镜光源，选择合适窥器型号，并消毒，以"握笔式"手法持镜，检查儿童左耳时左手持镜，检查右耳时右手持镜。注意窥器头尽量不要触碰外耳道壁，防止儿童拒绝配合。

（3）用简单的动作和语言向儿童演示这项检查，向他/她演示耳镜和探头不会引起疼痛。

（4）打开电耳镜光源，照在检查者手上，让儿童观看光点，然后让光点照在家长手上，或毛绒玩具上，慢慢将电耳镜的光源移向儿童的手上，或试着让电耳镜光源照检查者自己耳朵，或试着用电耳镜观看家长耳朵来演示检查过程让儿童观察。然后光源转向儿童手，沿儿童手臂慢慢上移至耳部进行检查。对于大龄儿童可以让其持握电耳镜，帮助其将光源照在家长的耳处。一般依据此步骤可以顺利完成儿童外耳道和鼓膜检查（图7-2-1）。

（5）听力测试前如果儿童不能接受电耳镜检查，在测听结束后，再次依照上述方法尝试完成。

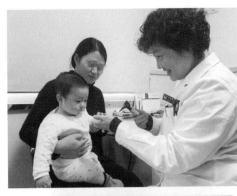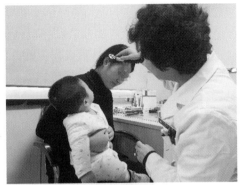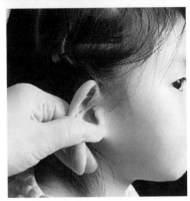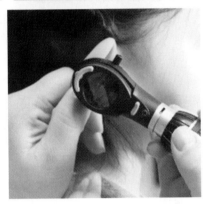

图 7-2-1　电耳镜检查示意图

第三节　行为观察测听

一、概念和测试目的

行为观察测听（behavioral observation audiometry，BOA）是当刺激声出现时，在时间锁相下测试者要判断婴幼儿是否出现可察觉到的听觉行为改变，评估婴幼儿听力状况的一种测试方式。

常用发声玩具的声信号、言语的声信号或窄带噪声的声信号，作为婴幼儿听力反应评估的刺激声。测试时要能很好地控制刺激声，并能解释由发声玩具刺激声引起的简单听觉行为反应。由于这种测试没有条件化过程，没有强化刺激过程，测试结果通常为阈上听力，只能作为听力正常、疑有听力损失或大致听力损失听力级范围的初级指标。但是对于 3～6 月龄婴儿的听力评估，BOA 仍是最具时效性的获得真实听力级的方法。

在实际临床工作中，由于 BOA 测试方法快捷、简单，在低龄儿童听力评估中也广泛使用，因此应用范围不仅仅局限于 6 月龄以下的婴幼儿。对于听力损失儿童的父母，由于 BOA 的测试过程具有较强的演示性和展示性，很容易让家长理解和明白听力损失给儿童带来的困难和存在的问题，从而能让父母尽快接受接下来的听力干预方案。

二、适用年龄范围

临床常用于评估 6 月龄以内婴幼儿的听力状况。

对于 6 月龄以内婴儿，常应用发声玩具的声源作为刺激信号，来确定婴幼儿是否对刺激声的声信号做出适合年龄范围的行为反应。

对于 6 月龄以上儿童，临床上 BOA 也常作为视觉强化测听和游戏测听的交叉验证手段，还可以帮助确定儿童的声源定位能力，并进一步判断其测试结果的可靠性。或者在无法建立条件化的特殊病例中，如目前比较常见的听神经病的婴幼儿，应用玩具发声和言语声作为刺激声，对儿童听力做出基本评估，其结果可能是唯一真实的听力资料。因此在把握儿童的年龄、认知、身体活动能力和总体成熟度后，熟练应用 BOA 测试在临床工作中是很重要的。

三、测试环境和设备

1. 测听环境 测试在隔声室中进行。测试要求室内灯光明亮。由于小婴儿有将视线转向明亮区域的趋势，在儿童视野范围内不能出现过大的阴影区，室内过于明显的明区与暗区，会引出假象，影响测试结果准确性。室内也应避免镜子等会出现视觉上暗示的物体。

2. 测试设备 测试中主要使用的设备是声级计和发声玩具。也可以在声场下测试，使用听力计和扬声器。

（1）声级计：主要用于声压级的监测。声级计的基本参数应设为 A 计权、快速反应特性挡。

使用 A 计权测量时，在刺激声很轻时，可以有效地避免低频背景噪声的干扰。快速反应特性挡，整合时间约为 200ms，有利于测量在强度上有短时相波动的刺激声，这种特点更加符合人耳的听觉特点。

测试前要将声级计固定在相应的位置，以便观察数据。声级计可以竖着固定在三脚架上。如果测试时家长是抱着儿童进行测试，也可以选择用较长导线把声级计的麦克风悬吊在天花板上置于合适的测量位置。

（2）发声玩具：发声玩具是 BOA 中常用的产生刺激声的声源。发声玩具应用的种类较多，选择时需要覆盖从低到高的各个频率。其中，常见的发声玩具包括：大鼓（250～500Hz）、大锣（800～1 000Hz）、鱼梆子（500～2 000Hz）、单响筒（1 000～2 000Hz）、响铃（约 2 000Hz）、手铃（2 000～4 000Hz）、手摇铃（约 4 000Hz）、小号铜碰钟（2 000～8 000Hz）、沙锤（8 000～10 000Hz）等，此处显示的频率数据仅供参考（图 7-3-1）。

此外，言语声也是重要的测试用声源，如 ba-ba-ba（～500Hz）、shi-shi-shi（～2 000Hz）、si-si-si（～4 000Hz）。

临床上对每一个使用的发声玩具要进行声学特性标定，包括在一定强度下的发声玩具的频率范围，并记录下来标注在发声玩具上或列图表注明示意。此外，使用发声玩具的方法和摆动力度，测试者应该提前熟悉和练习，因为发声玩具刺激声的频率特异性是与其强度范围相对应的，超过一定强度范围频率范围亦随之改变。

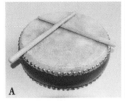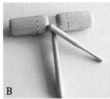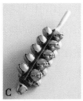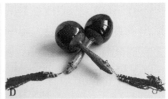

图 7-3-1　发声玩具类型和频率范围

A. 大鼓（250～500Hz）；B. 单响筒（1 000～2 000Hz）；C. 手摇铃（约 4 000Hz）；D. 沙锤（8 000～10 000Hz）。

在存放发声玩具时，提倡在发声玩具架子上以适当的标签简单区分出低频、中频、高频和宽频发声玩具，并且按照一定的次序摆放，以方便测试时使用。

四、测试人员和儿童的座次

测试时，一般 3～6 月龄婴幼儿可以单独坐卧在比较宽大的宝宝椅子中。测试使用的椅子应该保证儿童感到身体舒适，高度自然，并且儿童头颈能够自如转动。如果儿童坐在椅子上感到不适恐惧，可以让母亲抱着婴幼儿进行测试。

一般 BOA 需要两人合作完成，两位测试者分别作为主测试者和诱导观察者。

1. 主测试者主要负责询问病史，控制测试进程，选择和控制给出刺激声的强度和频率范围，在时间锁相内观察儿童发生的行为反应，如转头或者身体活动，并及时判断这种反应的正确性与可靠性。

2. 诱导观察者是管理儿童活动的责任人，同时还需要适时向主测试者暗示可以给出刺激声的时机。同时也要决定儿童的反应活动是否可靠，并且快速及时记录儿童每一次的反应活动方式、刺激声的频率和强度等结果。

在正式测试的过程中，两位测试者应该互相配合，分工协作，在儿童的注意力以及状态较好的时候获得尽量多的信息。主测试者负责在适当的时机使用恰当频率的发声玩具，发出一定强度的刺激信号。诱导观察者要利用玩具吸引儿童的注意力，尽量使婴幼儿维持在平静舒适的状态，以确保婴幼儿的反应能及时地被观察到。但同时，诱导观察者也应该避免儿童太过专注于面前的玩具，促使儿童放弃或减弱对刺激声的反应。诱导观察者需要详细记录该信号的声压级等参数。

五、刺激声

1. **刺激声的选择**　BOA 中使用的刺激声，应该具备有效引出婴幼儿听觉反应的特性，同时它还应该覆盖大部分的频率，全面地了解婴幼儿总体的听力状况并能勾勒出听力图的总体形状和范围。临床上多使用发声玩具来产生测试信号，在测试中也可以使用窄带噪声和言语声等刺激信号。

在 BOA 使用发声玩具的刺激声时，给予婴幼儿的刺激声，可以遵循先使用宽频信号的刺激声、其次使用高频信号的刺激声、再次使用低频信号的刺激声，最后使用可以产生最大强度信号的玩具刺激声的顺序。

在 BOA 测试中为了更准确引出婴幼儿可能的刺激反应，还应遵循的规则是给出的刺激信号应持续 3～5s；每次刺激声相互之间间隔至少持续 10～30s；儿童要在时间锁相下的 2～3s 内做出行为反应。

2. 刺激声的声压级监测　在 BOA 中，因为刺激声信号是由主测试者手持发声玩具产生信号，因此为了确定信号的强度和频率，要对刺激信号的声压级进行监测。

常用的监测方法有三种：现场监测、事先监测和事后监测。

（1）现场监测是临床上最常见的监测方法。在测试过程中，将声级计置于现场规定的位置，由主测试者在发出信号的同时，观察并记录该信号的声压级强度。声级计与发声源的距离应当与测试耳到发声源的距离相同，形成的夹角也应该相同（图 7-3-2）。实际使用时，记录的数据是声信号给出后，声音持续期间声级计指针摆动峰值的均值。

（2）在无法进行现场监测的条件下，也可以采用事先监测。主测试者使用之前测量好的各种发声玩具的声压级信息。但要注意，这种方法可能产生较大差异，因此要求主测试者经过良好训练，熟练掌握每个发声玩具的声音信号的特性。

（3）有时也可采用事后监测的方法，即在使用某一频率和强度的发声玩具后儿童做出了反应后，再将发声玩具对着声级计重复一次相同的刺激声来测量其声压级。此时，我们必须尽可能地保证重复的信号与之前的信号有较好的重复性，而且发声源和声级计的距离不能改

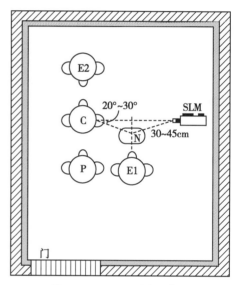

图 7-3-2　BOA 测试示意图
P. 父母；C. 儿童；E1. 主测试者；E2. 诱导观察者；N. 玩具；SLM. 声级计。

变。这个方法可靠性有限，因为实际测量中，很难做到重复一次相同的信号，并且这个方法会导致婴幼儿多次暴露在刺激声下，对后续刺激声的反应降低。

六、测试距离的控制

发声源与测试耳的距离也会对测试结果产生影响。正确的测试距离应当使测试耳与声信号源保持在 30～45cm。如果测试距离过大，比如大于 1m，声音能量到达耳内时的衰减会变大，更加不易引出婴幼儿的听觉反应。并且距离越大，信噪比越差，这也会影响婴幼儿的反应。但是测试距离也不能过小，如果距离太近，婴幼儿可将一些主测试者动作导致的较轻噪声，被误认为是刺激信号而产生反应。同时，距离太近也可能产生视觉和触觉的影响，如气流的扰动，其结果可靠性会受到影响。

七、婴幼儿的听性反应

婴幼儿在听到了刺激声后可以产生听性反应，BOA测试婴幼儿引出的行为活动是听性行为和听觉应答，可以分为两类：听觉行为反射和听觉行为注意，即反射性或注意性行为。

1. 听觉行为反射 包括惊跳反射和听-眼睑反射。

2. 听觉行为注意 根据身体的发育情况可以出现以下行为活动的改变。

（1）在浅睡眠状态下，声刺激可以引出吸吮动作变化、微微睁眼、眉毛挑动、皱眉、嘴角抽动、四肢的微扰活动。

（2）在清醒状态下，包括各种"倾听"的活动。儿童在安静状态下可以引出的反应，如四肢活动停止，吸吮活动停止，或活动增加；屏住呼吸或呼吸节律变化；凝视；或开始发声，突然停止发声；面部表情变化，微笑、皱眉、凝视、吃惊地发声、睁大眼；开始或停止哭；寻找或定位声源，眼球慢慢转向声源方向，或头慢慢转向声源方向，或者其他一些行为变化。最普通的注意性行为是当婴儿听到声音时，他会先睁大眼睛看父母，好像想找到声源。

多数情况下，婴幼儿对同一刺激声的重复给声可以产生持续性的反应，即可认为婴幼儿听到了刺激声。但是在婴幼儿对重复给声产生了不同的反应活动时，如果第一次反应清晰可靠，就应该接受第一个反应结果。

表7-3-1列出了从出生到2岁的正常听力儿童声源定位能力发展的行为反应形式。

表7-3-1 0～2岁听力正常儿童声源定位能力发展的行为反应形式

年龄	发声玩具/dB SPL	啭音/dB HL	言语声/dB HL	期望反应方式	引起惊跳的言语级/dB HL
0～6周龄	50～70	75	40～60	睁大眼，眨眼，从睡眠中醒来，惊跳反射	65
6周龄～4月龄	50～60	70	45	睁大眼，转眼珠，眨眼，变安静，开始转头（4月龄）	65
4～7月龄	40～50	50	20	头向后水平转向声源，有聆听姿势	65
7～9月龄	30～40	45	15	直接定位水平方向声源，对下面的声源不能直接定位，需寻找	65
9～13月龄	25～35	38	10	直接定位两侧及下面声源，上面的声源不能直接定位	65
13～16月龄	25～30	30	5	直接定位所有方向的声源	—
16～21月龄	25	25	5	直接定位所有方向的声源	—
21～24月龄	25	25	5	直接定位所有方向的声源	—

八、测试步骤

1. 主测试者询问病史，并向家长解释测试目的和测试方法，同时，诱导观察者要与婴幼儿建立起亲近的关系，对发育成熟情况迅速做出判断。

2. 诱导观察者利用玩具适当地吸引儿童的注意力，使其达到安静舒适的状态，以便观察听觉反应。对于年龄更小的婴幼儿，如3~4月龄婴幼儿可让其处于浅睡眠状态，此年龄段婴幼儿随意动作较多，当其进入初期浅睡眠时可以快速引出易观察到的声刺激行为反应。

3. 发声源应保持与婴幼儿的测试耳同一高度，并且置于耳后，与外耳道成20°~30°角，以确保声源在婴幼儿视野范围之外。确保测试耳与发声源之间距离在30~45cm。如果采用现场监测，此时也应该注意声级计与声源的位置。应确保发声源与声级计、发声源与测试耳之间的距离相等。

4. 根据以最短测试时间获得尽可能多的儿童听力信息的原则，测试顺序应根据正确的测试频率强度顺序：宽频信号→高频信号→低频信号→强度最大的声信号。选用合适的发声源，先选用宽频的发声玩具，比如赛璐珞纸、小塑料瓶内装上绿豆，或言语声。

5. 诱导观察者给出提示，主测试者在适当的时机给出尽可能轻的刺激声强度，持续3~5s，并查看声级计上的声压级读数。

6. 诱导观察者和主测试者观察儿童的反应方式。如果在给声后2~3s内做出与年龄发育相符的行为反应，可以认为这个反应与刺激信号有时间锁相关系。如果对刺激声无反应，使用上升法进一步加大给声强度级，直至出现反应或者刺激信号强度已到达极限。测试时还应当注意，两次刺激声的间隔时间至少达到10s。

7. 记录婴幼儿反应结果。包括发声玩具的相关信息，发声玩具名称、刺激声频率范围、给声强度、反应侧别、诱导出的行为方式、反应的可靠性。

记录时尽可能详细地描述儿童的反应方式，可以用符号简明快速表示反应的可靠程度。如反应清晰可靠表示为"(++++)"，无反应未观察到表示为"(-)"，以符号数量多少记录反应强烈的程度，反应迟疑或怀疑用"(±)""(?)"等符号来表示反应的可靠性。

8. 改变测试耳时。要使用不同的玩具发出刺激声，否则引出的反应概率较低。

9. 要使用对照法。在测试过程中，要随机地采用无刺激声的对照方法。一般每4次有效刺激声，给1次无刺激声。可以有效避免假阳性的出现。如果出现了假阳性的反应，一定要观察是由于噪声还是视觉影响产生的，可以适当延长刺激声间隔来控制婴幼儿的随意活动。

10. 最后，采用强度最大的声信号来引出惊跳反应。因为这个刺激声强度较大，除可能引发惊跳反射外，也可以引出哭闹行为结果，因此一定要放在最后一步。并且，在测试之前，要向家长进行充分的说明。这一测试的操作，也是为了进一步确定婴幼儿是否存在真实的听力。

九、测试结果记录和分析判断

行为观察测听的测试结果应该包括如下几个部分：①对结果的全面分析和解释；②结果的有效性和可靠性说明；③听力测试结果的最小听力级。

测试结果主要包含两个部分，诱导观察员记录的儿童听性反应方式、过程以及可靠性，主测试者记录的刺激声强度及其频率。为了更好地说明测试情况，记录内容还应包括婴幼儿测试时的状态（图7-3-3）。

行为观察测听（BOA）结果记录表

姓名：　　　　　性别：　　　　年龄：　　　　出生日期：

发声玩具名称	频率范围	给声强度	给声侧别	行为反应方式	可靠性
大鼓	250～500Hz				
大锣	800～1 000Hz				
鱼梆子	500～2 000Hz				
单响筒	1 000～2 000Hz				
响铃	约2 000Hz				
手铃	2 000～4 000Hz				
手摇铃	约4 000Hz				
小号铜碰钟	2 000～8 000Hz				
沙锤	8 000～10 000Hz				
测试状态	□清醒　　　□浅睡眠				
备注					

图7-3-3　BOA记录表格示例

在解释听力测试结果时，要注意以下情况。

对于此年龄段的婴幼儿听力测试结果解释，一定要在完成组合测试交叉验证工作之后。

1. 不同月龄婴幼儿BOA的测试通过级是不同的，应该根据婴幼儿年龄做出个性化的解释。

2. 有些发声玩具可以产生低于30～35dB（A）的刺激声。如果能得到这一结果，说明儿童已经具备听到很轻言语声的能力，应该在报告中指出。

3. 若婴幼儿不具备对轻言语声做出反应或者无符合年龄的听性行为，不可盲目即刻作结论，应该尽早安排复诊。或者需要多次测试直到获得较为清晰的听力图结果。

4. 对于早产儿、发育迟缓儿、身体和精神上有残障的儿童，除非反应与其发育年龄相符，否则再次安排听功能行为反应测试的时间不应推迟，应当与家长充分沟通，以防耽误最佳测试时间。对于无法完成测试的多发残疾儿童，首先考虑同时进行全面的听觉电生理测试。

在 BOA 测试中儿童很容易对刺激声产生习惯,因此正确的结论需考虑多方面的因素,如婴幼儿的测试状态、刺激声的声学参数如刺激量的大小和刺激频率的选择、可被接受的反应特性的认定、主测试者主观判断对与错的认定等。测试中须掌握刺激强度、频率、范围的精确资料,掌握准确的给声时机,即最有可能诱发出可观察到的行为变化的时机。倘若无正确技巧和准确刺激声参数,会误导出一系列对婴幼儿听力能力评估的错误结论,这一点要引起每一个儿童听力师的高度重视。

十、BOA 在听阈获得中的应用

由于新生儿听力筛查的普及,要求对 6 月龄以内婴儿听力损失的精准处置和干预方案实施的时间明显提前。如对 3～5 月龄婴幼儿听力损失诊断后,需求双耳助听器精准验配,现已经成为常规临床工作要求,因此应用 BOA 获得婴儿每侧耳的听力阈值成为最大的挑战。除了目前推广使用的具有频率特异性的短纯音诱发 ABR 来预测婴幼儿的听力阈值外,也在推广使用行为测听获得真实的听力级阈值。临床研究表明,在 BOA 中采用恰当的、标准的、规范的步骤,使用插入耳机,应用窄带噪声或言语声,判断所引出的吸吮动作停止的行为反应,作为唯一的听觉行为反应方式,依次谨慎实施可以精确地测量出婴儿每一侧耳的听力阈值。

第四节 视觉强化测听

随着新生儿听力筛查技术在我国的快速推进和普及,随之而来的是临床上需要尽早诊断听力损失、选择干预方式、评估干预效果的婴幼儿数量大幅度增长,因此熟练掌握可靠精准的婴幼儿行为测听技术尤为重要。

自从 1969 年瑞典研究者改良了日本学者的条件化定向反射(conditioned orientation reflex,COR),提出了另一种条件化测听方法,即视觉强化测听(visual reinforcement audiometry,VRA),这种方法已成为儿童听力师必须掌握的一种标准化的临床测听技术。

研究表明,在相同的条件下婴幼儿(6～8 月龄)的 VRA 反应阈值与成人纯音听阈一致,而且婴幼儿“听声转头”的反应方式与成人“举手”的反应方式相比较,并无复杂的区别。通过跟踪调查显示婴幼儿采用 VRA 获得听阈图,与大龄儿童游戏测听获得的听阈图之间,其测试的结果差异无统计学意义。因此,VRA 对于婴幼儿是行之有效的听力阈值测试方法。

一、概念和测试目的

1. 概念 VRA 是指在声刺激下使儿童对可听声的刺激建立起操控性条件化,测试过程中将听觉信号与注视闪亮活动玩具的视觉信号结合起来,从而获得婴幼儿每侧耳听力阈值的测听方法。需要特别指出的是,声场条件下测得的 VRA 结果仅代表较好耳的听力阈值。对于婴幼儿 VRA 是最常用的行为测听。

在测试过程中,当儿童听到刺激声时,同时吸引和操控儿童头和眼睛转向有趣闪亮活动的玩具,使用这种诱导性的视觉奖励与强化,激励儿童即使对刺激本身不再有趣时,仍持续性地能将头和眼转向视觉奖励器(视觉强化奖励器)。

2. 测试目的　VRA 是对有听力损失婴幼儿早期诊断的关键技术,同时,VRA也为同期需要进行助听器验配提供精准的测量基线,并对助听器验配后或人工耳蜗调机过程和有效性提供可靠的验证依据。

3. 适用年龄范围　VRA 适用于 6 月龄~2.5 岁的儿童听力测试。由于婴幼儿期的行为测听受到儿童的清醒状态、活动能力、注意力集中时间长短、社会交往性格等因素的影响,首次 VRA 的测试结果有时比实际阈值偏高,但及时复测就可获得有效的每侧耳听力阈值。对于极重度听力损失儿童、早产儿和发育迟缓儿,都属于特殊儿童 VRA 测听,必须待其运动和认知年龄达到 6 月龄以上,再进行标准化的 VRA 测试更为合理。对于极重度听力损失儿童正式测试前多次训练和测试中采取特殊方法是十分必要的。

二、操作性条件化和强化技术应用

在 VRA 测试中引入强化技术是为了使生物体对刺激做出应答反应,并与这种应答反应能长时间保持有密切的关系。

(一)应答反应

应答反应是指通过刺激引起的行为反应。应答反应可通过经典条件化(条件反射)或操作性条件化(工具性条件化)获得。

(二)经典条件化

经典条件化的刺激引发反应的研究,是广为大家熟知的巴甫洛夫条件反射实验。巴甫洛夫发现,如果将食物放在一只饥饿狗的口腔中或口腔附近,狗就会分泌唾液。食物可以自动地引起唾液分泌反应,不需要任何预先的训练或条件作用。在这种情况下,食物就是非条件化刺激。而其他刺激,比如铃声就不会引起唾液反应,因而被称作中性刺激。在实验中,巴甫洛夫将铃声和食物配对出现几次之后,成功地让狗听到铃声就能分泌唾液。这个过程就是经典条件化(classical conditioning),当研究者将一个非条件化刺激转化为中性刺激时,最终可以使中性刺激引起条件化反应的唾液分泌。在经典条件化中,中性刺激成为了条件化的刺激,非条件化反应结果成为条件化反应结果。但是条件化刺激的力量(铃声)引起的条件化反应结果(分泌唾液)会随着时间推移而减弱,除非让条件化刺激(铃声)和非条件化刺激(食物)重新配对并给予加强,这个过程就会加强和持续。

经典条件化的范式在早期低龄儿童的听力测试中也曾经得到应用。通过测试皮肤阻抗(非条件化反应)幅度和频率变化来测试低龄儿童的听力。在测试中将听觉刺激(中性刺激)和电击刺激(非条件化刺激)进行配对,重复几次实验之后,非条件化刺激(电击)引出的反应会转移到中性刺激(听觉刺激)引出反应。最终中性刺激成为条件化刺激,导致引出反应,皮肤阻抗变化成为条件化反应。此种方法早期作为儿童游戏测听的一种被应用于儿童听力学中。它与目前临床常用的操作性条件化技术相比,其结果准确性低,耗费时间长并且有创,在临床实践中最终被放弃。

（三）操作性条件化（工具性、手段性、作用性条件化）

操作性的行为常被称为有目的的或有意向性的行为。操作性条件化（operant conditioning）是一个心理学概念，通常是指如果个体做出行为之后紧随着出现令人愉快的结果，如奖励，则该个体将会更频繁地做出这种行为。在操作性条件化的模型中，行为的结果是所控制刺激引发的行为反应，是一种操作性行为反应活动。著名心理学家斯金纳提出"操作"强调了行为是在环境控制下而产生的结果。

在操作性条件化范式下评估低龄儿童的听力，测试方法相对简单易行。特别是通过一个可操控的识别过程来达到所需目标，即对低龄儿童听力测试过程的反应行为进行"操控"。在操作性条件化范式中，通过引入一个偶发事件的听觉刺激，可以发现在一定的时间间隔期内，会有一个恰当的、期望的反应结果被引出。因此听觉刺激被作为一个辨别性的刺激声，行为反应就被作为这个范式中唯一的标准的行为式样。所谓"操作性"的定义即是被控制后结果的应答方式，而行为反应是通过恰当选择和合适的强化而获得并可持续。

1. 操作性条件化中的强化作用 研究发现，行为会随着其后的结果的变化而变化。愉快的结果加强行为，不愉快的结果减弱行为。因此，通过改变一个有机体的外界环境，能使操作性的行为在出现频度上增加或者减少。而这一外界环境事件就被定义为正向强化（积极性强化）、负向强化（消极性强化）和中性事件。中性事件对行为反应影响极少或无。如果要对反应起到积极的或者消极的影响，就要依赖于正向强化或负向强化技术的应用（表 7-4-1）。

表 7-4-1 正向强化与负向强化的效果

强化作用	给出	移出
正向强化	强化：增加反应可能性	惩戒：减少反应可能性
负向强化	惩戒：减少反应可能性	强化：增加反应可能性

此外，在另外两种过程中使用惩戒也可以降低出现反应的可能性。如为了完成必要的反应，却给出了不期望的结果时；或者为了完成必要的反应，却移出了所期望的结果时。这两种过程都需要惩戒方案来降低反应的可能性。充分理解给出随之发生的刺激和移出随之发生的刺激之间的差异，对可能的行为反应是非常重要的。对于渴望接收到的刺激时，通过使用移出的机会，可减少不期望的行为，就称为暂停（time-out）。暂停是一种有效降低反应可能性的惩戒过程。例如在儿童行为测听时，如果儿童出现了一个非期望行为（错误反应），儿童还想要得到正向强化的这个机会就会被延迟，即"暂停"，随之儿童将会降低非期望行为的出现频率。传统测听、游戏测听和视觉强化测听中，常同时应用正向强化和"暂停"惩罚，来塑形和控制儿童的行为反应。

在儿童行为测听中的行为反应（操作性的）是通过正向强化而得到促进，通常认为由于婴幼儿和低龄儿童是听觉刺激的活跃接收器，一旦机会出现他们将与听觉环境中的刺激相互作用从而控制后续的结果。

2. 操作性条件化中的组成部分 在操作性条件化方案的过程中是由几个部

分组成。从图 7-4-1、图 7-4-2 中看出，除了操作辨别方案的已经标记的组分成分，每个组分（间隔）通过一段时间来定义。因此，执行整个操作性辨别过程时，每一个测试者必须对全过程中的每个组分在整个过程所充当的角色，以及每个间隔的建议时长都要非常熟悉。

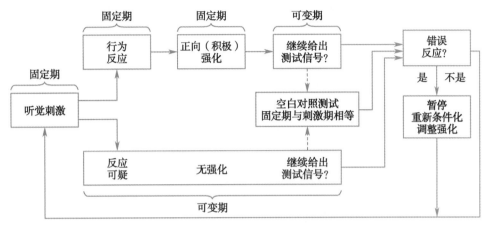

图 7-4-1 操控与辨别期内的测试顺序

（资料来源：THARPE A M, SEEWALD R. Comprehensive handbook of pediatric audiology. 2nd Ed. San Diego：Plural，2017.）

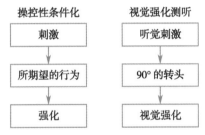

图 7-4-2 视觉强化测听中的测试顺序

3. 操作性条件化中的行为反应和强化时间间隔 婴幼儿和低龄儿童听觉行为评估的强化时机是与时间相关的，强化事件应该在完成期望的行为反应（如转头、听放任务、举手）后立即出现。强化事件的延迟可能会提示儿童需要完成更多反应来获得强化奖励。反之，如果儿童开始出现其他附加反应还能够得到强化奖励就会增加错误反应。

4. 操作性条件化中测试信号给出时机 如果在测试过程中儿童发生了错误反应，必须要执行诸如暂停、重新条件化、重新调整强化物等步骤。但是要采取措施时，还是要取决于主测试者的操作性方案进行到哪一步了，要看看是否合适或有机会进行重新条件化，如，已经在阈值区的测试时，尽量不做调整。测试过程的间隔后跟随了反应（非听觉刺激间隔），之后为暂停，通过延迟下一个听觉信号的给出机会进行来惩戒，这一策略提供了有细微差异的两种间隔即听觉刺激间隔和决定何时给出下一测试信号的间隔。当听觉刺激给出时能获得期望的反应，而在其他时间无反应时，可认为儿童在"刺激控制"内。在操作性方案的过程中，有两个级别的控制：①强化等级控制即反应在强化的控制内，建立了有效的强化；②刺激等级控制即刺激控制的辨别反应。

以下部分会更详细地介绍如何将操作性条件化原则应用于临床的婴幼儿听力测试。

三、测试环境和设备

（一）测试室环境

1. 隔声室　测试室的最大背景噪声和混响时间应该符合国家标准的隔声室要求。工作状态时的室内通风和空调设备必须运转正常，同时符合声学测试的要求。以保证婴幼儿和家长以及测试人员的舒适度。测试室内的布置应朴素明快，墙壁上无吸引儿童注意力的画面。测试室内无多余的玩具、家具、仪器设备。

隔声室可以为单室和双室（图7-4-3）。

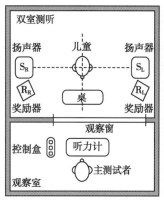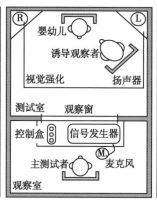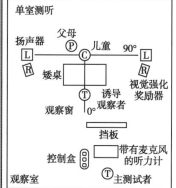

图7-4-3　隔声室示意图

双室测听即主测试者和受试儿童分别在不同的房间，室与室之间隔有经过隔声及防雾处理的单向玻璃窗，设有对讲系统可让主测试者和诱导观察者通话交流，设有监听设备，能让测试者容易听清测试室间的人员活动声音，可以及时把握和找出恰当的给刺激声的时机，这种形式有利于测试者集中注意力观察和操作设备，并且受试儿童不宜受到潜在的诱导暗示。

单室测听即主测试者和受试儿童在同一测试室，为目前大多数临床听力中心采用。单一测试室应尽可能大些，房间面积应大于 12m²。单室有利于测试者和诱导观察者之间的交流，但测试者应避免出现提示给声的信号，使受试儿童受到暗示。可以在测试者操作台前面放一个遮挡板，阻挡受试儿童视线。

2. 测试室灯光　VRA 测试室内的灯光调控非常重要。要求采用可调节亮度的灯具，儿童刚进入房间时，环境灯光光线要明亮，让儿童尽快适应测试环境，降低其对陌生环境、幽暗灯光、局促狭小空间的恐惧心理。待儿童适应环境，在开始和正式测试时可以适当降低灯光亮度，确保儿童能清晰看见视觉强化奖励器的灯箱中闪亮活动玩偶，使其安静专心配合测试。

3. 测试室家具　儿童的座椅要使用带有固定扶手的小圈椅或带有固定装置

的宝宝椅。这些座椅可尽量避免儿童随意起身活动。有时儿童需坐在家长膝上，因此还要配置成人用矮椅子。

儿童面前可以放一小桌，桌子下面要有隔板，避免儿童看到准备的玩具而分散注意力。桌子高度以儿童伸手能参与游戏为准。可参考幼儿园中班桌椅高度。儿童使用的桌椅上衬垫一层绒布，防止儿童活动时碰击出噪声。

4. 个人的听力防护　测试室内应配备防护耳塞或耳机，测试室内的人员包括家长、测试人员都应该使用防护耳塞，加强听力的防护。

（二）测试仪器和设备

包括纯音听力计、换能器（压耳式耳机、插入式耳机、骨导耳机和扬声器）、声级计（推荐 IEC 60651 Ⅰ型）、视觉强化奖励器、电耳镜、适合分散和吸引 6 月龄～2.5 岁儿童注意力的玩具。

1. 测试耳机的选用　儿童行为测听一般首选使用插入式耳机，此类耳机轻便小巧无沉重的头箍，尤其适用于婴幼儿，可以方便获得婴幼儿每侧耳的听力结果（图 7-4-4）。

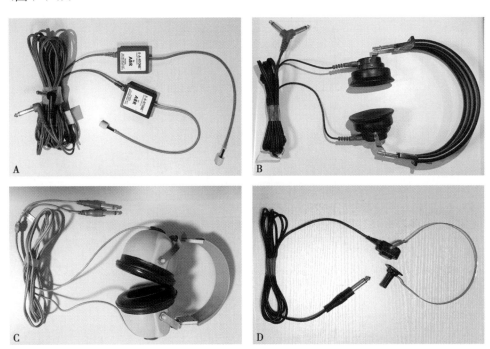

图 7-4-4　儿童听力学测试的常用耳机
A. 插入式耳机；B. 头戴式耳机；C. 耳罩式耳机；D. 骨导耳机。

由于耳机的耳塞插入到外耳道内，可增加耳际间的声音衰减，耳间衰减可扩展到 70～98dB，减少或避免在测试中使用掩蔽技术的可能性，同时也可避免外耳道塌陷。插入式耳机一般最大声输出的听力级为 110dB HL，对于极重度听力损失的儿童仍需要使用压耳式耳机。

为儿童戴上耳机的注意事项如下。

（1）戴插入式耳机之前，一定要先降低刺激声强度，将插入式耳塞轻轻塞入儿童的外耳道内,为防止儿童甩头时耳机脱落,可用医用胶条交叉固定在耳郭上。如果儿童拒绝佩戴耳机,则需要家长的配合,开始先演示让儿童看,将耳机戴在毛绒熊玩具的耳朵上,再戴在家长的耳朵上,让家长表现得愉悦、快乐,让儿童感觉到戴上耳机会很有趣,消除恐惧,再尝试给儿童戴上。可通过家长戴耳机表演使儿童尽快有参与测试的意愿。

(2)如果需要使用压耳式耳机,儿童拒绝或头箍的大小不合适,也可以卸载下头箍,让家长手持耳机罩轻压在儿童耳郭上。

(3)如果儿童拒绝各类耳机,也可先行声场下的条件化后再次尝试使用耳机,因为每次听力测试要尽可能获得儿童每侧耳的听力结果更为重要。

2. 扬声器的放置 声场测试使用的换能器为扬声器,理想的扬声器应具有频带宽、低失真和高电声效能等特点。扬声器在声场的位置应与儿童坐位时的视线成90°夹角,高度应以受试儿童坐姿时耳的高度为基准,扬声器与儿童座椅的校准点相距1m,扬声器与外耳道中心位置在同一水平。推荐使用双扬声器,但如果隔声室面积有限也可采用单扬声器(图7-4-5)。

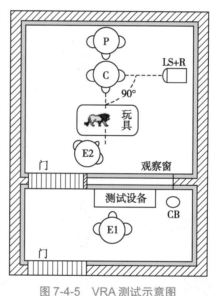

图 7-4-5　VRA 测试示意图

P. 父母;C. 儿童;E1. 主测试者;E2. 诱导观察者;

LS+R. 扬声器和视觉强化灯箱;CB. 控制盒。

3. 视觉强化奖励器与放置 视觉强化奖励(视觉强化器、视觉奖励器)设备包含视觉奖励灯箱、强化玩具和控制器。

控制器有手控制开关型、脚踏板控制开关型和遥控器控制开关型。

视觉强化奖励器是将发光并能活动的玩偶放在茶色亚克力的灯箱里。奖励玩具通常在购买设备时会给出多种选择,考虑到听力损失儿童不同的喜好,可备有电动卡通动物、电动卡通人物、电动玩具模型等不同种类,便于定期更换或测试中随时更换;或同时摆放几个奖励玩具,每次给出不同的玩具,灯箱里四周配以闪动的灯光带和声音;或者为液晶显示屏,播放儿童喜欢的动画片,同时配以灯光和声音,以提高受试儿童的兴趣。强化奖励玩具应用电控制器启动或关闭。

视觉强化奖励器的灯箱通常放在扬声器之上,位置与儿童的视线成90°夹角。也可使用45°夹角,但由于45°夹角的奖励强化玩具在儿童的视线之中,测试中容易出现假阳性反应。而90°夹角,儿童在探究奖励玩具过程中必须做出明确的转头动作,可减少假阳性的反应。这对于获得婴幼儿听力阈值和建立条件化的行为活动尤为重要。

4. 分散儿童注意力的玩具　用于分散儿童注意力的玩具应当灵活、柔软,又有多种变化,且玩具不能太复杂,避免儿童注意力过于集中在玩具上,忽略对刺激声做出反应,玩具也不能过于乏味,使儿童失去兴趣。测试室内使用的玩具应当与待诊室内的玩具以及正式测试前使用的玩具不同,防止测试一开始儿童对吸引他的玩具失去兴趣。

（三）人员座次安排

为了减少人为因素的干扰,儿童VRA需由两位受过专业训练的人员完成,其中一位是测试者,另一位是诱导观察者。

1. 受试儿童和家长座次的安排　测试时让儿童独自坐在声场校准点的宝宝椅子内,其父母的座位安排应在远离扬声器的地方,一般坐在儿童的背后或侧后方,防止测试者将儿童寻找父母的转头误认为对刺激声的反应。

对于害羞和胆小的儿童通常安排父母坐在校准点的椅子中,儿童安排坐在父母的膝上,仅给儿童腰部很少支撑,便于儿童做出完全转头。在向父母介绍测试的过程中应特别告知这种座次安排,父母由于听力正常,即使测试时使用防噪声耳机,父母也可从儿童耳机中或声场的扬声器中听到许多测试的刺激声。当声音响起时,父母要特别小心,要避免对儿童给出任何暗示信号,如腿部的活动、上肢的移动、身体向视觉奖励器的移动或头部的探究性动作。

2. 测试者可以坐在同一房间,要面对儿童。或者在另一房间通过单向观察窗观察,这时必须有对讲系统,以便诱导观察者与主测试者能相互沟通。

主测试者要负责询问病史,向家长解释测试过程、操控听力计和视觉奖励器、制订测试个案、控制整个测试进程。并要记录测试结果、绘制听力图、出具结果报告,最后向家长分析解释测试结果。在条件化阶段能依据儿童听力损失程度选择合适的刺激声、初始刺激声频率和刺激强度;在测试中能够依据儿童的活动情况寻找恰当的时机给出刺激声,并在儿童成功转头后及时启动视觉强化奖励器。

3. 诱导观察者坐在儿童的侧对面。诱导观察者负责观察和吸引儿童的注意力,让儿童保持安静,使其在每次正确反应结束后不再追寻奖励玩具,帮助测试者分析儿童对声刺激的准确反应。有些分室测听室为诱导观察者配有脚踏开关,可用于向主测试者提示最佳给声时机,并可提示儿童某一反应是否真实可靠。

四、测试步骤

（一）训练受试儿童建立操作性条件化

1. 刺激声选择　测试者给出的刺激声,一般选用的刺激声为啭音或窄带噪声。

2. 刺激强度选择　强度为预估计的阈上15～20dB。

3. 建立操作性条件化步骤和方法　分为同步法和先后法。

（1）同步法：在条件化的建立过程中，首先确定能给出阈上 15～20dB 强度的刺激声。刺激声和奖励玩具要配对同时给出，直到儿童表现出自愿反应。但是，重要的是首先必须肯定儿童能听到给出的刺激声。开始建立条件化时，肯定儿童能听到刺激声，测试者就可以同时给予刺激声和奖励玩具持续 1.5～2s，训练进行 2～3 次后；仅先给出刺激声后，在 2s 内观察其还能否自愿地做出转头探究视觉奖励器的行为反应，如果听性的行为反应肯定，迅速跟随奖励玩具。训练进行 2～3 次，直到完全建立通过视觉刺激强化对声刺激引起转头探究的操作性条件化。

（2）先后法：测试者先给出阈下强度的刺激声，并逐渐增加强度，直到可观察到儿童出现了声音引出的任何行为反应，如儿童出现转头、微笑以及表明其听到声音的任何表情和动作反应。当捕捉到这种信息时，迅速显示灯箱的奖励玩具，此时诱导观察者应当引导儿童看闪亮的玩具，并微笑晃动手中玩具，给予口头的称赞，让儿童感到游戏有趣。训练进行 2～3 次，直到完全建立通过视觉刺激强化对声刺激引起转头探究的条件化。

诱导观察者与儿童游戏时，要轻柔、保持环境安静，使儿童放松，不环视房间的四周。

注意儿童清晰的反应方式非常重要，如果儿童有能力对刺激声做出完全的转头方式，应当把这种反应方式作为正式测试的正确听性反应。此时可以肯定受试儿童对刺激声已建立起条件化。

条件化建立的方法、强化物的应用、强化物的类型、强化物的创意、强化的持续时间、强化技巧实施的流程、给声持续时间、控制给声的时机等等技术方法的应用，都是成功建立操作性条件化的必要内容。

对于重度或极重度听力损失儿童的条件化建立往往比较困难，因为即使儿童戴上耳机，听力设备可以给出的最大声输出的声音强度也不能很好地引起儿童的注意，因此在测试中可以采用听觉＋振触觉＋视觉强化同时给出的训练方法，或者利用助听器进行测试前训练（方法见本章第五节）。

（二）获得阈值的正式测试

在正式听力测试时可以根据儿童情况和测试目的，首先判断要获得的信息是什么。例如，首次听力测试结束后，同时希望尽早安排听觉干预方案，如验配助听器，测试中就要尽可能多地获得每侧耳的各言语频率的气导和骨导的听力阈值。如果首次听力测试希望快速了解儿童的基本听力问题，也可以使用筛选法，以快速获得最小级（minimal level）。

1. 采用纯音听阈测试的基本步骤，使用插入耳机或声场寻找受试儿童的各频率气导阈值。

测试中频率顺序的选择，根据本次测试的目的和儿童实际配合状态，推荐几种测试顺序。

（1）预估儿童为感音神经性听力损失，听力损失的程度为重度以内，可采用频率的顺序：1 000Hz→4 000Hz→500Hz→2 000Hz 或者 2 000Hz→500Hz→4 000Hz→1 000Hz。

（2）当儿童听力损失较重或重度高频听力下降也可采用的顺序：500Hz→2 000Hz→1 000Hz→4 000Hz。

当使用插入式耳机和压耳式耳机以期快速获得每一侧耳的更多听力信息，还需要经常调整和更换测试耳的侧别。如，在1 000Hz先测试相对好的耳获得阈值后，及时更换侧别来测试相对差耳的阈值，照此法再完成4 000Hz每侧耳的任务。这样交替更换测试，可以在即使儿童不能完成所有期望频率测试任务时，在相对较短的时间内获得大致完整的听力图构型和每一侧耳别的听力损失程度。

2. 采用快速的筛查法，给予"最小级（minimal level）"的声音了解儿童是否能通过筛查。一般采用声场下的测试。由于测试室声场的背景噪声和儿童自身产生的噪声影响，不可能测出儿童的真正听力阈值，如5dB SPL声音在声场几乎是不可听，在声场测试中一般不能给出低于20dB SPL的轻声，所以测出的值仅为儿童可听到的"最小级"。在声场中测试，若受试儿童能对25～30dB SPL声音做出反应，即为通过筛查。

3. VRA的测试技巧：主测试者和诱导观察者要充分沟通，对每一个可疑反应做出决定。VRA测试之前要向受试儿家长解释该项检查的目的和方法，由测试者操作设备，诱导观察者分散儿童注意力，家长则安静地坐在儿童侧后方，或儿童坐在家长膝上，家长扶着儿童腰部给予较少支撑。

（1）判断儿童听觉行为反应的能力：首先必须了解儿童是否具备可完成VRA测试的能力。除了年龄、一般发育程度外，主要了解身体运动能力和视觉观察能力。受试儿童应当在很少的支撑下独立坐稳，可以控制自己头、颈部活动，头部可以很容易转向奖励玩具，并可看见和注视奖励玩具。对儿童身体活动能力的了解可在主测试者与儿童父母谈话和采集病例时由诱导观察者完成。

（2）儿童注意力的控制：诱导观察者必须能控制儿童的注意力，要控制与其玩耍的程度，防止儿童不停地环视房间或追寻奖励玩具或完全注意玩耍的玩具。对于年龄较小的儿童，诱导观察者应手持玩具仅让其观看，分散其注意力，避免儿童注意力过度集中于玩具。对于年龄较大的受试儿，如有必要可让其自己摆弄玩具，最好手中仅能拥有一件低吸引力的玩具。如需要更换玩具，其他玩具不应呈现在儿童的视线范围内。当儿童注意力过于集中自己手中玩具，或者诱导观察者玩具表演动作太有吸引力，在刺激声出现后儿童经常会忽略声音而不做出反应，此时应当更换兴趣较低的玩具，或撤回所有玩具，或增大玩具与儿童之间的距离。当受试儿总是环视房间时，应当使用更有兴趣玩具吸引其注意。

当受试儿表现出坐立不安时，这意味着应当改换玩具或游戏方式，或儿童有不适感，如：燥热、需要大小便等，这些都会影响注意力的集中。

（3）吸引和控制儿童活动玩具的选择及放置：选择的玩具必须与受试儿童年龄适应，能有效地发挥分散其注意力的作用。

玩具的摆放位置也十分重要，它可激励儿童向着视觉奖励器做出明确的转头，如果玩具置于小桌的中央，更便于儿童的头明确转向视觉奖励器；对于反应过度的儿童，可让玩具远离小桌子中央，置于远离视觉奖励器的一侧，使儿童在探究奖励玩具过程中必须做出更明确的转头动作。

（4）测试人员之间的配合：诱导观察者时时处处都要十分谨慎，避免出现各种影响儿童反应的暗示信号。刺激声出现时，应当避免动作停止、眼神漂移、表情变换等暗示性的信号。变换玩具时，不要出现暗示动作。和儿童谈话不要过多，以免影响测试者选择恰当的给声时机，同时要和测试者判断儿童反应的真实性。注意观察和提示儿童父母避免各种暗示信号的出现，如面部表情的变化、身体的移动等。

（5）儿童无法对刺激声做出有效反应的判断：首先必须清楚儿童的兴趣、耐心以及注意力是十分有限的。因此，要在最短的时间内得到更多的有效信息。在儿童没有做出反应时应及时加大给声的强度，避免在同一强度上反复给声而浪费时间。也可回到已出现成功反应结果的频率和强度重新条件化，或休息后再重新测试，或改用 BOA，或安排再次及时复诊。

第五节　游戏测听

一、概念和目的

游戏测听（play audiometry，PA）是指让受试儿童参与一个简单有趣的游戏，教会儿童对所给的刺激声做出明确可靠的反应，其必须能理解和执行这项游戏，同时在行为反应之前可以等待刺激声的出现，从而获得每侧耳的各频率气导和骨导的阈值。

二、适用年龄范围

PA 测试主要适用于 2.5～6 岁年龄范围的儿童。此年龄段儿童的智力、运动、认知均已发展到一定水平，具备遵从一定指令的能力，因此通过操作性条件化的训练，可以让儿童参与"听声放物"的游戏形式来完成听力测试。这种游戏的方式可以很好地吸引儿童注意力，利于调动儿童主观能动性，使测试过程不枯燥，从而增强行为听力测试的可靠性和有效性，测试获得的听力阈值可真实反映儿童的听力状况。对于某些听力损失较重或多发残疾的儿童，在测试中无法与儿童进行有效的言语交流，或对正确理解纯音听阈测试过程存在困难，即使儿童年龄＞6 岁时，仍可采用此方法进行听力测试。

三、测试环境

测试在符合国家标准的隔声室中进行。

隔声室可分为单室或分室测试室。

在分室测试时，诱导观察者和受试儿童与测试者分别在不同的房间。两室之间的观察窗应为隔声及防雾处理的单向玻璃。两室之间应配有对讲系统，便于测试者和诱导观察者通话交流。这种形式布局有利于测试者集中注意力观察儿童的行为反应，减少操作者活动对儿童行为反应的暗示影响。

在单室测试时，测试者、诱导观察者和受试儿童在同一个房间，便于测试者和诱导观察者二者之间的交流，及时发现问题，及时调整测试方案。但测试人员应避免出现提示给声的信号，使受试儿童受到暗示。

房间的布置应朴素明快，墙壁上无过多吸引儿童注意力的图画，四周无多余的玩具和仪器设备。

房间的通风和温度要适宜，使儿童和家长以及测试人员感觉舒适。

房间的照明应采用可调节亮度的光源。当儿童进入房间熟悉环境时，需要明亮的光线，减轻儿童对陌生环境的恐惧心理。正式测试时可以适当降低光源亮度，让儿童安静专心完成测试。

房间的家具为儿童适用的桌椅。儿童的座椅应带安全扶手。测试用小桌下应有隔板，可减少儿童关注诱导观察者手边的测试玩具而分散注意力。

四、测试设备

测试设备包括纯音听力计、各种换能器（包括头戴式耳机、插入式耳机、骨导耳机和扬声器）、声级计、电耳镜，以及适合2～6岁儿童进行测试用的玩具数套。

（一）选择换能器

1. 头戴式耳机（压耳式耳机） 头戴式耳机是常用的换能器。使用时应防止耳机的头箍和耳罩施加的压力造成外耳道塌陷，出现错误的低频传导性听力损失。头戴式耳机刺激声输出强度可扩展的范围较大，相对其他换能器如插入式耳机和扬声器有其明显优势。

2. 插入式耳机 插入式耳机是儿童行为听力测试最常用的换能器，使用范围较广，具有很多优点（见 VRA）。对于极重度听力损失的儿童仍需要使用压耳式耳机。

3. 扬声器 扬声器是声场测试使用的换能器，理想的扬声器应具有频带宽、低失真和高电声效能等特点。使用声场下测试听力，应重视声场的校准工作。

当儿童拒绝使用各类耳机，预计听力损失在重度以下，可改用声场的扬声器进行测试。声场下听力测试将无法区分每一侧耳的听力情况，其测试结果仅能代表两耳中听力较好耳的听力结果。

为了完成一些特殊的测试，例如助听器或人工耳蜗的效果验证评估，也需要进行扬声器的声场下测试，以获得使用助听设备的助听听阈。

（二）测试用玩具与行为反应方式

1. 玩具类型 用于游戏测听的玩具可分为测试玩具和安抚玩具。在选择玩具时需要考虑玩具的安全指标，玩具要无毒无味，附带的各种可拆卸小零件应装配牢固，防止儿童吞咽误食。内有填充料或表面为毛绒面料的玩具不应有掉毛现象。各类玩具应无锐尖和锐边，以防止划伤儿童皮肤。同时需要对玩具定期清洁和消毒，避免交叉感染。

（1）测试玩具：测试用玩具组套的选择和准备，要根据每一个儿童的活动能力、发育情况和注意力时间长短而定。应当选择一种恰当的、符合受试儿童年龄能力游戏项目的测试玩具（图7-5-1）。

（2）安抚玩具：安抚玩具是用来与儿童互动和让儿童放松的玩具，常用于正式测听前的问诊过程和电耳镜检查时。安抚玩具可选择毛绒玩具、车类玩具、卡通玩具等。毛绒玩具除可安抚儿童外,还可用来示范耳机佩戴方法和模拟电耳镜的检查方法(图7-5-2)。

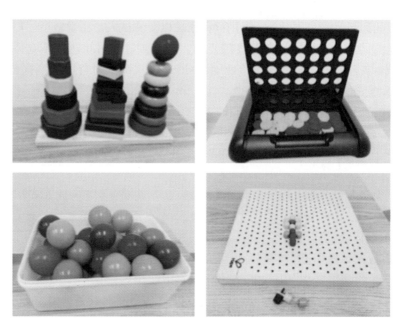

图 7-5-1　常见测试用的玩具组套

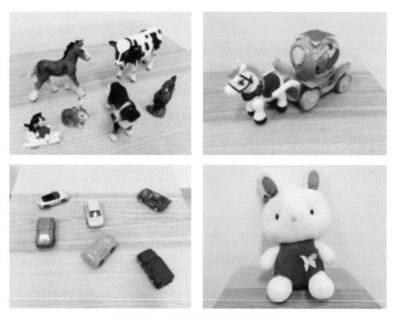

图 7-5-2　常见安抚用的玩具组套

2. 选择游戏项目和玩具应考虑的因素
(1)儿童认知事物的能力:考虑让受试儿童能够理解游戏过程是关键。

（2）儿童身体活动的能力：考虑受试儿童去执行和完成游戏所要求的行为动作。有些游戏和玩具要求手指拥有较为精细的控制能力，有些游戏和玩具操作仅需要比较粗大的动作，一般这两种游戏的难度也会不同。

（3）儿童注意力集中的程度：所设定的游戏中要考虑受试儿童注意力集中的时间长短，要有足够的吸引力，也要考虑游戏难度，如果让发育成熟的儿童去玩比较简单幼稚的游戏，可能会因为无兴趣而表现出态度消极和注意力易转移。

（4）设置游戏项目的内容

1）有趣性：要使儿童感到设定的游戏有趣有吸引力。在测试过程中他愿意合作去完成这次测试。

2）复杂性：既要使儿童容易去执行设定的玩具游戏套路，也要使他感到轻松愉快，从而很容易解释行为反应的对错。

3）简单性：让儿童做出的行为反应方式必须简单，以便整个测试过程容易持续下去，同时避免浪费测试时间，在刺激间隔期不要期待儿童做出复杂的行为反应动作。因此，当演示游戏过程时必须清晰明了，不能出现模糊的反应方式，要确保儿童按照拟定的游戏规则去进行。

3. 选择测试玩具的类型和行为反应方式　所选择的玩具游戏项目对受试儿童应当简单有趣且容易完成，完成的动作即反应方式要简单明了。一般让儿童学会听到声音后，扔放一个有趣的玩具。

（1）2.5～3 岁儿童：可以选用 5～7 层粗大的套圈或套塔等叠叠乐类玩具。玩具有 4～5 层柱状的积木套。

（2）3～4 岁儿童：可以选择四柱或者五柱几何形状配对的套柱积木，十柱数字形状的套柱积木，或插片直径大些的插片类玩具套。

（3）4～6 岁儿童：可以选择色彩鲜艳小巧数量多的插片套、串珠子套、玻璃球滚层盒等玩具。在测试中可以设计出不同颜色和数量的搭配活动。

在测试中游戏玩具的使用套路中要避免出现诸如色彩搭配规律错误、排放顺序错误、高低顺序错误、大小搭配错误、图案拼配无序等错误。一旦出现错误，一般儿童都会给予纠正，分散儿童注意力，从而使测试时间延长。因此，测试前准备中听力师要熟悉测试玩具游戏方式和规则，为受试儿童选择恰当的测试玩具是十分重要的。

五、测试前的准备工作

（一）仪器设备准备

进行儿童行为测听之前，测试人员需要对听力计、扬声器等仪器、对讲系统进行每日的常规检查，确保仪器设备工作正常，并要定期校准。

（二）测试人员和儿童位置

1. 测试人员的分工与视觉强化测试的人员相同，分为主测试者和诱导观察者。

测试时尽可能让儿童独立坐在测试椅中，父母安排坐在儿童侧后方并尽量与儿童无身体接触。主测试者和诱导观察者两名测试人员可面对儿童坐好，以便观察儿童对声音反应的情况，也方便二者之间的协调配合。

诱导观察者在游戏测试中需要教会儿童完成游戏。在训练儿童建立操作性条件化的过程中，诱导观察者需要给儿童演示游戏过程，并帮助儿童学会游戏规则。在测试的整个过程中，都需要帮助儿童保持安静舒适的状态。

2．在声场下测试时让儿童坐在声场校准点的椅子内。扬声器位置应与儿童的视线呈 90° 夹角。父母的座位安排应在远离扬声器的地方，一般坐在儿童的背后或侧后方。

六、测试的程序

（一）向家长说明测听内容和注意事项

测听人员向父母或者监护人认真解释测听内容和测试过程中的注意事项，避免家长听到声音给儿童提示或者暗示，并嘱咐其需要配合的任务。向家长讲解要求必须要准确有效。比如"今天要教会儿童听声音做游戏，您只需要安静观看，如果给出的刺激声比较大，请不要惊慌或做出暗示性动作影响测试结果的准确性。"

主测试者向家长详细解释什么是暗示信号，如眼神、动作等细微的表情、姿势都可以给儿童暗示。在条件化初期可能会先尝试行为观察测试，了解儿童大致的听力能力，因此要让家长听到较大声音时不要惊慌和有身体的移动。有时家长出现暗示是不由自主的，如给声时家长看儿童、用手碰儿童。在声场下测试时或在耳机下测试听力损失较重儿童时，陪伴的家长常为正常听力，可听到测试音，此时儿童处于条件化早期需要学会听声放物，在这个学习过程中，嘱咐家长要有耐心，防止出现提示说"放啊，放啊！"或问儿童"听见没有？听见赶紧放！"或随意插话"孩子真的听见了吗？""这不是看的吗？"甚至有时会帮助儿童完成任务。在测试过程中也常常需要家长配合鼓励，不管儿童做得成功与否，请家长要给出热情、肯定的鼓励，比如微笑、夸奖、鼓掌或者儿童喜欢的奖励方式如亲吻、摸摸头等，使测试更容易顺利地进行下去。

（二）选择初始刺激强度和频率

在操作性条件化建立的第一步，初始给声强度选择和确定是关键。游戏测听的刺激声通常选择啭音或纯音。初始刺激强度一定是可听的阈上强度，需要选择恰当，所给条件化刺激强度必须在阈上 15dB 或更高。

可通过以下几种方法，综合判断和确定条件化的初始给声强度和频率。

1. 问诊判断　通过问诊了解儿童大致听力损失的程度，来判断阈上强度。如大声呼叫儿童名字能做出反应，可以选择初始给声强度 60～70dB 左右。

2. 初步独立观察　进一步确认家长提供信息的可靠性，诱导观察者陪伴儿童分散其注意力。比如，嘱咐家长在儿童身后 0.5～1m 距离，大声呼叫儿童的名字，观察其行为反应，如抬眼、转头。此时可将迅速转头侧别视为较好耳。如果怀疑儿童听力损失极重，可使用 BOA 测试用的发声玩具，如大鼓，可用力击打低频声大鼓，持续时间 3s 以上，引出行为反应，条件化的测试频率可首选 500Hz，强度可为 100dB。

3. 声场下的行为观察　扬声器给出 1 000Hz 的啭音，以 40dB 开始，以 20dB 步距上升，直到观察到儿童的行为反应，如儿童出现微笑、抬头、转头，以及表明儿童听到声音的任何反应,此强度上作为初始给声强度。

4. 预估初始强度和频率 参考各项听觉电生理的检查结果值进行预估。

(三)训练儿童建立对刺激声的操作性条件化

操作性条件化目的是教会儿童能做出"听声放物"的行为反应动作。

1. 首先尽可能让儿童戴上耳机。如果儿童配合度很低,强烈拒绝耳机,可先在声场下建立条件化,条件化成功后可再次尝试给儿童戴上耳机。

2. 主测试者选择和确定条件化的初始测试的频率和强度。

3. 建立期望的行为反应动作,即"听声放物"。

建立期望的行为反应是诱导观察者向儿童演示条件化的完整游戏过程。

游戏过程与 VRA 相似,也是通过操作性条件化塑形和操控儿童的行为,使期望的行为活动是仅对听到的刺激做出固定的、具有唯一性的应答行为反应,即所谓的"听声放物"。塑形的行为活动要简单明了,在整个测试过程保持一致,这对快速获得儿童各频率气导和骨导的听力阈值至关重要。反应行为的塑形包括,让儿童进入适当的准备状态,如手举起玩具插片在耳边做聆听姿势。当儿童听到刺激声音,指引儿童做出反应动作将插片放入插片盒子。所有这些活动的互动和制约,都应该在主测试者的可控范围内。

条件化建立过程,诱导观察者与儿童之间可以无言语沟通,只是表演给儿童看,让其看懂游戏的所有过程,或边说边演示以取得听力损失较轻儿童或家长的理解和配合。演示前仍要十分耐心仔细地观察儿童的行为反应,受试儿童是否能清晰地听到刺激声。条件化过程中所选好的频率和强度一般不需要变化,但如果初始给声强度不足够大或过大,则要适当地改变初始给声强度。

所使用的演示方法完全取决于被测试儿童的年龄和认知能力。对于 3～6 岁的儿童,只需要看懂诱导观察者怎样完成这项游戏。对于 2～3 岁的儿童,则需要耐心地进行手把手的演示和互动。

4. 教会儿童建立"听声放物"的条件化步骤。

以插片玩具套为例。

(1)空的玩具插片架子放置在儿童面前。

(2)各种颜色的插片放在诱导观察者管理的小盒子里,远离儿童不可触动。

(3)儿童戴好耳机让其听和观看完整的"听声放物"演示过程。

主测试者和诱导观察者双方示意准备给声,诱导观察者将插片放在自己耳侧微笑着说:"听听有没有声音",主测试者给声,"啊,我听到了!"表情由安静聆听转为听到声音的惊奇变化,将插片放入插片架中。此过程重复 2～3 次,直到儿童表现出明显的参与欲望。

(4)将插片交给儿童,跟随一起学习完整过程。

儿童不敢参与或不愿意参与游戏多是因为胆小,性格内向。推荐的解决方法:①让父母一起学,演示给儿童看;②让儿童将插片放到妈妈耳边一起学;③让儿童将插片放到卡通动物的耳边一起学。上述方法奏效时可成功让儿童跟随指令。

(5)3～6 岁儿童只要看诱导观察者怎么游戏(2～3 次)。然后儿童也同时举插片、聆听,听到声音后诱导观察者先放,带领儿童后放(重复 2～3 次)。观察儿童听到声音能主动放的动作后。下一步听到声音,儿童先放,诱导观察者后放(1~2次)。下一步诱导观察者不做,完全由儿童独立完成听声放物。

(6) 2~3 岁儿童需要耐心手把手演示和互动方法,诱导观察者一手举插片,一手握儿童拿插片的手,举到耳边"听一听有声音了",诱导观察者先放,握住儿童手后放(2~3次)。儿童学会时,诱导观察者松开手虚护住儿童手,儿童先放,诱导观察者后放(1~2次)。儿童做,诱导观察者看(2~3次)。随后诱导观察者不做任何动作,直到儿童完全独立做听声放物。

每当儿童正确完成动作,应当及时灵活给予强化性鼓励,包括言语奖励和肢体奖励,必要时可以要求家长一起对儿童进行表扬性强化。强化奖励技巧的使用,可保持儿童持续性做出正确的期望的行为反应,强化奖励所起到的作用不应忽视。

当儿童出现迟疑的反应,比如明显听见了声音,但是手在半空中犹豫不决时,诱导观察者应该果断扶着儿童的手帮助他完成动作,并给予积极的强化奖励。如果不成功需要进行重新条件化的步骤。

当儿童出现过度反应,比如无法等待下一个声音而擅自做出动作,诱导观察者应该轻柔地及时制止,鼓励儿童等待刺激声的出现。如果不成功需要进行重新条件化的步骤。

在教会儿童的过程中,可适当延长刺激声的给声间隔时间,让儿童学会等待刺激声的出现,确保刺激间隔能使儿童至少等待 5s 以上。这一点的确定至关重要。

儿童能够独立在听见声音后完成整个反应,即标志着条件化"听声放物"已经建立。

对于听力损失比较重、建立条件化困难、刺激声强度太接近阈值时,可以采取听觉 + 振触觉的方式来教会儿童听声放物。具体方法为:①双通道的听力计,一通道选"耳机",选择已经选定的强度和频率给出测试声音;②另一通道选"骨导耳机",频率为 500Hz,强度 50dB,骨振器有振触觉,将骨振器从头架取下,骨振器放置于儿童无测试玩具的手中,条件化设好的刺激声强度不变,按下"双通道"键实现双通道同时给声,教儿童听声放物的步骤同前;③当儿童条件化建立,即会"听声 + 振触放物"后,停止给骨导刺激声,去除振触感,但骨振器仍在儿童手中的原位,观察儿童在无振触觉下仍可真正完成"听声放物",说明儿童仍可利用残余听力完成听力测试;④如果停止骨导给声,儿童无反应,那么可能此频率的最大强度刺激声儿童无法听见,或此频率的最大强度太接近儿童的听力阈值,或儿童目前还不能配合学会"听声放物"。

5. 游戏测听的强化技术应用 在游戏测听中常应用的强化类型和形式是积极性强化技术,根据此年龄段的儿童的发育水平可以采用。

(1)言语表扬式强化:如"做得真棒!""听得真好!""再试一个!"

(2)肢体语言式强化:如微笑、点头、鼓掌、OK 手势、轻轻拍拍肩膀等鼓励。

(3)灵活的强化时机、时长和使用次数:一般情况下运用 100% 的强化技巧,即儿童每一次出现正确反应时,就获得一次强化,可以更快地获得条件化。但同时也容易更快地导致"习惯"现象的出现。

进行以上鼓励活动一定要自然、有意义,让儿童感到是一个肯定事件,以此作为积极的强化技术方法。

（四）获得阈值的正式测试过程

当儿童操作性条件化的建立稳定可靠后,通常采用纯音听阈测试的"降十升五"规则,确定某频率的气导和骨导的反应阈值。

每一次的听力测试,大多数儿童无法像成人能较长时间地集中注意力,完成一份完整听力图的所有测试信息。测试时必须提高效率,在最短的时间内,优先得到最为有效的听觉信息,这在儿童行为测听中是非常重要的。

1. 完成气导阈值测试 根据儿童行为测听的不同目的、不同时期需采取适宜的测试步骤和策略。通常首次进行的行为测听需获得受试儿童听力能力的一般印象,儿童状况良好且能参与的时间允许,可以采用"填图游戏"的方法完成所有频率的测试。常采用的频率顺序为"跳跃式"。最佳初始测试频率先从 1 000Hz 和 4 000Hz 两个频率开始。得到这两个频率阈值后,即使儿童对测试失去兴趣,此时对儿童的听力是否为感音神经性听力损失会有基本印象。因为大多数感音神经性听力损失的听力损失曲线图以高频损失为重,听力曲线多为陡降型,从 1 000Hz 斜降至 4 000Hz。当然,为了获得更多的信息,可更换耳的侧别继续采用这种方式测试。

或许测试者也会考虑是否得到一侧耳的全部信息,再去评估对侧耳的听力状况。但是当受试儿童的注意力时间过短,仅获得一侧耳的阈值信息时,就可能意味着测试过程的结束。

也可以采用同一个频率,分别获得每一侧耳的阈值,然后再转换到另外一个倍频程的频率,按照此步骤再获得每一侧耳的阈值,这种测试方法可能更为实用。一般游戏测听可采用的测试频率顺序如下。

（1）1 000Hz——相对好耳;1 000Hz——相对差耳;4 000Hz——相对好耳;4 000Hz——相对差耳,然后再测试 500Hz、2 000Hz 等其他频率。该方法采用换频率、换耳侧别,有时儿童可能会失去条件化,需要重新条件化。

（2）1 000Hz——相对好耳;1 000Hz——相对差耳;4 000Hz——相对差耳;4 000Hz——相对好耳,然后再测试 500Hz、2 000Hz 等其他频率。该方法换耳次数较少,但仍有可能会失去条件化,需要重新条件化。

（3）对于听力损失较重而低频残余听力尚可的儿童,常用的频率测试顺序有:

500Hz——相对好耳;500Hz——相对差耳;2 000Hz——相对好耳;2 000Hz——相对差耳,然后再测试 1kHz、4kHz 等其他频率。

500Hz——相对好耳;500Hz——相对差耳;2 000Hz——相对差耳;2 000Hz——相对好耳,然后再测试 1 000Hz、4 000Hz 等其他频率。采用上述两种方法,儿童听力损失即使较重也有可能保证测试进行。

2. 完成骨导阈值测试 如果儿童状态良好,尽可能获得骨导阈值。换用骨导耳机进行测试,应重新进行条件化,以确定儿童仍能执行原有任务。

3. 如需要应完成掩蔽 有必要或可能时应做掩蔽,可使用初始掩蔽级法。如测试耳在某个频率需要掩蔽时,在对侧非测试耳气导阈值上加 30dB 的掩蔽噪声,持续给声。

操作步骤：首先，为儿童取下气导耳机，按照掩蔽规则在非测试耳气导阈值上加 30dB 掩蔽级，持续给窄带噪声，切记此时儿童手中无测试玩具，要在儿童玩耍不在意时重新将气导耳机戴上，然后将测试玩具交给儿童，继续游戏测听，如果测试耳的阈值无改变或仅轻微上移（5～10dB），说明交叉听力影响小，所得阈值为真实阈值。如果初始掩蔽级不能获得阈值，仍需要考虑使用平台掩蔽法。

游戏测听结束可迅速加做言语测听，获得言语察觉阈和 / 或言语识别阈，并根据儿童中耳鼓膜完整性安排声导抗测试，以了解 PA 阈值的可靠性和中耳状况。

4. 测试中的注意事项

（1）如果儿童出现错误反应，无刺激声出现时，儿童做出不期望的反应动作，或者预计可听见的刺激声出现时，儿童不做出所期望的反应动作，这时需要对儿童重新进行条件化或暂停测试。首先，暂停测试，让儿童放松一下，再重新给予之前已经成功条件化的刺激声强度和频率，重复一两次条件化过程，确保建立的条件化还存在。

（2）若出现注意力分散、坐立不安、左顾右盼、行动缓慢等行为，说明可能已经对该游戏失去兴趣。此时，应该及时换成新的游戏，重新进行条件化训练。整个测试应该尽可能地在儿童注意力集中及配合度高的状态下进行。

（3）在给予儿童玩具和完成游戏的过程中，最好玩具摆放形成一定的规律，并且不要主动打乱这种规律。比如将积木从小到大或者按照一定的颜色规律递给儿童，诱导观察者不能随意改变这种规律。如果改变，会使儿童感到迷茫而不知所措或主动纠正出现的"错误"，而拖延测试时间。

（4）如果重测已经建立好的阈值时，儿童不予反应，则需要确定儿童是否已经失去兴趣。但如果测试人员能够明确儿童的反应准确，则要相信自己的测试结果，不要轻易改变。可以将情况标注在报告中，等待下一次测试的确认。

（5）对儿童使用奖励和赞美的技巧需要恰当和适度。每一个儿童都喜欢每完成一项任务得到积极的赞美和鼓励。但要注意过多的、过度夸张的赞美表情和激励等行为，会使儿童为了获得更多的奖励和赞美，开始做出不期望的错误反应。

（6）一个完整可靠的儿童听力图，是有必要进行多次测试的。

（7）如果测试采用了声场下测听，刺激声是经由扬声器给出，则需要注意测得结果是每个频率相对好耳的阈值。

七、测试报告记录和解释

记录儿童基本信息、仪器型号、测试方法外，还应记录本次测试的情况。

1. 记录测试结果的内容

（1）儿童状态：精神状态和配合程度。

（2）给刺激的方式和刺激声的类型：给声方式为头戴耳机 / 插入耳机 / 声场；刺激声为纯音 / 啭音。

（3）操作性条件化建立：建立情况是顺利、困难、易丢失还是多次反复，首次测试的侧别（左侧 / 右侧），初始测试频率，初始强度。

（4）阈值获得的测试步骤：先测哪侧耳、交叉耳测试法、先完成一侧耳测试法。测试频率顺序策略 500～2 000Hz 或 1 000～4 000Hz。

（5）裸耳听阈 / 助听听阈。

记录结果报告目的是分析以上 5 个步骤，从中可以得知这份报告的可靠性和有效性，阈值的准确性，是否需要尽快安排再次测试。

2. 测试结果分析　向家长解释本次听力测试儿童配合情况和听力问题。是否有听力损失；听力损失程度、性质（感音神经性听力损失、传导性听力损失或者混合性听力损失）、听力损失侧别；听力损失引起的问题是什么，与言语发育之间的影响关系，在言语频率中丢失了什么。

无论进行何种儿童行为听力测试和电生理测试，其结果判断都应理解"组合测试与交叉核查"的意义。

最后根据多项检查结果告知家长需要尽快采取的基本干预方法。

第六节　特殊儿童的行为听力评估

听力损失儿童常伴有其他的多重残疾问题。许多这类听力损失婴幼儿可能不具备开展常规的听力学评估的时间要求，如这类儿童 6 月龄时身体能力可能不具备进行视觉强化测听的要求，因此必须考虑每一个儿童独特的发展情况和对听力损失处理的多样性。

除了考虑儿童身体、认知、智力等条件，针对测试所面临的复杂性，还需要增加对儿童和家庭特殊需求的考虑，因为这些情况可能会影响听力师制订的听力测试过程、听力结果解释和随后干预处理安排的建议。听力学测试项目设立和执行必须灵活的去适应这些个体之间的差异。

一、观察和交流

从收集病史开始，首先要获得儿童的身体发育状况线索。在短暂的接触时间内，通过观察和随意谈话与儿童和他们的家人建立融洽关系。

1. 观察儿童行为的内容　观察儿童的脾气性格，儿童警戒性、儿童的发育状况线索，如坐立姿态、行走姿态、步态稳定性、颈部活动自如性、持握玩具姿态、眼神注视能力等。观察儿童和家人之间的交流互动线索，如是拉扯和比划表达愿望、还是言语表达，以及言语的清晰度，还是儿童与家人无任何交流，是否能跟随指令独立行动还是害羞的，儿童参与谈话的意愿等。

2. 儿童听力师与儿童和家长建立良好关系的最初阶段　儿童听力师需要让家长和儿童放松，尽量减少他们对新环境、陌生人的焦虑，以改善可能会影响评估结果的行为。

通过向儿童和其家人介绍自己，采用随意谈话形式称赞儿童的衣服或玩具，询问儿童年龄，介绍和展示在评估时可能使用的奖励物品，如漂亮的贴纸和小玩具。介绍将要完成的评估内容来缓解焦虑和恐惧。可以让儿童触摸听力设备（如试试手持电耳镜、触摸骨振器、试试耳机等形式），以建立良好的关系。

二、采集病史

在评估疑似或确诊多重残疾的婴幼儿时，必须尽早得到完整的病史。一般可以让家长先填写预定问题的问卷，获取患者已知的病史信息。但这种闭项式信息选择，会限制儿童听力师对儿童个性化相关信息的思考。由于获得病史的时机是一个重要的窗口期，因此听力师还需要直接观察儿童和其家人互动建立融洽关系，并增强家长信心和让儿童感到舒适，同时获取儿童特定的病史信息，这对评估有特殊需求的儿童是十分重要的。此外，通过这些初步观察可评估儿童独立性、合作性、沟通能力和身体能力来制订个性化的测试计划和临床策略。

为了准确地评估和诊断听力损失，家长常需要回答一些非常直接和具体的问题，而标准病史调查问卷，通常仅包括一些基本问题，如家族史、出生史、发育史、听力和言语/语言发育的病史。但对每个多重残疾儿童都需要创建一个特殊病史档案，在每一个需了解的项目下应尽可能多的包含一些关键问题，以整合所有的信息后制订适合的评估行动方案。

要以尊重家庭的态度和专业方式提出问题，并且要认真积极的聆听家长叙述。通过初步观察和相互交流，能够灵活地更改提问顺序并能适时地直接提出所需要的主要问题，有时可能是超出问卷范围的内容。要分类获得信息以确保报告的准确性。要用一种支持以家庭为中心的方式获得信息，这样能够帮助早期诊断，早期针对其他残疾问题进行有目的转诊，以及尽早地给予后续干预项目。

除以上问题外，面谈和问诊过程还应包括：①关注儿童的个性；②家族情况和抚养情况；③父母或照顾者的关注点；④了解和尊重家人的应对方式；⑤家人对面谈的期望值；⑥对家人的知情和支持能力的了解等内容。

三、针对多重残疾儿童的优化行为测听方法

一般对于仅仅有听力损失的儿童，当听到声音时会以自己发育和智力相一致的固有行为方式做出相应反应，即做出与年龄一致的行为活动，对于正常发育儿童我们可提前预测其行为反应的特点。但是对于存在多重残疾儿童（如孤独症、唐氏综合征等），其听觉行为反应方式有时是不可预测的，比如不能确定声音来源的方向、有时对声音会表现出特殊表情的听觉过敏、所给的刺激声音可能使其变得特别激动、会表现出很差的重测信度。在行为评估会面临很多挑战，但儿童听力师必须意识到，行为听力测试结果可能是干预时非常重要的依据，或者是唯一的真实听力的线索。

对于多重残疾儿童的听力学结果虽然非常重要，但却很难获得。灵活与耐心是获得有关"听觉行为"结果的关键，也是儿童全面发育评估中最有价值的信息。

多重残疾儿童的身体条件和认知/智力对听力学行为评估结果有着显著的影响，如脑瘫、神经系统发育异常、弱视或失明等问题会影响定向反射行为和条件反射。认知/智力状况可以影响儿童的条件化建立、反应延迟、行为整体反应方式不确定、对听觉刺激的习惯性会加速、听觉动态范围很小，即阈值反应的最大不舒适阈区域的范围很窄。因此，听力学的最初评估方法，通常根据发育年龄来考虑这

些变量并确定实际的评估方法,每次评估方式是选择使用行为观察测听、视觉强化测听还是游戏测听都需要仔细考量,并要适当地修改行为测试方式,来改善测听结果的可信度。可信度的提高不仅是技巧的应用,也包括听力评估中发挥每个儿童潜能的技术策略。

（一）行为观察测听

行为观察测听(BOA)多用于婴幼儿,虽然不是听觉敏感度的测试方法,但是对于不适宜进行条件化的多重残疾儿童,可以提供听觉电生理测试之外的听觉行为反应信息。通常 6 个月以下的婴幼儿行为观察测听是进行听觉能力(听阈)评估的唯一方法,但必须区分生理年龄和发育年龄之间的关系,如多重残疾儿童的生理年龄往往不是发育年龄,估计早产儿的发育年龄时需要减去早产的时间。还有一些多重残疾儿童不适宜使用镇静药,因此 BOA 就要作为唯一的评估其听力能力的方法。

1. 在测试过程中儿童对声音的非注意反应需要细心观察,反应分为两类。

（1）反射性反应方式:如吸吮、眨眼和惊跳。

（2）定向反应方式:如眼睛睁大、眼球转动寻找、运动减少和定位。

由于这些非注意性反应,往往是由声音引出的阈上水平反应,因此建议使用"最小响应级"记录反应结果。提供的仅为听觉功能信息,非听觉灵敏度信息。

2. BOA 测试结果可分为以下三种类型。

（1）没有观察到对任何类型声音和任何强度声音的反应。

（2）对较高强度声音刺激(70～80dB HL)的反应。

（3）对较轻舒适强度声音刺激(30～50dB HL)的反应。

这些类别测试结果可以界定 BOA 作为一种听觉反应测试,补充听觉电生理结果,大致确定儿童听觉功能的水平和听力级。

3. BOA 测试时要减少习惯性反应　对多重残疾儿童进行测试时,为了避免在测试过程中对声刺激敏感度降低的现象,建议交替使用几种不同类型的刺激声,包括窄带噪声、啭音、言语声、脉冲刺激声,这些刺激方式都可以减少习惯性反应的过早出现。

（二）视觉强化测听

由于儿童听力学视觉强化测听(VRA)临床实践的方法和标准化步骤的建立,多数证据是来自于正常发育的婴幼儿,将他们的行为反应活动作为基础数据。例如,VRA 适用的年龄范围、条件化建立的方法、强化物的应用、强化物的类型、强化物的创意、强化的持续时间、强化技巧实施的流程、给声持续时间、控制给声的时机和婴幼儿测试结果的有效性等等都来自正常发育的婴幼儿,很少有关于较低能力的高危早产儿、各级脑瘫患儿、唐氏综合征患儿、孤独症儿童等的标准结果。所以 VRA 测试方法必须灵活应用以适应多重残疾儿童的特点,同时也必须注意到,当改变了 VRA 测试方案而产生的风险和优势有哪些。

年龄是 VRA 成功用于多重残疾考虑的重要因素。如有学者发现唐氏综合征患儿 VRA 适用于发育年龄在 10～12 月龄以上。

1. 实施方案时需注意的要点

（1）能从假阳性反应中判断出真实的听力反应。

（2）要提高儿童注意力和参与热情,减少假阴性出现率。

（3）注意以上两点对临床 VRA 方案优化的影响点。

2. 判断反应的行为活动需考虑的要点　　首先要关注多重障碍,如脑性麻痹、视力障碍、孤独症谱系障碍。有多动行为的儿童要判断儿童转头反应是否困难,儿童会出现哪些不自主运动,哪些是无目的的动作,以及哪些是随机的转头。这些行为都会影响 VRA 的有效性和可靠性,因此需要考虑以下内容。

（1）要考虑增加控制试验即对照给声的使用,用于判断错误的反应行为。

（2）要考虑使用两名儿童听力师的参与,以确定反应的真实性,这一点是非常有帮助的。

（3）要考虑针对头部控制能力差的儿童,或者反应动作慢的儿童时,有必要延长给声时间,通常约 4s,来确定反应是否真实存在。

但延长给声时间也会增加假性反应的出现,对真实反应的判断带来风险。因此要增加对照给声次数,以验证反应行为是否真实可靠。

3. 提高注意力和参与热情需考虑的要点　　通过 VRA 获得准确听力图必须提高和维持多重残疾儿童的注意力。例如孤独症儿童的临床特点是其对声音有不寻常的感知反应,包括对声音过于全神贯注或烦乱,或听觉处理异常现象,或条件化建立易失败。这些儿童也可能表现出无视声音刺激的出现,对某一物品出现固定关注,或对直接眼神接触或身体接触反感与抵触。此外,儿童的注意力不集中、认知延迟、视力障碍,往往需要测试者在整个评估过程中付出额外的努力,以确保他们能保持注意力和参与热情,只有得到结果才能反映儿童真实听力的能力。

（1）环境和位置:采用不同的策略以提高儿童的注意力。其中最有效方法是减少注意力分散。VRA 测试中给刺激声时可减少注意力分散的方法包括以下内容。

1）让隔声室变得更暗些。

2）为了让儿童处于注意力集中的状态,应该独自坐在椅子里让其坐直,或坐在婴儿车里,尽量避免靠在父母的怀里或者坐在父母的膝上。

3）保持诱导玩具、其他玩具及图片板远离儿童的视线。

4）隔声室内仅允许一个家长陪同。

5）诱导观察者要经常给予儿童言语或触觉上的鼓励,稳定儿童行为以确保只对听觉刺激做反应。儿童听力师必须有创造性和主动性,能让儿童保持警醒状态和聆听状态,时时避免让儿童过于关注诱导观察者手中的游戏。也应该注意如果听力师和注意力分散的游戏不够有趣,儿童又将继续出现随机反应。

（2）灵活使用各类听觉刺激声:更换刺激声以便避免儿童对刺激声不敏感的现象。对啭音刺激习惯之后,就需要应用其他类型刺激声,如言语声或窄带噪声的应用可以增加转头机会,从而进一步获得特定频率的反应,这也是提高儿童注意力的好方法。

（3）灵活展示强化玩具:对于发育正常和某些发育异常的儿童,使用活灵活现动感十足的强化玩具,或者 DVD 动画视频的简单展示,都能为儿童提供足够的参与热情。对于 2 岁儿童听到刺激声做出行为反应时,展示强化物的持续时间相应要短(0.5s),这样会延迟习惯性的出现。如果对儿童使用更长时间(4s)展示强化物的方法,易出现习惯性转头。但是有特殊需求的儿童,可能对事物的中枢处理时间延长,注意力缺陷,或视觉障碍等原因,就有必要较长时间的展示强化物。但是应该注意到特殊需求的儿童,只有他们对强化物完全接受时,才应考虑延长强化时间,如随意增加强化时间,只会加快习惯性反应的出现。

考虑延长强化时间可能导致的后果,也可以通过更换和使用多个更有吸引力的强化物,或使用新颖多样性 DVD 动画视频也是必要的。也应该注意某些传统强化物如活动的毛绒动物玩具会引起儿童的恐惧感。

4. 减少错误反应的要点 为有特殊需求的儿童进行行为测听时,从错误反应中确定出真实的反应,往往是最具挑战性的。减少错误反应次数对听力结果的可信度至关重要。因此要提高使儿童注意力更加集中的技能,增强分散儿童不需要的注意力的技能,灵活应用让刺激时间延长和对假性反应持续的监测与控制,最终可得到可靠的听力学结果。

(1)对反应行为活动的塑形是 VRA 成功的关键:测试者必须善于训练反应行为,并对各种形式的反应行为保持敏感度。在条件化阶段可以用两种方法。

1)将刺激声和强化物配对给出的方式训练。

2)观察婴幼儿在给声后的自发行为反应的训练方式。

对于有特殊需求的儿童,可能需要更长的时间来建立条件化行为。当儿童能够做出持续反应并且随机转头最少时,说明条件化建立成功。

(2)对过度假性反应处理方法:过度假性反应的出现表明婴儿已不在刺激声控制下。此时,儿童听力师应采用以下两种方法纠正临床结果。

1)重新条件化,恢复原有的反应特征。

2)增加游戏的有趣性,使听觉刺激出现之前将儿童的兴趣吸引在远离强化器的中间位置。

3)建议用"暂停"来处理假性反应。要给儿童一段时间来放松和恢复镇静,这对许多有特殊需要的儿童是必要的措施。采取"暂停"本质上是增加刺激声间隔。增加刺激声间隔、增加刺激新颖度从而增加了正确反应的可能性。此外,增加刺激声间隔也提供了最佳的给声时机,使儿童的注意力能够保持在中间位置,从而增加判断刺激声相关的转头行为的正确性。

孤独症儿童的行为测听结果比同龄儿童更不可靠,如果儿童容易变得无聊或分心,测试需要采取:①重复测试;②改变刺激声;或③改变换能器。

虽然在临床上完全消除假性反应是不可能的,但是这些方法有助于在儿童分心时重新获得儿童的注意力。儿童的假性反应率控制在 25% 以下可认为达到预期的结果。

(三)游戏测听

条件化的游戏测听(PA)是遵循一种听觉刺激→反应→强化模式,其中游戏动作确定为向桶里放木块,向插板上放彩色小件木片,即"听声放物"作为反应,赞美和鼓励作为强化。儿童通过条件化学习一种与他们的运动协调能力一致并可以胜任的一种游戏方法。

条件化游戏测听是获取具有言语频率特异性信息，发育年龄在 2.5 岁及以上儿童听力级的最合适技术。尽管游戏测听有其常规有效的指导过程，但儿童听力师必须始终关注如何使用延长儿童注意力的方法，以获得最可靠的反应。要根据儿童的发育能力和听力年龄去选择"年龄适合"测听技术，也要根据儿童的身体运动技能和个人热情去选择"发育适合"的测试技术。将时间花在了解儿童的听力史以及与家人建立关系是至关重要的。

在训练儿童 PA 条件化时，只要儿童听力师对儿童的运动能力判断正确，选择适当的游戏方式，反应行为通常不难获得。PA 的最大挑战是教会儿童能等待刺激声的出现，能认真聆听，并及时对听觉信号做出反应。除了教会儿童在 PA 任务条件下做出反应，测试者熟练运用和控制刺激时机、刺激时长、刺激间隔时长的技术，以及及时地给出或变化地给出强化动作的鼓励和赞美，来保证 PA 过程的顺利完成也是整个测试过程的关键。

儿童听力师在 PA 选择适当的玩具前应综合考虑多种因素，儿童的精细运动能力、视觉能力、注意力能力、发育水平、个人兴趣、活动动机、社会交往技能等等。如果游戏对身体条件需求过多过高，可能在获得必要的信息之前，儿童就会放弃游戏活动。如果任务太简单，儿童参与热情不高，疲劳现象也会很快出现。

训练多重残疾儿童参加 PA 任务时会更困难，建议增加振动触觉的使用，如手握骨振器或简单触摸，从而训练有弱视残疾儿童 PA 任务。使用 500Hz 骨振器最大输出的振动刺激，配合适当的强化技巧可较容易获得所需反应。

在开始评估之前一起练习几次也是非常有帮助的。儿童听力师演示任务的同时，使用面部表情和肢体语言，可显示条件化过程中"预演期"，这对获得结果有积极的影响。例如，儿童听力师可以将木块放在儿童的手里，并抓住儿童的手，给声或模仿刺激声如重复发出"beep"的同时将木块放进桶里。将这个过程作为"预演"练习几次后，让儿童自己去放木块。这不仅能帮助建立一个可信的刺激与反应，也能为其自己完成任务建立起信心。

每个儿童之间的反应方式可能差异性很大，一些儿童在听到声音做出反应前期待父母/照顾者确认，或等待儿童听力师的强化。如唐氏综合征的儿童可能会对刺激声音进行模仿，而不是执行传统的 PA 任务。这些行为如果一致性好，应被认为是有效的和有代表性可靠的条件化下听觉行为。

（四）常规的传统测听

一旦有特殊需求儿童的发育已具备完成常规听力测试时，即可以进行对听觉刺激做出可区分的可靠反应的纯音听阈测试。在时间允许情况下，儿童听力师必须保持乐观的评价和激励儿童。

一般有特殊需求的儿童，由于对各种压力的容忍度较低、注意力不易集中，或有特殊习惯，或易疲劳，进行听觉评估时获取有效信息的机会窗口是相当小的。

为了获得有效和完整的听力图，关键是当儿童做出有效反应时，要同时和及时给予鼓励和赞美。在理想情况下也应该获得完整气导和骨导数据。但是当儿童开始疲劳时，能获得某几个气导阈值和某几个骨导阈值也是非常重要的。例如，怀疑有传导性听力损失时，首先在气导耳机下完成言语测听，尝试掩蔽下的骨导言语测听。然后尝试获得气骨导的各频率信息，指导和鼓励儿童行为活动，以减少疲劳现象的出现。

当儿童出现疲劳现象时，可以引入不同的游戏项目，以维持和提高儿童的积极性和参与动力。例如，在评估时儿童听力师表现为一个更积极的参与者。从控制给声后参与测试，就更易维持和增加条件反应。如儿童在听到所给的刺激声音后选择的反应可以是鼓掌，在此时儿童听力师必须和儿童一起鼓掌。这不仅有助于在训练中培养儿童所需的反应，而且还能强化儿童的正确行为反应。

有时，有特殊需求的儿童可以选择一个独特的反应方式，对儿童听力师介绍的任务作一个修改。如在听觉刺激出现后儿童听力师指示拍手，而儿童可能开始只是微笑。只要这种反应是一致的，易于观察的，儿童听力师不应阻碍这种适当的行为反应。

通常能成功地应用于有特殊需求儿童，又与其身体发育相适应的传统测听的反应方式：如举手、与父母/照顾者相互击掌、拍手、点头、按键钮、说"我听到了"、说"嘟嘟"、眨眨眼睛、竖起一个指头等。

对此年龄组儿童常用的强化技巧，诸如鼓励和赞美的点头、微笑、鼓掌等等。但对有特殊需要的儿童，儿童听力师必须能确定给予强化次数频率是多少，多久才能给予一次强化的频率间隔。但也不能过分地赞扬，这可能会鼓励儿童假阳性反应的出现。有时也可以使用 VRA 的强化玩具作为鼓励。

四、针对多重残疾儿童的优化言语测听方法

进行多重残疾儿童完整听力学评估时，儿童言语测听仍是全面评价听觉功能和听力能力必不可缺少的测试项目。虽然言语理解能力受听力阈值的影响，但纯音和窄带噪声的听力阈值仍不能准确预测言语理解能力，言语测听结果的临床价值不应忽视。

言语测听是通过言语刺激声获得言语信息能被察觉、识别的最小听力级，或在舒适听力级下和最大舒适听力级下获得双音节词、短语、或句子识别百分数的信息。所有这些信息有助于诊断儿童的听功能。

（一）言语觉察阈

言语察觉阈（SDT/SAT）可以定义为聆听者可以察觉给出的语音信号存在的最小给声强度。SDT/SAT 可使用各种刺激项目的单词、短语或语音来获得儿童的关注和合作。有时儿童听力师会使用不同强度声音，呼唤儿童的名字、说出短语、数字，或重复具有频率特性的音节（ba-ba-ba、shi-shi-shi、si-si-si），来观察儿童的反应。在声场测试时可接受儿童反应，诸如点头、举手或向扬声器转头。阈值被标记为对 50% 的刺激声做出反应的给声强度。

为了获得反应，所选择的信号可以重复给出，但应注意易出现假性反应，为防止此风险的出现，所给测试声的持续时间不应超过 5s。一般儿童会对 250～4 000Hz频率段的最敏感声音做出可靠反应。

获取 SDT/SAT 时，使用的刺激声在选择上应该更灵活。可根据儿童个人喜好

选用更有效的刺激声，如儿童熟悉的父母声音作为刺激声。让父母对着麦克风说话，儿童听力师监测或调整听力计上的 VU 表控制声音强度，有助于获得言语觉察的反应，并记录下测试方法和结果。

（二）言语接受阈

言语接受阈（SRT）、言语识别阈或扬扬格词的识别阈值，是指受试者可以正确识别 50% 简单的扬扬格词语音材料的强度。

对于多重残疾儿童，可以修改传统的测试方案以满足任何需要的儿童。修改后的测试材料，仍要考虑儿童对测试词的熟悉度，要除去不在儿童可接受范围的词汇。也要考虑儿童可能重复词汇的能力，当儿童有言语或发音障碍时也会干扰清晰度和发音。

在使用指认任务和游戏任务时，需要设计和使用颜色鲜艳的、体积较大的、简单易识别的图像或玩具。相比较口语的重复复述，图片或物体指认的测试项目数量应限制在 12 个以下。因为多重残疾儿童的视觉浏览任务能力、物品放置的记忆能力、持续注意力的能力，都会成为影响结果判断的因素。

对多重残疾儿童常使用的非常有效的引导语是"让我看看你的……"游戏。儿童可能会指身体部位或父母的身体部位，例如，"让我看看你的鼻子""眼睛""头发""手指""脚丫丫""鞋子"。

有些儿童可能更愿意玩游戏。必须考虑他们的运动发展能力，以确定他们是否能够参加这项游戏。可选择熟悉的物品和玩具的游戏。将这些物品放在桌子上让儿童指认出来。物品可以是父母或儿童自己的物品例如，玩具、刷子、电话、鞋子、戒指等。当进行将木块放进桶里的游戏时，儿童必须在条件化和正式测试时，手能够协调地将球或木块放进桶里。

（三）言语感知能力

测试多重残疾儿童的言语感知能力时，首先需考虑接受性词汇要在儿童熟悉和能认知的范围之内。要选择适当的测试材料，设计合适的反应方式，使用恰当的强化手段，尽量减少记忆负荷，从而提高言语感知测量有效性和可靠性。

在使用词表时确保儿童的接受性词汇至少能达到听力正常儿童幼儿园的水平。或使用适合 4 岁及以上儿童的接受性词汇。

如 MLNT 测试的词汇特征是对人工耳蜗和助听器使用对儿童言语识别的影响，词汇学控制词表相当于 3 岁正常听力儿童词汇水平。为伴有或不伴有多重残疾儿童选择合适的言语测试材料时，需将儿童的发育等级和反应词汇水平的言语感知测试相匹配。此外，设计合适的反应方式也要考虑到记忆力、注意力和身体能力，以确保言语感知测试不受测试方法和 / 或词汇水平影响。

总之，在早期听力检测和干预标准中，常强调在儿童出生 1 个月内进行听力筛查，3 个月内进行听力损失的诊断，6 个月内进行干预处置。但是这个处置时间表是为大多数听力损失儿童设置的，而对于那些有听力损失又伴有其他多重功能障碍儿童，要满足这个时间表的进程可能存在困难，通常排除听力损失是对多重残疾儿童进行整体发育评估的一部分。尽管多重残疾儿童需要优先确认的事项在不断变化，但早期精准的听力诊断和干预，对这类儿童日后的最佳护理和康复是非常有帮助的。认真细致地诊断听力损失的过程，是一个了解儿童合作性、可以更早获得儿童听力损失细节、更早全面实施干预的关键部分，因此采用合适的听力测试组合和测试方法进行及时的听力诊断，对优化这类儿童交流发育是有积极影响的。

第七节　儿童言语测听

儿童言语测听是通过使用言语信号作为声刺激来获得言语信息能被察觉和识别的最小听力级，或在舒适听力级下或最大舒适听力级下得到单词、短语、或句子识别百分数的信息。所有这些信息有助于诊断儿童的听功能或言语感知功能的障碍。

一、概述

（一）定义

儿童言语测听是用言语信号作为声刺激检查儿童言语识别能力的听力学测试方法。与成人言语测听不同，儿童的言语测听会受到儿童认知水平和语言水平等动态发展的因素影响，无法使用一种测试方法和一套测试词表或工具就能够完全准确地测试出所有年龄段儿童的言语识别能力，临床上通常需要一整套层级式的测试工具和测试方法来完成。与纯音听阈测试相比，言语测听对于儿童来说，其优势是儿童更容易对言语信号做出明确反应，因此儿童言语测听是临床上常用的测听方法。

（二）应用

在临床上，言语测听技术可用于：①判断听力损失对患者言语识别能力的影响；②对听力损失可以做出诊断和鉴别诊断；③评价助听装置的成效（如不同参数下或不同设备下的成效）；④可验证助听设备对改善患者言语识别的效果；⑤评估助听设备使用者的言语识别能力进步情况；⑥监测不同时期的听力损失儿童听觉言语进步过程。

二、言语测听的方法

（一）言语觉察阈

言语察觉阈（speech awareness threshold，SAT 或 speech detection threshold，SDT）是使用言语信号作为刺激声，受试者能察觉到 50% 信号时的最小给声强度值。言语觉察阈仅在无法进行其他言语测试时使用，例如，低龄儿童不具备足够的词汇量，或词汇识别能力非常低甚至没有时，在助听设备获益不良或听觉治疗效果不佳的极重度听力损失儿童中比较常用。

言语觉察阈的刺激声应具有频率特异性。日常会话的言语声和音乐声的测试虽然可证实儿童能听到该声音，但两者均是宽频带的刺激声，获得的阈值频率特异性信息非常有限。例如，某患儿对音乐声的察觉阈为 40dB HL，只能说明该患儿某些频率的阈值为 40dB HL，不能提供频率信息，甚至患儿有可能是从言语声频率范围以外的频率察觉到声音。使用独立的音位能够获得更多有用频率特异性的信息,例如林氏六音,包括[ɑ][i][u][m][sh][s],选择的测试项能提供低频、中频和高频的频率特异性信息。元音[ɑ][u]和辅音[m]评估低频信号的感知,[i]包含低频和中高频信息,[sh]评估中高频信息,[s]评估更高频信息。虽然林氏六音测试过程比测试单一的宽频声需要更长的时间,但却可以获得更有价值的信息,即所有言语声需要频率的信息。对于正在学习语言的儿童来说,需要听到其母语语言中的所有大部分音位,而不仅仅是简单的林氏六音。言语察觉阈测试是频率特异性的,可用于与纯音听阈做交叉核查验证。

（二）言语识别阈

言语识别阈（speech recognition threshold,SRT）是受试者能够听懂言语声信号50%的最小强度值。这和察觉阈测试不同,察觉阈测试只需要受试者察觉到言语声的存在,不需要对有意义声音识别如词汇。因此言语识别阈的测试材料的内容应根据患者自身情况来选择,尤其是儿童患者。若条件允许,使用的测试材料和测试方法在应用前,也要经过与成人类似的标准化处理是较为理想的,这样获得的测试结果可以在多次测试之间、在各患者之间进行比较。对于语言能力较好的大龄儿童使用成人的标准化材料也能获得较好的结果。对于低龄儿童由于不具备足够的词汇量或者太害羞不愿意重复或复述测试音所说的词时,可以进行指图、指实物或指身体部位会更易操作并能获得有效的信息。

言语识别阈所使用的测试材料内容应是受试者所熟悉的项目。标准化的言语识别阈测试材料多使用扬扬格词（具有相同重音的双音节词）。首先判断儿童可以完成这个测试任务,听力师可先用一个舒适的大声来领读一张练习词表,如果需要也允许加入唇读,儿童复述每个测试词以判断其是否正确辨识。一旦儿童对这些词语和任务熟悉之后,开始使用标准化录制的言语测试材料,开始进行正式测试,并降低强度直到儿童开始出错。然后根据反应的对与错,进行升强度或降强度的改变,直到获得儿童可以正确重复50%测试材料内容时所对应的声音强度。标准化的测试过程可以获得准确的阈值结果,但对部分儿童来说太耗费时间或者任务完成有困难,可以通过让儿童在指图的同时进行重复所播放的内容,也能获得更好的结果。这种方式能使儿童注意力更加集中从而提高得分的正确率。言语测听结果也可用于与纯音听阈结果做交叉核查验证。

（三）言语识别率

言语识别率（speech recognition scores,SRS）是受试者对指定的言语信号强度的测试项正确识别的百分数。对听力损失儿童常使用日常会话的声音强度,即65dB SPL下的言语识别率测试,常用于评估儿童从助听设备的获益情况,监测配戴助听设备后的言语发育情况等。儿童的言语识别率测试方法可为开放式或闭项式。使用开放式测试方法需了解所使用的测试材料的临界差值指标,从而判断儿童的言语识别能力的改善和提高是否有显著意义。使用闭项式测试方法需注意测试材料任务项目本身的机会值,如四选一测试的机会值为25%。

三、影响言语测听的因素

言语测听能反映外周听觉系统和中枢听觉系统的整体工作状态,并且刺激声种类较多,导致影响言语测听的因素有很多。大体分为与测试过程相关的外部因素和与受试者有关的内部因素两大类。

（一）外部因素

1. 刺激声的类型 言语测听的刺激声为具有言语信息的声音信号,包括元音、辅音、声调、单音节词、双音节词、句子等。选择不同的言语信号类型会获得不同的测试结果,故需谨慎对待不同测试材料所取得的结果之间的比较。原因是测试材料的文本线索对言语识别的影响较大,言语信号中的文本线索越多,聆听者对声音信号声学特性的依赖性越低。如,句子材料的文本冗余信息最多,其次为双音节词、单音节词。而元音、辅音、声调的文本线索最少,聆听者从上下文获得的文本信息非常少。句子的识别更接近于日常的聆听环境,双音节词常用于获取言语识别阈,各种言语材料的测试在儿童言语测试中都应用相当广泛。

言语测听既可在安静环境下进行测试,也可引入噪声评估患者在噪声竞争条件下的言语识别能力。噪声条件下的言语测听所选用的噪声一般都是频谱稳定且能最大程度模拟日常聆听环境中的噪声,常选择的有言语谱噪声（speech spectrum-shaped noise,SSN）或多人谈话噪声（babble noise,BN）。言语谱噪声是对白噪声进行滤波处理后获得,其频谱范围能覆盖大多数的言语频率,应用较为广泛,经常用于准确性较高的阈值测试,能够排除言语和噪声频谱之间的随机误差,保证各频率的信噪比（signal noise ratio,SNR）大体相等。多人谈话噪声一般是由多名播音员的单轨音频资料混合至多轨合成,更接近日常环境中的噪声,但聆听者能够利用多人谈话之间的间隙来察觉言语线索。

2. 给声方式——常用的录音材料给声或口语直接给声 口语直接给声是通过纯音听力计或声级计实时监控口声强度,来测试儿童听觉言语能力的一种给声方法,有经验的儿童听力师能通过口语给声获得准确的结果。由于在对儿童尤其是低龄儿童进行言语测听时,两个刺激声之间的间隔时间必须灵活控制,若儿童注意力不集中或需要与父母交流时则可能要重复测试项,并且不断地鼓励儿童,因此口语给声对于儿童来说更为亲切,更容易接受,并且有较大的灵活性,易于掌控,更适合用来测试低龄儿童,但会降低测试可靠性、增加不同测试人员之间的误差。研究表明言语识别测试的得分因发声者的不同有显著性差异。现场口语给声的测试变异较大,得到的结果可能在第一次与第二次测试之间、不同儿童听力师之间和各个临床中心之间不具有可比性,因此解释测试结果应谨慎。在临床上,为获得低龄儿童的听觉言语反应结果,应用口语给声法也是非常多见的测试方法。

录音给声是事先将测试材料按照标准方式录制好,用放音设备播放声信号的方法,它能避免测试者不自觉地调整声音大小或清晰度以帮助儿童获得更高的得分。录音给声方式更易于建立统一标准,多次测试的结果之间有良好的一致性、可靠性以及较高的可比性,使得测试结果可进行前后测试之间、不同听力中心之间的比较。但是录音测试耗时较多,并且儿童听力师在测试低龄儿童时灵活性较低。研究显示录音给声的测试结果与康复老师和家长描述的能力较一致,能为儿童实际的听觉言语能力提供可靠参考。而口语给声经常会获得比录音测试更高的得分,常会高估了儿童的听觉言语能力。因此只要儿童能配合,应尽可能使用录音给声的测试方法,测试结果能更准确地反映儿童实际的听觉能力。

3. 给声强度　考虑儿童的日常生活环境和日常语言学习环境的特点,临床常用的言语刺激声强度级别分为:轻声、普通声(会话级声强)、大声。

言语测听的给声强度无疑是影响测试结果的重要因素。言语觉察阈和言语识别阈均是通过调整给声强度获得察觉阈和识别阈结果。言语识别率则是在固定的给声强度下进行测试。

4. 测试方式　儿童在配合听觉言语测试时一般有两种反应方式,据此可将测试方法分为闭项式测试和开放式测试。

(1) 闭项式测试(close-set):对每个测试项的反应,有准备好的备选答案,一般为 2~5 个。测试项可以是让儿童通过听到后指认数字、身体部位、图片、实物、玩具或动物。测试前应判断儿童能够理解所有的测试项内容是什么,并且从给定的几个选项中选出答案。这项测试任务对儿童能力要求较低,可不具有说或写的能力,易于操作,但通过简单的猜测和指图,存在一定的机会概率。例如,测试的备选答案有 5 个,则机会概率为 20%,即测试得分必须大于 20% 其结果才有意义。低龄儿童以及不具备开放式听说能力的听力损失患者可采用闭项式指认的方法。

(2) 开放式测试(open-set):每个测试项的答案没有线索,儿童需要复述说出所听到的内容,所有测试项的词汇是在儿童熟悉的词汇量范围内,儿童熟悉的词汇都是备选答案,可以是句子、双音节词、单音节词,也可能是无意义词或音节。开放式测试相比闭项式测试对儿童有一定的难度,如果儿童无法做出口头反应、不予配合或表达能力欠佳,使测试者无法判断儿童反应的对错,不能真实反映出儿童言语感知能力,就不宜选择这种测试方式。但只要儿童能够配合,开放式测试应为首选,因为它可以反映儿童在实际的日常交流环境中的言语感知能力,也可进一步验证儿童听力损失的程度。也能更准确地反映儿童与同龄儿童比较时的差距,以及听力干预后效果的显示和进步的程度。大龄儿童和言语表达能力较强的儿童一般采用开放式的反应方式,这种测试方法是临床最常用于儿童的听力评价方法之一。

5. 计分方式　音位计分是以音位为单位,计算出儿童正确识别的数量与所有音位数量的比值作为最终得分。任何测试都可以使用音位计分的方法,通过记录儿童在测试过程中识别错误的音位,每个音位对应到言语频谱中的频段,确定儿童在整个言语频谱中哪个频段的听功能有待提高。例如,元音的识别错误反映中低频信息识别的不足。当不能察觉到"si-si"音反映高频信息的不足或反映过多的低频声音放大造成向上对高频的掩蔽。这些信息可为调整儿童助听器或人工耳蜗的频率响应提供依据,并对听觉训练目标提出建议。

整词计分则是以整个测试词为单位,计算出正确的识别的数量得到言语识别得分。整词计分相比音位计分更为快捷,能够快速获取儿童的言语识别得分。用于评估儿童言语识别能力时,大多数临床测试是以整词计分的,但整词计分会忽视一些有用的信息,因为一个音位的错误则整词都以错误计分。

此外还有关键词的计分方式和短句等计分方式,这都需要根据言语测试材料研发建立之初的目的而确定。

（二）内部因素

1. 词汇量　选择合适的测试材料和测试方法时必须了解儿童的词汇量水平。可以通过标准的词汇量测试获得儿童的词汇量年龄，也可从其他评估获得信息或者从家长、言语语言治疗师或老师的报告中获得。在临床工作中一般测试者可通过与儿童的对话形式获得其词汇量的主要信息。如果测试项包含儿童词汇量范围之外的词汇，就不能准确地反应儿童的言语感知能力。

2. 听力损失　听力损失对言语理解的影响表现在两个方面，分别为阈值移动和声音成分失真。阈值移动是指受试者的听阈偏离正常值范围，导致听到的声音强度变小，通过纯音听阈测试能够定量听力损失的程度，并且可通过提高输入声音强度来补偿，如配戴助听器等助听设备。单纯的阈值移动会使患者听到的言语声和噪声强度同时降低，故患者在进行噪声下言语识别时听觉系统接受的信噪比不受影响。声音成分失真则会影响言语清晰度，最初表现在噪声环境下，但最终也会影响安静下的言语理解度。如大多数传导性听力损失患者的言语识别-强度曲线（performance-intensity function，P-I 曲线）只是单纯的右移，通常在声音强度提高时能够获得理想的正确言语识别。但耳蜗或者听神经损害患者的 P-I 曲线不仅右移而且会呈现坡度变缓甚至出现回跌现象，说明感音神经性听力损失不仅会造成信号强度降低，也会有声音成分的失真，导致听觉辨别力的降低。因此，不能仅通过纯音听力图来判断儿童的言语识别能力，而应根据儿童的听觉言语能力来选择恰当的测试。极重度听力损失的儿童在人工耳蜗的帮助下可以获得更好的言语感知能力。但对某些未进行早期干预、听觉强化训练不够或不能使用听觉的儿童，应开发特殊的测试工具来评估其言语感知能力。

3. 认知能力　儿童的认知能力是随着年龄增长而不断提高的，对言语识别测试结果的影响较大。通过工作记忆测试也能有效地预测噪声下言语识别能力。句子测试材料的文本冗余度为正确识别言语提供了重要线索，在"自上而下"的听觉处理过程中起至关重要的作用。然而，某些聆听者由于认知能力有限，不能完全地利用文本冗余信息，例如儿童相对成人来说不能很好地利用文本冗余信息来理解言语，以及儿童注意力时间、精细运动能力等的不成熟都会影响言语感知能力的测试。

四、儿童言语测听工具

从上面介绍可以看出儿童言语测试材料是多种多样的，方法也是灵活多样的。下面简单介绍中文版汉语普通话和英文语系常用的儿童言语测试工具和应用方法，以帮助儿童听力师更好理解低龄儿童言语测试的方法和实际应用范围。

（一）闭项式测试

1. Kendall 玩具测试　Kendall 玩具测试（Kendall toy test，KT）由 Kendall 于 1953 年设计，用于评估儿童听力水平。该测试为声场下的闭项式实物指认测试，使用真人口语发声，用声级计控制和记录给声强度。适用于 3～5 岁中重度听力损失儿童及词汇量有限的 5 岁以上儿童。测试材料由 3 张表组成，每张表所选用的 10 个单音节词都是玩具模型的名称（如熊、勺、车），包含了最常见的元音、双元音和辅音。测试一般在声场中进行，在孩子面前摆放 15 个玩具模型（增加 5 个补充玩具，以降低机会值）。由测试者口声问："告诉我……（某一玩具名称）在哪里？"并鼓励孩子挑出该玩具。发音强度由声级计监测。由于该测试只能用于声场，所得结果反映双耳共同参与的听力能力。如果测试者经过训练能很好地控制发音强度，不仅可以了解言语察觉阈，而且还可以获得阈上言语识别率等方面的大量信息（表 7-7-1）。

测试词：tree、key、horse、ball、house、cow、duck、truck、bath、car。

补充词：sheep、fork、mouse、cup、star。

表 7-7-1　Kendall 玩具测试

步骤	目的	声音强度	视觉线索	测试项
1. 认识玩具	让儿童掌握测试玩具名称	日常言语声	有	测试词和补充词
2. 条件化	测试者说出玩具名称后，儿童指认	日常言语声	有	补充词
3. 正式测试	获得儿童可以正确指认所有玩具的声音强度	声级计控制的给声强度	无	测试词

2. 识图单词辨认测试　Ross 于 1970 年编制的识图单词辨认测试（Word Intelligibility by Picture Identification，WIPI）用于比较三种条件下：唇读 + 助听器、唇读、助听器，儿童词汇感知能力，适用于词汇、阅读能力有限的儿童。测试方式为闭项式的 6 选 1 的图片指认测试。给声方式为控制强度的真人发声。适用年龄为 4 岁以上儿童、中度听力损失的 5～6 岁儿童及重度听力损失的 7～8 岁儿童。测试项目为 4 个检查项，每检查项 25 张卡片，测试 25 个元音特征相似、辅音不同的单音节。每词有 6 个图片选择。测试时给出提示词"给我指指……"。1976 年 Weber 和 Redell 提出单音节词识别率可能会低估了听力损失儿童的言语识别能力，因此他们采用 WIPI 中的词汇重新构建了 WIPI 语句测试，共 4 张表，每表 25 句。要求儿童在一个有 6 幅图画的图片上，指出最符合句意的一幅图。

测试项举例：socks、box、blocks、fox。

3. 西北大学儿童言语接受测试方法　1978 年，美国西北大学的 Katz 和 Elliott 面向 3 岁左右的城市幼儿，发展了西北大学儿童言语接受测试（Northwestern University Children's Perception of Speech Test，NU-CHIPS），用于获得儿童言语识别能力，评价助听装置的使用效果。NU-CHIPS 为闭项式的 4 选 1 图片指认测试。根据音素平衡原则编制。共 4 张表，每表 50 个常用单音节词，每词有 4 个图片选择。给声方式为控制强度的真人发声或录音磁带给声。最小适用年龄为 2 岁半左右。

测试项举例：bear、pear、hair、chair。

4. 数字听觉测试　对一些因先天性重度听力损失而导致的言语功能低下的儿童以及一些 3 岁以下的低龄儿童，采用闭合式测试能获得可靠的结果。因此是一种简单易行的评估方法。Erber（1980）专门针对重度 / 极重度儿童的数字听觉测试（Auditory Numbers Test，ANT），可评价因重度听力损失导致言语功能低下儿童和低龄儿童对声音的频率特性和强度的感知能力。由于严重的听力损失导致这部分儿童的言语发育迟滞，不能配合完成常规的言语识别测试。所以 ANT 测试只要求儿童能认出 1~5 数字。测试方式为闭项式，5 张彩色的卡片上分别画有 1~5 只蚂蚁，代表数字 1~5。给声方式为控制强度的真人发声。最小适用年龄为 3 岁或能认识 1~5 的儿童。ANT 高分（3~5 分）提示儿童能感知部分言语频谱特性，低分提示儿童感知的主要是言语的强度变化。

5. 早期言语感知测试　该测试有中文普通话版的测试材料。Moog 和 Geers 于 1990 年编制的早期言语感知测试（Early Speech Perception Test，ESP）一般用于 2 岁及以上儿童或者能够进行二选一测试的儿童。ESP 用来获得语音式样识别（音节数量的区别和重音式样的区分）、扬扬格词，以及单音节词的识别能力，是闭项式图片指认测试。给声方式为录音磁带给声，但临床常使用控制强度的真人发声。成绩分为 4 个等级，通过每个小测试达到相应的级别，表现听觉技巧的逐步提高：察觉（等级 1），式样识别（等级 2），基于音素学的初级词汇辨别（等级 3），基于元音词汇的辨别（等级 4）。根据儿童的年龄和语言能力可以选择 ESP 的两个版本进行，包含了测试标准版本（standard version）和低水平口声测试版本（low verbal version）。

标准版本最小适用年龄为 6 岁，用于获得重度听力损失儿童在发育过程中，言语识别能力的进步情况。

低水平口头测试版本（low verbal version）为使用实物的测试，反应项目也比标准版本少。适用于 2~3 岁或者词汇量掌握较少的儿童，评估词汇量或口头表达能力有限的幼儿言语识别能力。测试项目用实物代替卡片。给声方式为录音磁带给声，但临床常使用控制强度的真人发声。

6. 幼儿言语识别测试　该测试有中文普通话版的测试材料。幼儿言语识别测试（Pediatric Speech Intelligibility Test，PSI）可用于获得儿童识别词和句子能力及评估听觉外周系统和听觉中枢系统的鉴别诊断，由 Jerger 在 1984 年编制。PSI 为闭项式图片指认测试，适用于 3 岁及以上儿童。包括词表和句表。词表为 20 个单音节词。句表包括 2 张句式不同句表。

PSI 通过录音给声刺激，扬声器位于儿童的正前方（方位角为 0°）。安静条件下，句子识别正确率在 80% 或以上的儿童，可以进行噪声竞争环境下的测试，包括 +10dB SNR（竞争句子强度低于测试句子强度 10dB），0dB（竞争句子强度与测试句子强度相等），−10dB SNR（竞争句子强度高于测试句子强度 10dB）。播放竞争句子的扬声器位于儿童未植入 CI 的一侧，即与正前方成 90°。儿童在某一 SNR 的正确率达到 20% 或以上，将继续进行难度更高的 SNR 测试。

（二）开放式儿童言语测试

1. Ling 氏六音测试　Ling 于（1978）提出了一个操作简单，易于临床操作的言语识别测试——林氏五音测试法。用于获得儿童音素感知能力及进行助听装置效果评估。测试选用 3 个元音（/u/、/ɑ/、/i/）、2 个辅音（/ʃ/、/s/）。这五个音的频率范围基本覆盖了所有音位，后又增加了一个辅音 /m/ 用以评估低频音的感知。这六个音常被称为 Ling 氏六音。测试者通过口语给声，儿童反应方式可以为听到声音举手、听到做听声放物、复述所听到声音（表 7-7-2）。

表 7-7-2　Ling 氏六音测试

音素	F₁/Hz	F₂/Hz
i（heed）	299	2 263
ɑ（hard）	718	1 366
u（who）	344	1 660

音素	频率范围 /Hz
∫	1 600～7 000，峰值 2 200、2 800、4 000
s	3 500～8 500，峰值约 4 200
m	250～350

2. 幼儿音素平衡词表　Haskins 于 1949 年编制了被英语国家广泛采用的幼儿音素平衡词表（Phonetically Balanced Kindergarden Word List，PBK-50），由幼儿园儿童会话词汇中单音节词按音素平衡原则编制。检查列表包括三个检查项目，每个检查项目 50 个单词。分别记录单词和音素的正确率。该测试为开放式测试，给声方式为录音带给声或真人口语发声，适用于 6 岁及 6 岁以上儿童。受试者听到"请说这个词：……"后，对该词进行复述。该工具由于在选择测试条目时，考虑了音素平衡因素，其中的某些词对于听力损失儿童较为陌生，使得测试结果往往得分较低，不能真实反映儿童的听觉言语理解能力。

3. BKB 语句测试　BKB 语句测试（Bamford-Kowel-Bench Sentence，BKB）有中文普通话版的测试材料，适用年龄为听力年龄相当 4 岁以上，包括了安静和噪声环境下的句子测试。

BKB 语句测试为英国和澳大利亚等国经常使用的儿童语句测试，由 3 名设计者（Bench，Koval，Bamford）姓名的英文缩写命名，于 1979 年编制。用于获得儿童语句辨别能力，研究儿童自然交流时如何处理言语信息。反应方式为开放式，可给予视觉＋听觉线索或仅为听觉线索。给声方式为录音带给声。适用年龄为 8 岁以上的听力损失儿童和 6 岁以上的正常儿童。所选语句摘自 8～15 岁的听力障碍儿童在描述家庭、游戏场所中的日常活动时的自然言语内容。它包括 21 张在句法和语义上相当表。每张表 16 句，含 50 个关键词。

4. 词汇相邻性测试　词汇相邻性测试（Lexical Neighborhood Test，LNT）有中文普通话版的测试材料。中文版材料适用年龄为听力年龄相当 3 岁以上儿童，包括了安静和噪声环境下的单音节和双音节词的测试。

1995 年，美国印第安纳大学的 Kirk 等人开发了用于人工耳蜗植入儿童听觉言语评估的测试方法。词表建立依据为心理语言学领域言语听辨的邻域激活模型（Nerborhood Activation Model，NAM），根据邻域密度和词频均值将词分为难易两个层次，用于提供儿童语音感知和词汇水平发育信息。测试方式为开放式。给声方式为控制强度的真人给声和录音给声。LNT 测试项目分为 2 张易词表和 2 张难词表,每表 25 个单音节词。

5. 儿童噪声下言语测试　儿童噪声下言语测试(Hearing In Noise Test-Children Version,HINT-C)该测试有中文儿童普通话版的测试材料。中文版材料适用年龄为听力年龄相当 6 岁以上儿童,包括了安静和噪声环境下的句子测试。

噪声下言语测试是一种自适应调整噪声强度来获得言语识别阈的测试方法,它使用短句代替单音节词作为测试材料,具有日常交流言语的动态特点,评估安静和噪声条件下语句识别能力,分为安静、噪声方位 0°、90°、270° 四种给声环境。HINT 开发出多种语言版本,并在成人版的基础上开发出了适用于 6～15 岁儿童的儿童版句表。用于评价听力障碍儿童言语理解能力及判断听力损伤的特点,评估助听装置工作性能及对言语的识别情况,评估助听装置使用儿童在噪声下言语识别能力的改善及康复效果,并可实现多语种助听装置使用者间测试结果的比较。给声方式为测试软件合成声音文件给声,要求受试者复述听到的短句。测试内容为 15 个句表,每表 10 句。测试结果可以为言语识别阈和言语识别率。

6. 听力障碍儿童听觉言语能力评估标准及方法　这套材料由数个封闭式测试材料向开放式逐渐过渡的听力障碍儿童听觉言语康复评估词表,目前在听力障碍儿童康复机构中使用较多,多用于听力障碍儿童听力训练后,语音异常评估及矫治方案的制订。

五、儿童言语测听方案选择

对儿童进行听觉言语能力评估时根据儿童的能力选择合适的测试方案是非常重要的。选择合适测试方案的第一步是了解儿童的听觉言语年龄,而不仅仅是生理年龄。例如,一个儿童可能有 9 岁的手语词汇量或者唇读词汇量,但在没有视觉线索提示时,仅使用聆听方面,可能只有学龄前的词汇量水平。

由于听力的言语感知测试是仅使用听的方式,选择的测试基于听觉能力水平是非常重要的。

图 7-7-1 描述了英文测试材料起始的测试方案。例如,一个儿童的听觉言语水平低于 2 岁,ESP 是一个较好的起始测试,如果听觉言语年龄是 9 岁,测试应从有一定难度的成人常用测试方案美国西北大学听测试词表 6(NU-6)辅音 - 词核 - 辅音字表(CNC)水平开始(图 7-7-1)。

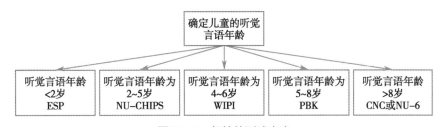

图 7-7-1　起始的测试方案

图 7-7-2 描述了整个测试过程的过半概念。测试进行到一半如果儿童表现非常好,有可能是测试选择的太容易。下一步应该进行更难一级的测试并重复测

试。例如，一个儿童在闭项式得分90%，说明这个测试太简单。

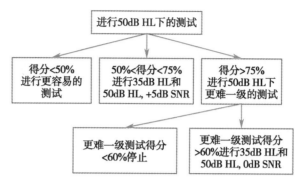

图 7-7-2　整个测试过程的过半概念

测试可使用以下方法增加难度：①在更难的测试条件下进行测试，如进行 50dB HL 的开放式测试；②继续在轻声谈话声强度下进行测试（35dB HL）；③进行噪声下言语测试（50dB HL，+5dB SNR）；④如果词汇量允许，进行一项更难的测试。

针对以上例子，可进行 WIPI、PBK、CNC 或 NU-6 测试，取决于儿童的词汇量水平。声场下的测试均应该首先从日常谈话强度开始（50dB HL）。如果儿童表现非常好，应继续进行轻声谈话声强度（35dB HL）测试。然后是噪声下，日常谈话强度（50dB HL，+5dB SNR）。如果儿童在这个噪声强度下表现很好，进一步测试的设置方案（50dB HL，0dB SNR 和 35dB HL，0dB SNR）。

图 7-7-3 描述了日常谈话强度开始（50dB HL）的闭项式测试方案。

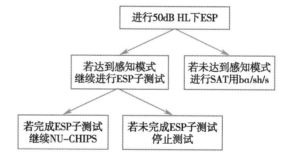

图 7-7-3　日常谈话强度开始（50dB HL）的闭项式测试方案

（刘　莎）

扫一扫，测一测

听力损失儿童量表评估

本章目标

1. 掌握常用的不同年龄阶段听力损失儿童听觉言语评估素材、方法和临床应用。

2. 熟悉听力损失儿童的认知、词汇、生活质量评估方案。

量表评估是儿童发育评估的重要方法,即根据儿童发育规律,应用量表对儿童群体或个体发育状况进行程序化、标准化测量和评价的过程,是用来获得儿童发育行为心理发展特征的一种方法。常用的发育评估量表包括筛查性量表、诊断性量表和专项测试量表。按评估内容可以分为有结构和无结构的量表。有结构的量表可以是全面的,也可以是单项的,比如语言、运动、行为、气质、个性、情绪等量表。评估可以自评,也可以他评(由专业人员按规定完成)。按沟通方式划分可分为言语测验和非言语测验(或称操作)两类评估量表,部分评估量表则包含两类。每次评定可以是一对一进行,也可以针对团体进行。通常,应用价值比较高的量表应具有标准化常模和具有良好的信度和效度。通过评估,可以及时了解儿童发育正常与否、处在同龄儿童的何种位置,是单项异常还是全面发育异常或障碍,发育评估常常作为行为和心理障碍的诊断和鉴别诊断的辅助方法。

本章将介绍听力损失儿童常用的发育、听觉、言语、词汇和生活质量评估量表。

一、发育能力评估

(一)发育能力综合评估

人是具备复杂功能的多系统的有机体,某一系统的发育不能与儿童的全面发育脱节,因此听力损失儿童的评估不能局限于听觉和言语能力。掌握儿童整体发育状态对客观、准确、全面的评估不可缺少。

一般而言,一个综合的发育评估应涵盖动作能、应物能、言语能、应人能四方面:①动作能可分为粗动作(gross motor)和细动作(fine motor),前者如姿态的反应、头的平衡、坐、立、爬、走的能力,细动作如手指的抓握等。这些动作具有神经学方面的基本含义,若按照整体发育和行为成熟的规律,是以动作能逐步成熟为开始,因此动作能的评估具有特殊的临床意义。②应物能是对外界刺激物的分析和综合的能力,如对物件和环境的精细感觉,解决实际问题时如何运用运动器官的能力,对外界不同情景建立新的调节能力。应物能是后期智力的前驱。③言语

165

能是儿童听、理解和言语能力。④应人能是儿童对周围人的应答能力和料理自己生活的能力，是儿童对现实社会文化的个人反应。

动作能、应物能、言语能、应人能四方面虽然可因儿童所处环境不同而有所差异，但一般而言，正常儿童的上述四方面发育进度应保持平行，四方面密切联系且彼此重叠。然而，发育异常儿童四方面的反应往往参差不齐，相差显著。在发育评估中，除上述四方面，还需结合儿童个体的家庭、个人生长、健康情况，做出综合评价。

（二）Gesell 发育诊断量表

Gesell 发育诊断量表用于评估诊断 0～6 岁儿童的发育水平。1987 年由中国残疾人联合会确定为全国 0～3 岁儿童智力残疾诊断工具。量表包括 5 个能区，即适应性行为、大运动行为、精细动作行为、语言行为、个人 - 社交行为。该量表操作简单、方便，且诊断价值较高，在临床中广泛使用，成为儿童智能测试的经典方法。

Gesell 早期用电影记录并分析儿童的日常行为反应，发现儿童的发展遵循有次序地逐步成熟和由简易分化到精细分化的规律。儿童的行为在抵达某一阶段时会显示出特殊的飞跃式进展，新行为在成熟程序上具有代表性，并反映其在生长发育上已抵达新的阶段。格塞尔称这些年龄阶段为枢纽年龄。Gesell 量表将 1 岁内以每 4 周为一个阶段，以 4 周、16 周、28 周、40 周、52 周作为枢纽年龄，1～3 岁间则以 3～6 个月为一个阶段，以 18 月龄、24 月龄、36 月龄为枢纽年龄。Gesell 量表对每个枢纽年龄的动作能、应物能、言语能、应人能进行描述，确立了 63 个项目，以此作为检查的项目及诊断标准，从而建立 8 个分量表。通过评估，可以得到儿童的成熟年龄与实际年龄之间的关系，即发育速率。发育速率用发育商数（developmental quotient，DQ）表示。

$$DQ = \frac{发育年龄}{实际年龄} \times 100\%$$

需要注意的一点为，评估儿童的发育商并不是动作能、应物能、言语能、应人能四方面的平均值，而应该分别对 4 个方面进行计算，从而得出 4 个方面的发育商数。发育商数如低于 65～75，则表明有严重的落后，再如婴幼儿阶段应物能发育商数低于 85，表明机体存在损伤。发育商数提供了发育速率的指标，在临床上具有较高的诊断价值。

除 Gesell 外，用于发育评估的量表还包括婴幼儿智能发育量表（Child Development cenler of China，CDCC）、贝利婴幼儿发展量表（Bayley Scales of Infant Development，BSID）、中国儿童发展量表（3～6 岁）、麦卡锡儿童智力量表（McCarthy Scales of Children's Ability，MSCA）、发育异常评定量表（DAS）、韦氏儿童智力量表（WPPSI、WISC）等。

二、听觉和言语能力评估

听觉、言语发育评估为听力损失儿童常见的评估内容，以下量表按照适用年龄从小到大的顺序，实际应用中应结合儿童的生理年龄、发育水平、听力言语发育水平等选择相应的素材。

（一）小龄儿童听觉发展问卷

小龄儿童听觉发展问卷（LittlEARS® Auditory Questionnaire，LEAQ）主要用于评估听觉年龄为 2 岁以下儿童的早期听觉行为和言语能力。量表包括 35 个问题，涵盖三个方面，即接受性听觉行为、语义性听觉行为和表达性语言行为。LEAQ 每个问题答案选项包括"是"和"否"两项，其中"是"代表家长已经观察到孩子这种行为至少出现过一次（1 分），"否"代表家长从来没有观察到孩子有这种行为（0 分），总分为回答"是"的题目总数，满分 35 分，得分越高，则提示其听觉语言能力越好。

LEAQ 已经被翻译为多个语言版本，研究发现不同语言版本的 LEAQ（包括中文版）具有较高的信度和效度，证实了该工具在临床应用的可行性。目前我国已经建立了 0～24 月龄听力正常和人工耳蜗植入儿童 LEAQ 常模，成为听力损失儿童的早期听觉言语能力发育临床评估方便、快捷、可靠的工具。LEAQ 量表如附录 4 所示。

（二）婴幼儿有意义听觉整合量表

有意义听觉整合量表（Meaningful Auditory Integration Scale，MAIS）主要用于评估 3 岁以上听力损失儿童在实际交流环境中听觉能力的量表（附录 5）。婴幼儿有意义听觉整合量表（Infant-Toddler Meaningful Auditory Integration Scale，IT-MAIS）是对有意义听觉整合量表（MAIS）进行修正后获得的，适用于评估 3 岁以内听力损失儿童的听觉能力（附录 6）。MAIS 和 IT-MAIS 各包括 10 个问题，前者涵盖设备使用情况、对声音的觉察能力和对声音的理解能力 3 个维度，后者涵盖发声情况、对声音的察觉能力和对声音的理解能力 3 个维度。两个量表每个问题根据听觉行为出现的频率打分，每个问题得分为 0～4 分 5 个级别：①0 分为该情况从不发生（0%）；②1 分为该情况很少发生（25%）；③2 分为该情况偶尔发生（50%）；④3 分为该情况经常发生（75%）；⑤4 分为该情况总是发生（100%）。分数越高，表示听觉能力越强，量表满分为 40 分。评估通常采用访谈方式，由评估人员逐题向家长问询，并要求家长举出尽量多的具体实例以帮助评分更准确。目前 MAIS 和 IT-MAIS 量表已被广泛应用于临床，作为评估听力损失儿童干预后听觉能力发展的重要工具。目前，已建立了中国区域性健听儿童常模。

（三）有意义使用言语量表

有意义使用言语量表（Meaningful Use of Speech Scale，MUSS）主要用于评估听力损失儿童的言语产出能力。MUSS 量表包含 10 个问题，评估内容涵盖发声交流情况、言语交流能力和言语交流技巧三方面。MUSS 每个问题根据言语行为出现的概率打分，"从未出现"计 0 分，"25% 的出现概率"计 1 分，"50% 的出现概率"计 2 分，"75% 的出现概率"计 3 分，"100% 的出现概率"计 4 分，量表满分为 40 分。分数越高，表示言语能力越强。评估采用访谈方式，由评估人员逐题向家长问询，并要求家长举出尽量多的具体实例以帮助评分更准确。MUSS 量表适用范围广，使用简单，能有效反映听力损失儿童日常生活中的言语产出能力，目前已广泛应用于临床（附录 7）。

（四）听觉能力分级量表

听觉能力分级量表（Categories of Auditory Performance，CAP）适用的年龄范

围较广,从婴幼儿到青少年均可使用,可用于评估听力损失儿童日常听觉能力发育概况。CAP 量表分为 10 个等级,得分为 0~9 分。评估中按由低到高的等级逐一询问问卷中的问题,家长根据儿童在日常生活中的反应做出详细的描述,由评估人员进行评分。得分越高,听觉能力越好。CAP 量表不同得分等级之间差异较为明显,易于掌握,操作简便,便于临床推广(附录 8)。

（五）言语可懂度分级问卷

言语可懂度分级问卷(Speech Intelligibility Rating, SIR)用于评估听力损失儿童的言语可被他人听懂的程度。SIR 将言语可懂度分为 5 个等级,得分为 1~5分,得分越高,代表言语可懂度越佳。评估中按由低到高的等级逐一询问问卷中的问题,家长根据儿童在日常生活中的反应做出详细的描述,由评估人员进行评分。SIR 问卷操作便捷,评估用时短,已经广泛应用于临床(附录 9)。

（六）父母评估孩子听说能力量化表

父母评估孩子听说能力量化表(Parents Evaluation of Aural/Oral Performance of Children, PEACH)用于评估听力障碍儿童日常生活中听觉能力,分为量表式和日记式两个版本,量表式是由听力师向患儿家长直接询问,听力师根据家长的描述现场评分;日记式是将每一个问题细化,由家长带回家根据问题观察孩子行为然后填写问卷,1 周后将问卷交回由评估人员根据家长的回答进行评分。相关研究表明量表式 PEACH 具有更高的临床可行性,并被选入制订 UWO PedAMPv1.0 (University of Western Ontario Pediatric Audiological Monitoring Protocol)教育指南。PEACH 量表是一个结构化的询问量表,由评估者向患儿父母询问 13 个开放式问题,主要从四个方面对患儿听觉能力进行评估,分别为助听装置使用情况、安静环境下聆听情况、噪声环境下聆听情况和对环境声的反应情况。PEACH 量表评分标准根据监护人举例的多少和发生频率,每个问题设 0~4 分:①其中 0 分为"从不",即家长不能举出例子或受试者从未出现过该种行为;②1 分为"很少",即 25% 的情况下会有该种表现,家长只能提供这种行为的 1~2 个例子;③2 分为"有时",约占 50% 的概率,家长能提供数个相关行为的例子;④3 分为"经常",即 75% 的情况下会有这种表象,家长可提供大量不同的例子,受试者经常出现这种情况;⑤4 分为"总是",即每次都能表现出这种表象(附录 10)。

三、其他

（一）汉语沟通发展量表

汉语沟通发展量表(Chinese Communicative Development Inventory, CCDI)按照汉语语法规律,参照国外资料修订完成,并完成标准化研究。汉语沟通发展量表目前有普通话版和广东话版,用于评估儿童早期语言发展。按照儿童年龄的不同,量表包括"汉语沟通发展量表普通话版(短表):词汇及手势"和"汉语沟通发展量表普通话版(短表):词汇及句子"两个部分,前者适用于 8~15 月龄的儿童,普通话版本婴儿表包含 411 个词,涵盖了该年龄段婴幼儿日常经常听到或用到的绝大多数词汇,按照词性和用途将其分为 20 类。评估中询问家长儿童对每一个词汇属于"不懂""听懂"还是"会说"。此外,量表还含有儿童对一些短语的理解、动作手势运用等评估。后者适用于16～30月龄的儿童,普通话版幼儿表包含799个词汇,涵盖了幼儿期经常用到的绝大部分词汇,按照词形和用途将其分为24类。评估中询问家长儿童对每一个词汇属于"不会说"还是"会说"。此外,量表还含有组词、句子复杂程度、表达句子的平均长度等(附录11)。

（二）生活质量评估问卷

听力损失儿童,尤其是人工耳蜗植入(cochlear implant,CI)后儿童往往表现出孤独、交友困难、难以融入社会等,因此仅就听觉和言语方面的评估不能全面反映干预效果,涵盖社会交往、教育等综合生活质量的评估至关重要。国际上对CI儿童生活质量评估的特异性量表有两种,分别是听力相关生活质量(Hearing Environments and Reflection on Quality of Life,HEAR-QL)和人工耳蜗植入儿童家长观点调查问卷(Children with Cochlear Implants: Parental Perspectives,PP)。HEAR-QL是自我报告版本,由于CI儿童年龄过小而无法正确表达自己的感受和进步,因此,HEAR-QL用于评估CI婴幼儿存在一定局限性,一般适用于大龄儿童(年龄≥7岁)。这种情况下,监护人报告版本更适用于各年龄段儿童。

PP量表是家长报告版本的CI特异性生活质量量表,其评估内容包含8个方面:交流、基本功能、自立能力、幸福感、社会关系、教育、人工耳蜗植入的效果和影响、对孩子的支持。目前,我国已完成汉语普通话版量表(Mandarin Children with Cochlear Implants: Parental Perspectives,MCCIPP,或简称MPP)的翻译,分析显示其信度与效度良好,适用于临床(附录12)。MPP主要围绕CI结果部分进行评估,分8个维度[交流(6个条目),基本功能(6个条目),自立能力(4个条目),幸福感(5个条目),社会关系(7个条目),教育(7个条目),CI的效果和影响(7个条目),对孩子的支持(6个条目)]。运用5分量表法对结果评估:非常同意(5分)、同意(4分)、不确定(3分)、不同意(2分)、非常不同意(1分)。

（刘海红）

扫一扫,测一测

第九章 儿童助听器医学验配

本章目标

1. 掌握儿童助听器类型、验配方法、验证和评估方法。
2. 熟悉家长指导的内容。
3. 了解特殊人群的助听器验配。

儿童处于生长发育的特殊阶段，因其解剖生理及儿童疾病的临床表现、诊断、干预等方面与成人存在显著差别，表现出该群体的特殊性和复杂性。对于儿童，任何程度的听力损失如得不到有效干预，均可能对听觉、言语、心理等多个方面的正常发育产生影响，因此相比成人，儿童具有更高的聆听需求，需要助听器提供更高的清晰度、舒适度和安全性。此外，儿童在理解能力、认知能力和配合能力等方面和成人有较大差距，其听力诊断较成人更具挑战性。儿童处于快速生长发育时期，其外耳道的声学特点也随之发生改变，上述诸多因素决定了儿童助听器验配在听力学评估、验配方法、跟踪评估等方面较成人具有较高的难度。为保障助听器验配的安全性和有效性，实现个性化精准验配，儿童助听器的医学验配至关重要。

第一节 儿童助听器概论

一、儿童助听器验配的特殊性

儿童助听器验配对听力师的疾病学、遗传学、听力学理论知识，技术水平和临床经验都有更高的要求，且需要家长、康复机构、教育机构等多方合作，将儿童的需求综合考虑，对助听器的类型、声学特征以及控制装置等进行选择。验配具有如下四个特点。

（一）验配的安全性

验配的安全性包括设置的安全性和使用的安全性。儿童助听器验配需要根据个体差异、个人需求、家庭情况等因素选择适当的助听器，并根据儿童的听力程度和特点（如波动性、进行性听力损失等）选择合适功率的助听器，特别是选择大功率助听器时，增益太大会使得婴幼儿烦躁不安、产生抗拒，还要考虑到声反馈的问题；增益过小又不会有理想的效果，验配需要非常谨慎，保证安全性并进行验证。处方公式的选择也是听力师需要考虑的因素。相比成人或听力正常儿童，听力损失儿童需要更高的言语可听度来接收声信号，因此听力损失儿童需要更多的增益、更好的信噪比、更宽的可听言语带宽以获得更多的机会来发展言语。

指导家长及儿童安全正确使用助听器也是不容忽视的重点，其中包括适合儿童的助听器器件，比如电池仓锁、儿童耳钩等，还包括要指导正确安全地配戴助听器，耳模或耳塞的更换与清洁等。

（二）精准听力学评估的重要性

听力学评估是助听器精准验配的基础，依据儿童的正常发育，采用测试组合、交叉验证的方法获得准确听力阈值的年龄通常在 6 月龄以上。对于伴有早产、多发残疾、重度听力损失等情况的儿童，听力阈值的精准获得更具挑战性。

若由于年龄过小，配合程度及认知能力等原因无法通过儿童行为测听获得准确听力阈值，则需要通过听觉生理测试来预估听力阈值或是通过最低的反应值来判断听力情况，同时越早获得双耳频率特异性信息越好。听力师常需采用频率特异性的气导和骨导听性脑干反应测试（ABR）、听性稳态反应测试（ASSR）等电生理方法来评估听力损失情况，通过声导抗来判断儿童的中耳功能。在能够获得准确的儿童行为测听结果前，听力师需采用上述方法结合校正值来验配助听器，但这时的目标只是源于"预估值"。校准后的"预估值"与儿童行为测听的结果可以高度相关，但同时由于儿童的年龄、校准值、仪器设置等因素的影响，"预估值"可能与真实听力在各频率点相差 0~20dB。上述差值使得 ABR 或 ASSR 测试的准确性、参数设置的一致性、校准值的正确使用尤为重要，同时尽早获得儿童行为测听的准确结果，对于儿童助听器精准验配具有重大意义。

（三）跟踪随访的必要性

跟踪随访是儿童助听器验配的重要环节。由于儿童听力诊断的复杂性、儿童外耳道声学特征随身体快速发育的改变、听力变化的不稳定性等因素，跟踪随访的重要性尤为突出。对于年龄过小或因其他原因无法进行儿童行为测听的婴幼儿，随访过程可获取更多更准确的听力信息，以提高听力诊断的完整性和准确性。在已经获得儿童行为听力测试的情况下，随访可以获得听力的变化信息，根据需要调整助听器。同时，随着儿童年龄的增长，外耳道结构及长度的变化，需要适时地更换耳模并运用真耳分析测试来验证助听器的目标值，这些均需要在随访中完成。通常而言，对于 1 岁以内的婴儿，建议每 1~3 个月随访一次；1~3 岁的幼儿，每 3 个月随访一次；4~5 岁以上听力相对稳定的儿童，每 6 个月随访一次；对于听力稳定的学龄期儿童，每年随访一次。

（四）真耳分析测试的特殊性

真耳分析（real ear measurement，REM）测试是实现助听器个性化精准验配重要环节，也是重要的验证手段。由于儿童的配合程度、理解认知能力等方面的限制，在对婴幼儿进行分析测试的过程中，通常要根据具体情况，适当地调整测试方法，如使用真耳 - 耦合腔差异测试（real ear to coupler difference，RECD）时，由于婴幼儿外耳道的特征与成人有明显区别，测试时探管插入外耳道的深度需要根据年龄和个体情况调整。由于儿童外耳道的声学特性随着年龄而逐渐改变，耳模也在不断更新，真耳分析测试在每次随访时都要再次测量。

二、儿童助听器的类型

（一）耳背式助听器

耳背式助听器（behind-the-ear，BTE）是指助听器佩戴在耳郭后，并将声音传到耳道内的助听器。该类助听器的适应证和注意事项如下。

1. 适应证 耳背式助听器是儿童助听器中普遍使用的类型。验配时可根据儿童的耳郭大小、听力损失情况来选择助听器及耳钩外形。儿童耳背式助听器最常用的连接方式是通过导声管将耳钩和耳模相连，还可以通过细声管、开放性耳模等方式连接。导声管的作用是将助听器的声音通过耳模传到外耳道。近年来，外耳道内置受话器式助听器（receiver in the canal，RIC）日益受到欢迎，该类耳背式助听器外形相对比较小巧，功率可以较大且不易产生声反馈。耳背式助听器的外壳和耳模可以根据自身喜好选择不同的颜色和图案（图9-1-1）。

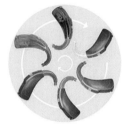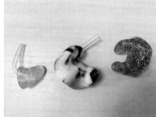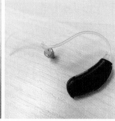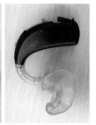

图 9-1-1 耳背式助听器及耳模

2. 注意事项 对于婴幼儿来说，由于软骨组织尚未发育完全，耳郭不足以支撑助听器，可以考虑使用医用双面胶或发带将助听器贴在头上以避免助听器移位。为了防止助听器掉落而损坏或丢失，可以用儿童安全夹或安全挂绳等固定装置（图9-1-2）将助听器固定在衣服上。随着年龄增长，特别是到青少年期，可能希望助听器更为小巧隐蔽，听力师需要全面考虑儿童的需求，综合多方面因素为儿童选择最适合的助听器类型。

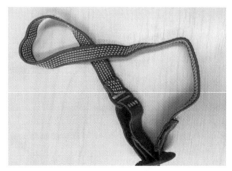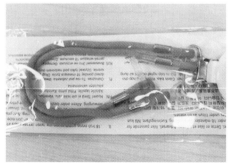

图 9-1-2 耳背式助听器的固定装置

（二）定制式助听器

定制式助听器（custom-made hearing aids）是指助听器外型根据儿童的外耳道外型进行定制。定制式助听器更小巧，分为耳甲腔式（in-the-ear，ITE）、耳道式（in-the-canal，ITC）和完全耳道式（completely-in-the-canal，CIC）助听器。

1. 适应证 一些青少年或大龄儿童外耳的大小和结构与成人相似，可以考虑定制式助听器。如果婴幼儿耳郭变形或松弛而不能支撑耳背式助听器，作为极为特殊的案例，可以考虑定制式助听器。

2. 注意事项 儿童外耳道随年龄不断发育，如验配定制式助听器，需要频繁更换外壳，并且更换外壳有制作周期，因此对于定制式助听器，婴幼儿要慎重选择。从实际操作的角度，儿童配戴定制式助听器，父母和老师不容易监测和操控助听器的工作状态。另外，由于体积较小，无法连接音靴等外部附加装置，因此定制式助听器提供给儿童的功能受到一定限制，特别是教学时所需的无线传输系统（radio aid system）等。尽管很多父母由于其外观小巧会倾向于让孩子验配定制式助听器，但听力师应向家长阐明利弊，综合考虑选择最适合儿童的助听器。

（三）骨导助听器

骨导助听器（bone conduction hearing aids，BCHA）是指通过骨传导的方式将声音通过颅骨传入耳蜗，骨振器通常置于乳突或前额的位置，将声音以机械能的形式通过振触觉传入，从而听到声音。

1. 适应证 骨导助听器常用于有传导性、混合性听力损失或由于病理或生理等原因不能配戴气导助听器的儿童，比如小耳畸形、外耳道闭锁、某些慢性化脓性中耳炎、外耳道炎等。骨导助听器通常由皮筋式的发带固定在头上，适用于小龄儿童或植入式骨导助听器术前配戴。植入式骨导助听器也称为骨锚式助听器（bone-anchored hearing aids，BAHA），可通过外科手术永久地植入，直接振动颅骨将声音传至耳蜗，避免依赖外耳和中耳。植入式骨导助听器适用于双侧传导性或混合性听力损失儿童，如外耳或中耳畸形、伴随头面部畸形的综合征（如 Treacher Collins 综合征）、慢性化脓性中耳炎等而不能配戴传统助听器者。相对于传统骨导助听器，植入式骨导助听器声音输出更稳定，增益更大，音质也更好。对于儿童，植入式骨导助听器的手术时间取决于年龄和颅骨厚度。目前，部分单侧感音神经性听力损失者也可以接受植入式骨导助听器。

2. 注意事项 通常在婴儿出生后 1 个月就可以开始配戴骨导助听器。由于该时期婴幼儿的体位特征，配戴位置可变换为颞骨或前额，如果婴幼儿俯卧，甚至可以放在头颅背侧。但由于婴儿颅骨还未完全融合骨化，长时间配戴可能会造成不适，还可能产生头带连接不紧、移位等问题，可以考虑用防汗带或是帽子，再用尼龙子母扣固定骨振器。随着儿童年龄的增长，通过手术或其他医疗方式可以改善听力状况，这时听力师可以根据具体情况来选择更适合的助听方式。

（四）其他类型助听器

1. 眼镜式助听器 眼镜式助听器（spectacle aid）主要针对有视觉 - 听觉双重障碍的儿童。眼镜式助听器主要有两种形式：①类似于耳背式助听器，将受话器通过导声管连接耳模；②将骨振器连接到眼镜腿的末端，起到骨导助听器的效果。

2. 信号对传式助听器　信号对传式（contralateral routing of signals，CROS）助听器，一般用于非对称性听力损失或单侧听力损失儿童。受话器和麦克风分别位于头颅的两侧。听力正常或较好耳的助听器具有麦克风和放大器件，听力较差耳的助听器则只有麦克风，并由有线或无线连接两端，将听力较差侧的声音传输到健耳侧，再进行相应的放大。由于该类型助听器操控较为复杂，因此要慎重应用于单侧感音神经性听力损失婴幼儿。

第二节　儿童助听器医学验配原则

一、听力学组合测试交叉验证原则

验配前，听力师除了需要准确掌握儿童双侧听力损失的类型、程度的听力学诊断信息，还需要充分了解致听力损失疾病的特点，这些信息是实现精准验配的重要前提。听力学诊断要尽可能全面，交叉验证原则（cross check principle）是儿童听力学诊断中应遵循的首要原则，在获取准确听力结果中至关重要。交叉验证原则是指，某一项听力学测试结果应被另一独立的测试进行交叉验证，如过度依赖一项或两项测试结果，则可能导致听力诊断的错误。为准确开展儿童听力学诊断，包含不同独立测试并可交叉验证的测试组合被高度推荐。

对于 6 月龄以下儿童，听力学诊断应包括完整的病史采集、耳镜检查、每侧耳至少 3～4 个频率的测听结果、鼓室图、声反射（包含 1kHz 或宽频探测音）、诊断性耳声发射等。对于大于 6 月龄的儿童，在完整的病史、耳镜检查、中耳功能检查以及听觉生理测试的基础上，应该加入儿童行为听力测试，包含行为观察测听、视觉强化测听、游戏测听及言语测听，听力师可根据儿童的年龄、反应和认知理解水平运用不同的技术方法进行测试。对于伴有发育迟缓、认知能力异常等特殊儿童，如不能准确完成儿童行为测听或纯音测听，应补充听觉电生理测试以获得准确听力结果。

二、早期验配原则

早期验配是儿童助听器验配的重要原则。美国婴幼儿听力联合会（The Joint Committee on Infant Hearing，JCIH）于 2007 年发布了新的《早期听力检测和干预项目的原则和指南》建议，助听装置验配应该在婴幼儿听力损失确诊后 1 个月内完成，且应在出生后 6 个月内完成。我国《新生儿听力筛查技术规范（2010 版）》中指出，听力损失应在 6 个月内接受干预。越来越多的研究显示，6 个月内获得听觉刺激对婴幼儿听觉言语发育至关重要，且验配年龄越小，儿童对助听器适应性越强。由此，永久性听力损失一旦确诊，助听器验配应尽早进行。

三、双耳助听干预原则

当儿童确诊为双耳听力损失时，应根据听力的具体情况选择双耳验配。双耳验配可改善听觉方向性，有利于声源定位。此外，双耳聆听对声音有整合和叠加作用，双耳聆听还可以减少混响对于言语理解的影响，改善配戴者在噪声下言语识别。研究显示，若长期单侧配戴助听器，未戴助听器侧可出现听觉处理障碍和听觉剥夺现象，并出现言语识别能力下降。因此，如果听力损失情况适于双耳验配，则应双耳验配助听器。

随着人工耳蜗技术的发展，越来越多的重度、极重度听力损失儿童接受了人工耳蜗植入。对于植入耳对侧在具有功能性残余听力的前提下，应进行助听器验配，从而实现双模式助听。研究显示，双模式助听的儿童在言语理解和声源定位方面显著优于单侧人工耳蜗植入儿童。此外，对于陡降型听力损失儿童，可选择声 - 电联合刺激型的人工耳蜗，使得低频残余听力得以保护并发挥作用，从而达到最佳干预效果。

第三节 儿童助听器医学验配方法

儿童助听器验配包括验配前听力学诊断、助听器预选、验配与验证、评估与随访几个环节。听力学诊断是精准验配的基础，该环节要根据儿童的年龄和发育水平选择适当的方法：①对于 < 6 月龄的儿童，以有频率特异性的听觉电生理测试为主，尽可能补充行为测试结果；②对于 > 6 月龄的儿童，要对行为测听和听觉电生理测试的结果综合考虑做出诊断。在助听器预选环节，听力师需和家长、康复老师一起，综合考虑儿童需求并提出个性化验配方案。验配和验证环节将结合 RECD 测试完成初始验配，并通过 $2cm^3$ 耦合腔或真耳分析测试确认助听器的增益或输出是否达到目标值，同时也要保证最大声输出不会超过目标值。验配和验证环节还将对助听器相关性能选项进行合理化设置（如程序、音量控制、方向性麦克风、反馈抑制等）。评估与随访过程中，除听力复查，对助听器功能和耳模进行检查，听力师还需要了解儿童在实际生活中配戴助听器时的表现，可以依据年龄通过问卷或评估测试的形式来获得相关信息。

一、验配前听力学诊断

获得双耳准确的听力水平是儿童助听器精准验配的前提，针对不同年龄、认知水平和发育状态，应选择包含不同独立测试并可交叉验证的测试组合获得准确听力阈值（表 9-3-1）。

1. 应用听觉生理测试技术预估听力阈值 对于低龄婴幼儿，由于其发育和认知水平的限制，采用电生理测试预估听阈是临床上常采用的方法。常用的听觉电生理测试包括 ABR、ASSR 等，为提高验配准确性，每侧耳应获得 3～4 个频率的听阈估计值。ABR 的诱发刺激声包括短声和短纯音，其中短声为宽频带信号，频率特异性较差，相比之下，短纯音由于具备较好的频率特异性，该刺激声诱发的 ABR 称为频率特异性 ABR（frequency specific ABR，FS-ABR）。研究显示，FS-ABR 与行为听力阈值有较好的相关性，二者之间的修正值往往在 0～20dB 范围。通常情况下，低频的修正值高于高频修正值，具体修正值与频率、受试者年龄、设备校准等因素相关。ASSR 也是预估行为听力的重要方法，多数 ASSR 测试系统同时给

表 9-3-1 听力学测试组合

听觉行为测试	听觉生理测试
听阈测试（气导／骨导听阈）	声导抗测试（226Hz/1 000Hz/ 宽频声刺激）
纯音听阈测试	声反射测试（同侧／对侧）
儿童行为测听	听性脑干反应测试（气导／骨导）
游戏测听	短声
视觉强化测听	短纯音
行为观察测听	啭音
儿童言语测听	听性稳态反应测试
言语察觉阈测试	耳蜗电图测试
言语识别阈测试	耳声发射测试
言语识别率测试	瞬态声诱发耳声发射测试
	畸变产物耳声发射测试
	听觉皮层诱发电位测试

出各频率与行为听力阈值的修正值。由于听觉电生理测得的阈值往往高于行为阈值，由此临床上通常采用电生理测试阈值减去修正值的方法来估计低龄婴幼儿行为阈值，称为预估行为听力阈值（estimated hearing level, eHL）。这种方法在临床助听器验配中非常重要，如果不考虑修正值而直接采用听觉生理测试结果进行助听器验配，将出现目标增益过高而引发潜在风险。此外，听力损失类型诊断在婴幼儿助听器验配中必不可少，临床上可以结合骨导和气导 ABR、声导抗测试结果综合判断，特别注意的一点，对于婴儿需运用 1kHz 探测音或宽频声刺激进行鼓室声导抗测试。

2. 获得频率特异性行为听力阈值　行为测听需根据儿童生理年龄和发育水平选择相应的测试方法，如游戏测听、视觉强化测听等，具体测试方法详见第七章。

3. 行为测听和听觉生理测试联合预测听阈　行为听力阈值的测定受儿童的发育状况、认知能力、听力水平和听力师经验水平等多方面因素影响，对于婴幼儿和低龄儿童，采用行为测听和听觉生理测试相结合、交叉验证的方式是获得其频率特异性听力阈值的常规方法。

4. 言语能力评估　对于有言语能力的儿童，要结合言语测试综合获得听觉言语能力，关于言语能力评估，详见第七章。

二、助听器预选

助听器预选环节，听力师需和家长、其他监护人、语训老师以及相关专业人员一起，围绕儿童的需求，综合考虑并制订个性化验配方案。预选过程中需要考虑听力损失程度和类型、年龄、助听器性能、耳模等因素。

（一）听力损失程度和类型

听力师选择助听器时，必须要考虑儿童的听力损失程度和类型。助听器的功率要适合儿童的听力损失程度，避免因过度放大而损伤残余听力。

对于感音神经性听力损失的儿童,通常情况下听力师会建议选择耳背式助听器,对于大龄儿童,可结合儿童自身、家长需求综合考虑定制式助听器。对于传导性听力损失,在药物 / 手术治疗不能有效改善听力的情况下,可选择气导助听器(见本章第六节),如果不能使用气导助听器,应考虑选择骨导助听器进行干预。对于波动性听力损失,可考虑带音量调节的助听器,并指导家长使用方法。如果是进行性听力损失,在选择功率时需要考虑一定余量,以保障听力下降时存在增益调节空间。

（二）年龄和声学特性

年龄是儿童助听器验配过程中需要考虑的重要因素之一,婴幼儿比大龄儿童及成人的外耳道共振峰频率和幅值均更高。随儿童外耳的发育,外耳道共振峰频率和幅值也会随之改变。听力师在验配中要全面考虑个体差异,可通过 RECD 来进行个性化精准验配。对于大龄或具备一定配合能力的儿童,听力师可以选用真耳分析测试(REM)进行验配。大多数的婴幼儿由于耳模需要频繁更换,选择耳背式助听器更为实用。对于大龄儿童,可以根据具体的听力结果和外耳道条件等因素,考虑使用外耳道内置受话器式(receiver in the canal, RIC)的耳背式助听器或定制式助听器。

（三）助听器性能选项

1. 处方公式　NAL-NL2 和 DSL v5.0 公式广泛应用于儿童非线性压缩数字助听器。与 NAL 处方公式相比,DSL 处方公式提供更多的整体增益。尽管两者在增益上有所区别,但研究显示两者助听效果相当,即均可满足听力损失儿童听觉言语发展的需求。

2. 声反馈抑制　当助听器的放大信号从外耳与耳模间泄漏出来,到达助听器的麦克风,声反馈即可能发生。声反馈一旦发生,将会掩蔽声音信号输入,同时啸叫声也会引发助听器配戴者和周围人的烦躁。声反馈抑制主要包括以下两种方式:①降低声反馈发生频率带的增益,但降低增益可导致助听不足;②采用声反馈抑制算法,即在声反馈发生的相位处加入一个反向相位。值得注意的一点为,进行声反馈抑制的前提是确保儿童耳模配戴合适,对于耳模问题导致的声反馈应首先通过改善耳模解决。

3. 方向性麦克风　方向性麦克风可改善信噪比,提高噪声竞争条件下言语识别。对于儿童助听器验配,方向性麦克风是否开启尚未达成一致观点。选择全向性模式主要基于两点:①当说话人在儿童侧方或后方时,方向性麦克风可能会降低声音信号强度;②方向性麦克风的开启可能影响不经意学习(incidental learning),这在声音从非正面发出的情况下更为突出。支持开启方向性模式的观点认为:现代助听器只有在方向性麦克风的信噪比优于全向性时才会自动开启方向性模式。因此,只要儿童能够可以很好地寻找声源和谈话对象,多数情况下对于 >6 月龄的婴幼儿,可以开启助听器方向性麦克风功能。

4. 移频技术　移频技术(frequency lowering),是将某一特定频率区域的声信号能量转移到另一频率区域进行输出。移频的节点可以调节,由于大部分听力损失构型为高频听力下降,因此移频通常是将声音高频部分的信号能量转到中频区域输出，从而使经助听器放大后仍不能听到或没有足够残余听力的高频声音信息再次被听到。目前助听器有三种移频的信号处理方式。

（1）频率换位（frequency transposition）：它是将高频能量的峰值线性地降到一个或两个倍频程的频率点的位置并和没有转移的低频信息混合在一起出现。

（2）频率压缩（frequency compression）：输入的高频信息被压缩到相对狭小的输出范围内。

（3）频率转化（frequency translation）：即频谱包络弯曲，频率转化采用自适应的运算法则，只有目标频率的输入信号被探测到的时候，才启动移频。探测和启动的时间精准发生在音位的范围。例如刺激声为"sa"，当辅音的频率超过补偿范围时，"s"启动移频，而"a"不启动。处理器会复制一个"s"的音频信息出现在相对较低的频率，而原始"s"的能量还在原来的位置。

目前，移频对儿童听觉感知的有效性已经得到证实，但该技术对于改善儿童言语识别的作用尚有争议。

5. 电池使用安全　电池的安全使用对于儿童非常重要，如使用不当，误吞食电池则可能危及生命。目前大多数儿童助听器均具备安全电池仓锁。因此，预选过程中，听力师要根据儿童的实际情况考虑是否需要带有上述功能的助听器并指导家长使用方法。

（四）耳模

耳模是耳甲腔和外耳道的模型，其作用是将助听器放大后的声音传送至外耳道，耳模具有固定助听器、改善声学效果、防止声反馈和配戴舒适的作用。儿童助听器验配，在耳模方面要注意以下内容。

1. 耳印模的制取　在制作耳模时需要特制儿童棉障，可采用医用无菌脱脂棉并用细线系紧。这一点对于进行过鼓膜置管、中耳手术的儿童需格外注意，耳印模制取前应进行详细的病史采集。此外，由于儿童外耳道狭窄，通常只能制作声孔，加做通气孔或制作喇叭口受到限制，同时为避免声反馈的发生，一般情况下在婴幼儿和低龄儿童的耳模制作中通气孔采用的较少。

2. 材料的选择　婴幼儿和低龄儿童的耳模通常制作为软耳模，既防止声反馈的发生又可在儿童的活动中对耳部进行保护以免发生意外。临床中可采用防敏涂层和多种颜色的耳模。此外，由于儿童的外耳较小，耳模又需要保持其密封性和稳定性，所以导声管通常选择相对坚挺并防潮的材料，连接儿童耳钩以保障配戴的舒适。

3. 耳模的更换　由于儿童发育迅速的特点，为了防止声反馈，耳模需及时更换。建议在通常情况下，6月龄以内儿童耳模的更换频率为每月1次，6～12月龄儿童耳模更换频率为每2个月1次，然后以每年3～4次的频率更换，3岁以后可根据儿童的生长情况和助听器的声反馈情况来定期更换。

三、助听器验配和验证

近年来，探管麦克风测试技术（probe microphone measurement，PMM）逐渐成为国内外助听器验证的首选方法，该方法有助于提高助听器验配精准度和配戴者的满意度,因而听力学家普遍提倡将 PMM 技术纳入助听器验配的必需步骤中。PMM 在儿童助听器验证中的应用主要为两种方式进行验证:①对于大龄儿童采用真耳分析测试(REM);②对于婴幼儿及低龄儿童采用真耳 - 耦合腔差值测试(RECD)。由于 PMM 准确、客观的特点,在儿童助听器验证中具有重要意义,已经成为国际儿童助听器验配和验证推荐的首选方法,是本节的学习重点。

(一)验配

基于选择的处方公式,通过助听器验配软件可完成初始验配。初始验配建议在验配软件中采用儿童个体测量的 RECD 数据。RECD 是同一输入信号条件下,外耳道近鼓膜处各个频率的声压级与耦合腔中的声压级之差。该方法的优越性在于:在一定时间段内,只需对儿童进行一次 RECD 测试,在此后的助听器验配和调试就可在依靠 RECD 数据在标准耦合腔中进行,无需儿童配合。RECD 数据包括个体值和平均值两类,大多数助听器验配软件中提供的 RECD 平均值主要基于国外人群建立,由于国内外人群外耳道生理结构存在差异,因此,对于在儿童助听器验配中,建议测量个体 RECD 数据。尽管国人的 RECD 数据已经有多篇文章发表但还未植入到目前的助听器软件中。由于 REM 方法需要进行多次探管麦克风测量,对于不能配合的婴幼儿和儿童,基于 RECD 数据的验配方法具有较高的临床实用价值。

(二)验证

验证是保障助听器达到个性化精准验配的关键环节,主要包括增益和最大输出两方面,在耳模更换、参数调节和复查时均应该进行助听器验证。

1. 真耳分析

(1)定义: REM 是指在真耳近鼓膜处所进行的声学测量。助听器验配过程中,需根据听力损失儿童年龄、听力损失程度等因素选择相应的处方公式,从而在不同频率上得出具体增益量。然而,处方公式内采用的数值是根据人耳的外耳道大小、深度、软组织、骨组织强度等多人平均数值计算得来。在针对某一个体进行助听器验配和验证时,通过 REM 的方法对个体的外耳道近鼓膜处声压级进行测量,进而根据单一个体测量出的真耳数值计算出补偿数值,然后再将这些数值写入公式,根据公式计算出单一个体所需要的目标曲线(助听响应目标曲线),再用真耳分析测试仪器进行测试,验证助听器放大后的数值是否和加入个体差异数值后公式计算出的目标曲线吻合。由于 REM 可以实时、客观地测量助听器配戴者近鼓膜处的增益是否符合目标值,在儿童助听器精准验配和验证中具有重要意义。

(2)系统组成及功能: REM 系统主要包括声场扬声器、插入式耳机、参考麦克风和探测麦克风四部分。声场扬声器主要用于在测试中给出测试声信号,插入式耳机用于在非声场下给出测试信号,如 RECD 测试。参考麦克风又称为"控制麦克风",用于在测试中记录扬声器发出声音的频谱和振幅,REM 系统根据参考麦克风的记录实时调整测试信号使其维持稳定,测试过程中参考麦克风通常置于耳郭正上方或耳垂下方。探管麦克风由一根纤细柔软的硅胶管(即探管)和耳外的麦克风组成。测试中探管末端深入至近鼓膜处,用于测量近鼓膜处的声压级,探管另一端与耳外的麦克风装置连接。

（3）REM内容及步骤

1）测试前准备：REM开展前需要进行的准备工作包括受试者耳部检查、测试环境和测试设备的校准。受试者在进行测试前应进行耳部检查，排除耵聍等因素对测试的影响，受试者的位置与扬声器保持0.5～1m距离（具体距离和角度因测试系统而异）。测试需在安静房间内进行，以排除噪声干扰。测试前建立受试者资料，输入完整骨气导听力阈值，并进行声场和探管麦克风校准，校准后将探管插入耳道近鼓膜处（测试过程中可以耳模为参照物，如探管超出耳模尖端5mm）。

2）测试项目：REM主要包括真耳未助听响应（real ear unaided response，REUR）、真耳助听响应（real ear aided response，REAR）、真耳插入增益（real ear insertion gain，REIG）等。REUR也叫真耳共振增益，为仅放入探管在外耳道的自然共振曲线。相应的，REAR则是指助听器放大状态下外耳道内测得的响应，即放入探管，患者戴上耳模、助听器，并打开助听器得到的频响曲线。REAR测试常采用包含轻声、中等声和大声不同强度的测试音（最好为语言声）进行，如强度为50dB SPL、65dB SPL、80dB SPL。REIG指与未配戴助听器且外耳道处于开放状态下近鼓膜处声压级，与配戴助听器且处于工作状态下相比近鼓膜处增加的声压级之差，即REAR减去REUR，即为REIG。

3）对比REM曲线与目标曲线，调节助听器：REM完成后，将测试曲线与目标曲线进行对比，检查各个频率上的差异，并在验配软件中进行相应的调整，调整后再次进行测试，直到与目标曲线吻合（如二者相差±5dB）。

（4）REM在儿童助听器验证方面的优势：REM可直接获得真耳助听效果，并补充改善声场助听测试的不足：①测试信号频谱特性好，强度和频谱可以调整到接近日常生活中的输入声级；②可以在全频率范围内，直接测量出经助听器放大后的声音传入儿童外耳道内的输出声级，这为调整助听器的输入输出电声参数提供了很大的灵活度；③测试结果可重复性好。

2. 真耳 - 耦合腔差值测试（RECD） RECD是指在同一输入信号条件下，外耳道近鼓膜处声压级与$2cm^3$耦合腔中测得的声压级之差。低龄儿童以及伴有认知缺陷或智力发育迟缓的儿童，常难以配合完成REM，由此引入RECD的方法，即在一段时间内只需进行一次RECD测试，后续可在$2cm^3$耦合腔中进行助听响应测试和调节验证，且获得结果与REM一致。由于每名儿童具有不同的外耳道形状、容积和导抗，RECD个体间差异较大。儿童随年龄增长，声压减小，RECD数值呈现逐渐减小现象，且年龄越小，RECD数值个体间差异越大。在实际验配过程中，由于低龄儿童难以配合完成复杂测试，因而听力师往往采用验配软件中RECD平均值代替个体RECD数值。此方法确实可在一定程度优化助听器验配，然而有研究提示儿童个体化RECD测量值与RECD平均值具有较大差异，尤其是对于发育落后、颅面部畸形或伴有其他发育障碍的儿童。也有学者提出，该平均值是以西方国家儿童为样本测得的，与我国儿童平均值存在种族差异，且个体间差异较大，套用RECD平均值进行验配并不能完全满足助听器参数设置的个体特征。由此，在临床儿童助听器验证当中，应获取个体RECD数值。

（1）RECD测试原理：RECD是指在同一输入信号条件下，外耳道近鼓膜处声压级与2cm^{3}耦合腔中测得的声压级之差，可理解为真耳-耦合腔间变换函数。REM当中的真耳目标频响曲线需要用个体特异的声学转换值转换为2cm^{3}耦合腔目标频响曲线，RECD就是每名儿童在各个频率点上唯一的声学修正值。采用儿童个体RECD加上实测的2cm^{3}耦合腔频响来间接得到真耳响应，即耦合腔中得到的增益和最大输出频响曲线结果加上RECD，就能知道儿童戴上该助听器后其鼓膜处真实的增益和最大声输出（SPL），从而获得儿童近鼓膜处实际达到的频率响应。

（2）RECD测试步骤

1）耦合腔测试：连接探管麦克风与导声管，将耳机输出转换器管与测试箱中的2cm^{3}耦合腔管相连，连接耦合腔和耦合腔麦克风，给予扫频啭音（强度通常控制在60～70dB SPL），并记录耦合腔中的测试频响结果（多数情况测试设备会自动储存）。

2）真耳分析：检查外耳道无异常，将探管麦克风放入外耳道内，插入深度为距离耳屏切迹15～25mm，将耳模导声管和耳机输出转换器管相连（或者直接使用插入式耳机），将耳模或插入式耳机放入外耳道内（注意不要移动探管麦克风管的位置），给予同样的扫频啭音，探管麦克风探测外耳道近鼓膜处的频响，用真耳的结果减去耦合腔中测试的结果即为RECD（通常这一步骤在测试软件里会自动计算并显示）。

RECD测试相对耗时较少，儿童实际配合10～20s即可完成一侧耳测试。但对于部分状态欠佳的低龄儿童，或由于外耳道畸形、鼓膜穿孔、耵聍等外耳异常而不适合进行双侧测试的儿童，可将一侧耳RECD数值应用到对侧耳进行助听器验证调试。

（3）RECD测试在儿童助听器验证方面的优势：该方法可以获得儿童外耳道内接收到的声压级，并将真耳和配戴耳模后个体的外耳道声学变化特性在验配过程中被考虑进来。此外，所有助听器的频响曲线都可以在2cm^{3}耦合腔中进行调节，由此需要儿童的合作程度以及测试所需的时间大大减少。

（4）RECD测试操作技术难点：测试过程中可能出现低频声能量泄漏，导致低频数值较低或出现负值。其原因通常为探管插入深度不够、探管贴外耳道壁、耳模导声管弹性差或松动、耳模松动以及鼓膜穿孔等。为保证RECD测试的准确性，避免测试时探管移位，可将探管固定于耳模上，使得探管长度超过耳模口5～6mm，再同时插入儿童外耳道，既减少操作次数，又可在一定程度上改善低频声能泄漏。当出现RECD数值低频明显降低时，应及时检查耳模是否配戴合适，调整探管位置，拔出耳模重新戴入，或涂抹适量润滑剂加强耳模密闭性，若未改善可更换探管与导声管再进行测试。

3. 最大声输出验证　最大声输出验证的目的是确保助听器各频率的最大声输出响应控制在不适阈以下，即保障助听器提供给婴幼儿和儿童的声音不会对其造成伤害。对于可以配合完成REM的儿童，可测试90dB SPL输入下的真耳饱和响应（real ear saturation response，RESR），即RESR90应低于儿童的不适阈。对于配合能力有限的婴幼儿和低龄儿童，可以测试助听器在2cm^{3}耦合腔中的饱和声压级曲线（使用 90dB SPL 的输入声），然后可通过以下公式换算出助听器在真耳中的最大输出限制。

$$RESR = OSPL90 + RECD$$

通过上面公式可以看出，真耳中的 RESR 数值要大于 2cm³ 耦合腔中的饱和声压级数值，由于儿童 RECD 值较成人大，因此相同设置的助听器在儿童外耳道内产生的 RESR 要比成人更大，这一点使得儿童助听器最大声输出的验证应该格外引起关注，以避免过大的声音对听力造成损伤。对于能够表述声音响度的儿童，可采用上述方法结合主观表述的方法进行综合验证。如验证结果提示助听器需要调节，则调节后需再次进行不同强度下的 REAR 测试以保证增益不受影响。

4. 言语可懂度指数　言语可懂度指数（speech intelligibility index, SII）是指听者能听懂通过一定传声系统传递的言语信号的百分率，也称为言语清晰度。SII提供放大言语的可听度信息，并将可听度和可懂度联系起来。在不同的声学条件下，量化可听到声信号的程度，并用这个信息来预测言语的理解。20 世纪初期，在贝尔电话实验室早期研究，基于预测电话电路对于言语理解的影响研究。在 1947年建立了最早的清晰度指数（articulation index, AI）计算方法，并在 1969 年建立标准。SII 最开始出现是在 20 世纪 90 年代中期，1997 年正式取代 AI。SII 与 AI，两者都是量化可听并可用的言语信息。SII 测试结果在 0～1，或以百分比形式出现，0 表示在给出的设置下，没有任何言语信息可以被听到和 / 或被利用到来帮助提高言语理解；1 表示在给出的设置下，所有言语信息都可以被听到并且都被听到和有效利用。通过增加助听器的增益可以获得更高的 SII，当听力损失为重度以上时，较高的可听度可以获得响度但却不能改变可懂度，随着听力损失的加重，可听度对于可懂度的作用会变小，所以在用 SII 做助听评估时，要慎重使用。对应不同听力损失的 SII 正常值已经基于 DSL 公式建立，可以为听力师在助听器是否匹配目标曲线、如何调整达到最佳验配等方面提供了更直接的评估。目前部分 REM 可在测试助听响应时自动计算出 SII，可以为儿童助听器验证提供参考。

5. 功能增益　功能增益是指在声场中裸耳（unaided）和助听（aided）听力阈值的差值。基于功能增益常采用验证方法包括以下两种：如果声场以 SPL 为标称建立，验证中将助听听阈与正常人长时平均会话语谱（average speech spectrum, SS）进行比较，通常认为各频率助听听阈在 SS 线上 20dB 为最佳助听效果。如果声场以 HL 为标称建立，验证中将助听听阈与正常人言语香蕉图（hearing banana）进行比较，一般认为助听听阈在香蕉图范围内为最佳助听效果。功能增益作为助听器验证方法的局限性在于以下几点。

（1）功能增益法提供的信息较为局限，只能获得各频率点的助听察觉阈值（aided hearing detection level），而真正验证助听器效果需要确保整个频率范围内不同声音强度输入的增益均处于最佳范围。

（2）不同儿童听力损失程度不同，并不能将助听后位于 SS 线上 20dB 和进入香蕉图作为统一验证标准，过大的增益不仅导致不适，对于表达能力受限的婴幼儿和儿童还存在潜在危险。

（3）功能增益验证有赖于儿童的配合，测试时间较长，容易因为配合能力等因素影响验证结果,且多次验证间误差较大,重复性较差。

（4）受声场输出的限制,对于重度、极重度听力损失的儿童,某些频率的功能增益可能无法测定。

鉴于以上因素,功能增益在儿童助听器精准验配中的应用受到较多限制。

四、评估与随访

定期评估与随访是婴幼儿和儿童助听器验配的重要环节,包括助听器使用情况、助听器性能常规检查和维护、听力复查、耳模/外壳检查调整、REM、助听器使用效果评估以及指导康复建议等。在助听器验配初期的 1～2 年内,复查应每 1～3 个月进行一次,随后可每 6 个月进行一次。

1. 听力复查　听力复查的目的是为了监测儿童听力状态,完善行为听力阈值,根据需要调整助听器。需要特别注意的是:在检查听力前必须要查看孩子的外耳道是否清洁,避免耵聍的影响。伴有大前庭水管综合征的儿童如出现听力下降并处于波动期,建议及时就医,不建议立即调试助听器,待听力稳定后再进行调试。此外,对于初次从儿童行为测听过渡到纯音测听的儿童,所得听力阈值往往较真实阈值偏高,综合听力复查结果进行助听器调节时应考虑该因素。

2. 助听器使用情况　能够正确掌握助听器使用方法,并坚持长期配戴是取得良好干预效果的前提。对于婴幼儿和低龄儿童,听力师可通过与家长访谈的形式了解孩子配戴助听器的情况,例如可以询问家长"每天配戴几个小时""配戴助听器后对声音的反应""大声音是否有害怕"等,并指导家长如何正确观察孩子的反应,解答家长提出的问题。学龄儿童可询问课上与课间儿童配戴助听器的情况,必要时开启降噪功能。检查家长或孩子对助听器的操作是否正确,让家长或孩子演示电池更换、程序和音量调节,以及其他音频设备使用情况。儿童配戴助听器后需经过一段适应时间,建议在最初配戴时,配戴时间由短到长,开始每天可配戴2～3 小时,根据孩子情况逐渐延长配戴时间,最终达到全天配戴;配戴环境建议由安静逐渐过渡到比较嘈杂的环境,采用上述循序渐进的方式度过适应期。

3. 助听器性能常规检查和维护　复查时应为助听器进行清洁和干燥处理,检测助听器各项性能指标是否正常。检查干燥剂并提示家长定期更换,必要时使用电子干燥盒。指导家长如何对助听器进行清洁,麦克风挡板是否有堵塞物,导声管、耳模出声口或耵聍挡板处是否有异物(耵聍、水珠等)。并指导家长如何排除助听器常见故障。

4. 耳模/外壳检查调整　与家长沟通了解耳模使用情况,包括耳模是否完整、导声管位置是否良好、配戴是否舒适、外耳道及耳甲腔周围是否有红肿、是否出现声反馈等。由于婴幼儿外耳道处于生长发育阶段,建议定期更换耳模。

5. 对于能够配合 REM 的儿童,应进行 REM 复查;不能配合的儿童行 RECD测试。由于婴幼儿外耳道处于生长发育阶段,建议在助听器验配后的最初 1 年内,每隔 1～3 个月进行一次 RECD 测试,并根据结果调节助听器。

6. 助听器效果评估及指导康复建议　助听器效果评估应结合儿童的年龄和听觉言语能力采取适当的方法进行(若孩子长时间未配戴助听器,需进一步探讨原因，并及时解决问题）。对于婴幼儿可选用与年龄相适应的问卷对其听觉、语言、交流能力和社会适应能力等方面进行评估，如小龄儿童听觉发展问卷（LEAQ）、婴幼儿有意义听觉整合量表（IT-MAIS）、有意义听觉整合量表（MAIS）、有意义言语使用量表（MUSS）、父母评估孩子听说能力量化表（PEACH）、改良版汉语沟通发展量表短表（Simplified Short Form of Mandarin Communicative Development Inventory，SSF-MCDI）等。对于具备一定行为测试配合能力的儿童，可采用林氏六音测试。对于具备言语识别测试能力的儿童，需采用难度相符的言语测试以评估其言语识别和交流能力，包括简易版早期言语感知测试（Low Verbal Early Speech Perception Test，LV-MESP）、普通话早期言语感知测试（Mandarin Early Speech Perception Test，MESP）、汉语儿童普通话词汇相邻性测试（Mandarin Lexical Neighborhood Test，M-LNT）、听力障碍儿童听觉语言能力评估、M-BKB 等。近年来，听觉皮层诱发电位（cortical auditory evoked potential，CAEP）技术在揭示低龄婴幼儿大脑听觉察觉、辨别和理解等相关的处理过程得到日益广泛的应用，同时成为探索听力障碍儿童听觉皮层通路重塑规律的有效方法，使其成为助听器干预后评估的有效途径之一。

（1）LEAQ：主要用于评估听觉年龄为 2 岁以下儿童的早期听觉行为能力和言语能力。LEAQ 已被翻译成多种语言版本，研究发现不同语言版本的 LEAQ（包括中文版）都具有较高的信度和效度，是评估婴幼儿早期听觉言语能力的有效工具。

（2）MAIS/IT-MAIS：用于评估孩子对生活环境中的声音所做出的自然 / 自发的反应。IT-MAIS 量表共 10 个问题，分别评估发声与言语行为、对声音的察知和对声音的辨别与理解。

（3）MUSS 量表：共有 10 道题，考察儿童在言语发声行为方面的表现。由家长或监护人对患儿在日常生活中言语发生行为进行详细的描述，根据其言语行为发生的频率进行评分。

（4）PEACH：以访谈形式提问，由儿童家长作答。共有 13 道题，前两个问题评估儿童配戴助听装置的情况，后续问题分别考察儿童在安静和嘈杂环境下的听觉言语能力的表现。以儿童在日常生活中出现该行为的频次计分。

（5）汉语沟通发展量表短表：通过了解婴幼儿词汇量的掌握情况从而评估其早期语言的发展情况，词汇量丰富，能够比较全面和准确地了解婴幼儿对词汇量的掌握情况。但 MCDI 及 MCDI 短表评估耗时长，对评估人员语言学方面的知识和技能要求高。改良版汉语沟通发展量表短表，即 SSF-MCDI，评估方法简单，对评估人员的语言学水平要求较低，是评估儿童早期理解性语言和表达性语言发展水平的评估工具，可以应用于听力障碍婴幼儿早期语言发展评估的临床工作，具体可详见第八章相关内容。

（6）MESP 与 LV-MESP：MESP 适用于词汇量较大、能配合进行听声指图的孩子，内容由易到难分为 6 级：依次是察觉言语 - 辨识言语 - 分辨双音节词 - 分辨韵母 - 分辨声母 - 分辨声调。LV-MESP 在 MESP 的基础上研发而来，LV-MESP 测试内容包括言语节律感知测试、扬扬格词辨识测试、单音节词辨识测试。测试词汇均来源于标准版 MESP，并以实物玩具而不是图片代表所选词汇。

（7）M-LNT：适用于具备开放式言语识别能力的儿童，测试一般采用听说复述法。M-LNT 测试词表包含双音节易词表（dissyllablic easy lists，DE）、双音节难词表（dissyllablic hard lists，DH）、单音节易词表（monosyllable easy lists，ME）和单音节难词表（monosyllable hard lists，MH）四类，测试过程可根据儿童实际言语识别能力进行安静或噪声环境下测试的选择。

（8）M-BKB：适用于具备开放式言语识别能力的儿童（听力年龄相当于 4 岁以上儿童），包括了安静和噪声环境下的短句识别测试。该词表局有良好的信度、效度和敏感度。

（9）听力障碍儿童听觉语言能力评估：分为听觉能力评估和语言能力评估两部分。该词表参照汉语言语测听词表编制规则，考虑 3 岁以上儿童的言语特点、对汉字的认知水平和应掌握的词汇，力求用较少的词汇体现较多的汉语语音成分，依据听力障碍儿童语言习得规律以及儿童认知语言发展规律的研究，结合城市、农村地域不同文化背景，不断完善改进。从自然环境声、语音、词汇、短句、声调等不同侧面评估儿童的听觉功能，通过听声指图、看图说话等形式，在与儿童游戏的过程中完成测试。听觉能力评估内容包括自然声响识别、语音识别、数字识别、声调识别、单音节词识别、双音节词识别、三音节词识别、短句识别。语言能力评估包括语音清晰度、词汇量、模仿句长、听话试图、看图说话、主题对话。

第四节　家　长　指　导

听力师／语训老师应就耳和听力损失的基本知识、助听器和耳模的使用方法、日常维护注意事项、聆听技巧、康复训练中家长应掌握的基本知识等方面对家长进行指导，并帮助家长建立起助听器干预效果的合理期望值。

一、耳和听力损失基本知识指导

1. 指导家长了解耳的解剖结构以及各结构的基本功能。

2. 指导家长了解简单的听力损失原因，包括先天性听力损失以及后天获得性听力损失，包括：头部外伤、流行病毒及细菌感染、耳毒性药物、噪声暴露、细胞老化等。

3. 指导家长了解听力损失的类型，包括：传导性听力损失、感音神经性听力损失、混合性听力损失。对于婴幼儿要特别注意由分泌性中耳炎导致的暂时性的传导性听力损失。

4. 指导家长了解听力损失高危人群以及迟发性听力损失人群的定期听力监控。听力损失高危因素包括：听力损失家族史、病毒感染、低体重、高胆红素血症、脑部缺氧、细菌性脑膜炎、头面异常以及综合征等因素。

5. 指导家长解读听力图，家长需要了解孩子的听力损失情况以及听力损失的程度分级，看懂听力图的纵轴和横轴所代表的含义，了解气导、骨导标识的意义，助听听阈和长时言语会话语谱图的关系及应用价值。

6. 指导家长了解各听力检查结果所代表的含义,以及今后复查过程中所需要的听力测试及意义,特别是行为听力测试对于助听装置调试的意义。

二、助听器使用指导

1. 指导家长了解助听器外形、组成及简单原理。

2. 指导家长熟练掌握如何配戴助听器、开关助听器,如何更换电池。

3. 指导家长助听器使用、维护与保养技巧。

(1) 避免助听器掉落、猛力摔击、敲打。

(2) 避免助听器暴露在高温环境中。

(3) 助听器必须存放在安全干燥的环境中,同时使用干燥盒,以保持干燥。

(4) 禁止使用任何清洁液清洗助听器。

(5) 电池应存放在安全干燥的地方,且使用助听器专用电池。

(6) 检查耳模与耳钩是否连接完好,耳钩是否有破损。注意左右耳侧别不要装反。

(7) 使用助听器前,保证电池有足够电量,可用测电器检测。

(8) 如果有音量控制,检查并确定音量在听力师建议的位置。

(9) 保证麦克风的通畅,干净,无堵塞。

(10) 检查助听器在设定的程序。

(11) 检查助听器是否有漏音、声反馈等现象。

(12) 检查助听器的声音状态,在儿童配戴助听器前,家长可检查助听器是否有杂音。

4. 耳模的清洁与保养。

(1) 清洁耳模时,需要把助听器与耳模分开,助听器不要沾水,且分清左右侧。

(2) 用小刷子或耳垢清洁线清除耳模中的耵聍,可将耳模在中性洗洁剂的冷水中浸泡 5～10min,并用冷水将耳模冲洗干净后,用空气球将耳管中的残余水分吹干,放进干燥盒。

(3) 建议每日用湿纸巾擦拭耳模,清除耵聍。

(4) 耳模有破损、变色、变硬,需要重做新的耳模。

三、家庭康复指导

家庭康复指导的目的是让儿童家长掌握听觉言语康复中的基本知识,保障家庭康复的科学进行。指导内容包括以下内容。

1. 为达到最佳的听觉状态,家长必须为孩子正确配戴助听器,并确保助听装置处在正常工作状态,指导家长掌握林氏六音测试方法。

2. 营造良好的聆听环境,在孩子早期康复状态下,从安静的聆听环境开始适应,避免电视、多人谈话声、嘈杂的环境和交通噪声等干扰。

3. 指导家长听觉识别方法,从孩子熟悉的环境开始,让孩子和所处的环境声建立互动。

4. 指导家长认识到家庭康复的重要性,让家庭成员都加入康复训练中,创建积极的家庭康复训练环境。

5. 家长鼓励孩子积极参与家庭活动,让孩子去探索所处的环境,家长要表现出对孩子所做努力的认可,要用自然的方式培养聆听和语言。

6. 家长可以使用照片或经历图册帮助孩子养成用经历编故事的习惯,这样可以让聆听的言语语言得到重复,有效地导入话题,培养理解性语言。

四、助听器验配效果的影响因素

听力损失确诊后,听力师需要和家长就听力损失的程度、性质和影响等内容进行深入的讨论,使家长了解儿童听力损失情况及其对听觉言语发育的影响。与此同时,还要考虑到家长接受程度和心理因素,帮助家长建立适当的期望值。

指导家长理解验配助听器仅仅是听觉言语康复的第一步,整个康复是非常漫长的过程,需要以家庭为中心,联合听力师、言语语言康复师、语训老师、医师等多专业团队,讨论并建立康复计划。指导家长明确助听器的效果不但取决于精准的验配,还取决于家长的参与程度和动机、助听器的配戴时间、康复手段、儿童的个性和生长发育因素以及助听器使用的意愿等。

 ## 第五节 儿童助听器验配中应注意的问题

一、听力损失儿童的聆听需求

随着新生儿听力筛查联合耳聋基因筛查的推进,儿童听力损失诊断的低龄化特征日趋明显。听力损失一旦确诊,首要需求就是提供给其在各种聆听环境下有效的可听度。可听度会受到声源距离、背景噪声和混响的影响,由于儿童生理年龄和发育阶段的特点,与说话者的距离会实时发生变化,具有明显的不确定性的特点,由此与成人长时言语会话语谱图在强度和分布特征上有明显不同。听力损失婴幼儿需要依赖助听器习得言语,确保他们获得清晰、舒适的言语。

此外,对于听力损失儿童,让家长正确地认识听力损失、知晓正确的干预方式、康复需求、助听器及辅助聆听设备的使用和维护,对提高儿童助听器使用成效尤为重要。

二、声反馈

声反馈(又称啸叫)的有效控制是保障助听器输出和增益适当,是为儿童提供有效可听度的重要环节,尤其高频有效增益对儿童聆听的清晰度格外重要。声反馈可分为内部声反馈和外部声反馈两种类型。

1. 内部声反馈 往往由以下原因产生:①内部空间的限制导致机器元件挤压在一起导致声反馈;②助听器内部元件或线路安排出现问题引发声反馈;③助听器由于受到震动或外力使其内部的元件错位或移位导致声反馈;④受话器与声管连接故障、受潮等原因导致的声反馈,通常内部声反馈的消除需要进行助听器维修。

2. 外部声反馈 其通常由非助听器设备因素引发,一般由于婴幼儿或儿童外耳道的快速发育、助听器佩戴不当、耳模大小不合适等原因造成助听器与外耳道的接触部位密封不好，使得经助听器放大后的声音泄漏，然后再次经过助听器麦克风和扩大器将声音进一步放大，如此循环而形成声反馈。外部声反馈处理的原则为从改善耳模角度入手，此外，目前的助听器编程软件提供声反馈抑制功能。声反馈的处理过程中如果进行了声反馈抑制操作，同最大输出验证调节类似，需要再次进行不同输入强度下的真耳分析。

三、辅助听力设备

尽管助听器可以在很大程度上帮助听力损失儿童重建听觉，但有些环境下并不能满足全部聆听需求。例如当儿童与说话人距离较远或是背景噪声相当复杂时，助听器的帮助就会体现出局限性。儿童在习得言语的过程中，需要较高的信噪比，这时就需要辅助听力设备。辅助听力设备可以解决因距离、背景噪声、混响等不能单靠助听器来处理的问题，从而帮助儿童提高信噪比，改善言语识别，扩大远距离聆听并增加不经意学习。适宜儿童的辅助听力设备包括听觉环路系统（hearing loop systems）、个人调频系统（personal FM systems）、宽领域教室放大系统（wide area classroom amplification systems）、Roger 系统等。

第六节　特殊儿童的助听器验配

一、中枢听觉处理障碍

儿童中枢听觉处理障碍（central auditory processing disorder，CAPD）的表现及诊断等内容详见第四章。现已有针对 CAPD 儿童的助听装置或听觉辅助装置，基于 FM 系统的受话器，外形类似助听器但更小，目的是通过提高信噪比和增强重要信号，来帮助 CAPD 儿童提高聆听效果和注意力，以便提高学习能力。研究显示，FM 系统短期使用可以提高 CAPD 儿童的听觉聚焦能力并延长注意力时间；长期使用可以减少破坏性行为并更好地学习和熟练新技能。

二、听神经病

听神经病（auditory neuropathy，AN）儿童助听器验配的一项重要挑战是听力评估。ABR 和纯音听阈相关性差是 AN 儿童听力学的一个重要特点，该类儿童听力损失程度可从正常到极重度，助听器验配参考的听力结果应基于行为听阈，即助听器验配应在通过反复行为测听得到可靠的行为听阈基础上进行。AN 儿童的另外一个显著特点即听力呈现为波动性，波动的机制尚未完全明确。由此，定期监测听力水平非常重要。

听力干预中需要格外关注暂时性 AN，通常情况下，暂时性 AN 往往出现于代谢异常和神经系统发育尚未成熟的新生儿，如高胆红素血症、缺氧、感染、低体重、早产等，这种恢复常发生在 12～18 月龄内。因此对于婴幼儿患者，尤其是具有新生儿重症监护治疗病房（neonatal intensive care unit，NICU）住院史的婴幼儿，定期复查随访十分重要。

低频听力下降是 AN 儿童听力损失的一个重要特征,30%~40% 的 AN 患儿的最差听力频率发生在 250~500Hz。因此,助听器验配中应避免低频的放大过度。

对于 AN 患儿,专业人员和家长的细致沟通非常重要。AN 患儿的听力损失和干预效果均表现出显著的异质性,听力损失程度可从正常到极重度听力损失,安静环境下言语识别能力亦可从正常到完全不能识别言语,噪声下言语识别能力则更差。针对 AN 患者应充分沟通干预中的重要内容,包括对听觉言语发育水平期望值的建立、助听器和人工耳蜗植入干预效果等。沟通过程还应指导家长观察儿童听觉行为的技巧和方法。

三、外中耳畸形

小耳畸形或外耳道闭锁的婴幼儿(详见第四章),多数情况具有正常的骨导听阈,即单纯的传导性听力损失。听力师需要向家长阐述听力损失的程度和原因,并建议验配骨导助听器。对于婴幼儿可以选择软带式骨导助听器,若软带较紧,可使用软垫来提高舒适度,骨导振器的位置首选耳后乳突处,也可以任意放置于头颅骨性部位。随着年龄增长,在儿童 5~6 岁以后,可实施手术改善外耳构造及听力,但对于永久性听力损失,可考虑验配传统的气导助听器,或植入骨导助听器或振动声桥。

四、大前庭水管综合征

大前庭水管综合征(LVAS)为遗传性听力损失,是临床常见的听力损失疾病。LVAS 儿童显著的听力学特征为低频部分存在较大的气 - 骨导差,高频听力下降明显,ABR 在 2~4ms 位置出现声诱发短潜伏期负反应。进行性波动性听力损失是 LVAS 儿童的另一显著特征。LVAS 发病多为儿童时期,目前可以根据听力学检查、基因诊断、影像学检查对其进行早期诊断。在 LVAS 诊断后,听力师需要指导家长掌握儿童听力保护的注意事项,密切关注儿童听力变化。由于 LVAS 的听力损失多具有波动性特征,因此在验配助听器预选环节需要考虑到听力下降的可能性。此外需要定期复查,如果家长发现儿童的听力发生下降要及时联系专业人员进行针对性的干预。如果听力损失下降到重度或极重度则要及时考虑植入人工耳蜗。对于一侧已经进行人工耳蜗植入的 LVAS 儿童,在对侧有功能性残余听力的条件下,应采用助听器干预。目前,双模式的干预模式已经证实有助于言语处理和识别。

五、中耳炎

分泌性中耳炎一般导致轻度到中度的听力损失,通常情况下经药物治疗或手术干预,听力可以逐渐恢复。若听力损失持续 3 个月以上,且经过积极的医学治疗听力仍不能恢复,则需要通过验配助听器来补偿听力损失,以避免听觉言语发育受到影响。需要注意的是,此类儿童需进行密切的医学监测,跟踪随访过程中听力师与耳科医师密切合作,关注儿童中耳炎病情和听力的变化,一旦听力情况发生好转，要及时调节助听器。如果儿童能一定程度上反馈其感受，可以在助听器验配时加入音量调节功能，以适应听力的波动。对于患有慢性中耳炎的儿童，在验配助听器时要慎重，要尽可能开放外耳道。若选择气导助听器，应尽可能制作较大的耳模通气孔，以保证外耳道的空气流动。也可选择骨导助听器，减轻反复感染的风险。

（刘海红　郭　莹）

扫一扫，测一测

第十章 儿童人工耳蜗植入

本章目标

1. 掌握儿童人工耳蜗植入前咨询与准备、评估流程。
2. 熟悉人工耳蜗植入术后激活与调试需要特殊方法和术后康复成效评估。
3. 了解儿童人工耳蜗植入的特点，双侧植入和双模式干预。

随着我国普遍新生儿听力筛查、大规模贫困聋儿救助项目的实施，越来越多的听力损失儿童接受了人工耳蜗植入（cochlear implant, CI）。儿童人工耳蜗植入不同于成人，需要家长了解儿童人工耳蜗植入的全流程、做好植入前的咨询和准备，建立合理的期望值，配合和支持人工耳蜗团队做好儿童人工耳蜗术后的康复工作。儿童人工耳蜗植入主要用于治疗儿童双耳重度或极重度感音神经性听力损失，由于儿童的发育特点以及听力损失诊断、干预与康复的特殊性，需要组建专业团队进行服务。儿童人工耳蜗植入者候选评估流程包括听力学检查、言语-语言功能评估、医学/影像检查以及心理、学习能力评估等。儿童手术前需要考虑是否适宜植入，植入侧别以及预估植入效果，人工耳蜗植入后设备的激活与调试需要特殊方法，术后康复成效评估也需要特殊手段。本章将介绍儿童人工耳蜗植入相关内容。

第一节 儿童人工耳蜗植入前的咨询与准备

一、帮助家长尽早接受儿童听力损失的现实

随着新生儿听力筛查在全国的广泛实施，越来越多的听力损失新生儿被早期发现和诊断。但是往往有些家长并不能真正及时理解或接受这样的现实而延误了早期干预的时机。特别是对患有重度、极重度听力损失的儿童家长，如何让听力损失儿童尽早接受有效的干预处置，将听力损失导致的影响降到最低是十分重要的。

当儿童诊断为听力损失时，父母的心理和行为会经历从震惊、怀疑、否认、承认到采取建设性行动等一系列微妙而复杂的、甚至起伏剧烈的变化。儿童听力师除了具备扎实的专业技能，在很多时候还需要理解和关注家长的心理建设。鼓励和帮助家长尽快度过上述有害的心理过程。碰到问题，接受、面对、解决是家长应该采取的态度。只有让家长了解每一位儿童应具备听与说之间的重要功能关系，家长才能不被非正规医疗机构蒙骗，放弃对那些远未应用于临床的新技术的不切

实际的幻想,通过有效途径积极寻求更多有关助听器、人工耳蜗等辅助听功能装置的资讯,帮助家长从类似家庭中获得经验和鼓励,让每一个儿童康复之路走得更顺畅。

二、帮助家庭建立合理期望值的咨询方式

1. 咨询目的和内容　在人工耳蜗植入前的准备中,儿童听力师为家长提供咨询的目的是让家长面对现实,建立信心配合干预,知晓干预措施和结果,并建立合理期望值。

咨询的内容应该包括介绍接受植入的基本工作流程、了解入选的标准、管理家长的心理情绪、使其对人工耳蜗成效建立合理期望值,并认真完成儿童听力师的建议方案。

2. 咨询信息和沟通方式

(1)向家长传递明确的事实。用陈述的方式清晰而准确地告知听力损失的含义和结果,既权威又能被理解。

(2)富有同情心。专注聆听家长需求并给予心理上支持。

(3)强化家长和家庭将扮演非常重要角色。即使他们对此专业知识了解甚少,鼓励其与听力损失儿童共同成长。

(4)定期地有步骤地讲解助听器与人工耳蜗的成效,帮助其建立合理的预期期望。

(5)做出决策是家长最重要的权利,作为儿童听力师要充分意识到参与决策的责任也是非常重要的。

(6)帮助家长在所期望的结果和现实的结果之间达到一个平衡,即合理的期望值。

三、婴幼儿重度极重度听力损失诊断后的早期干预

重度极重度听力损失的婴幼儿是需要特别关注的儿童群体,因此将婴幼儿及时早期诊断、早期干预、何时尽早接受人工耳蜗等进程,清晰准确地告知家长是十分必要的。

随着听力学和生理学诊断技术的不断提高,对1月龄听力复筛仍未通过的婴幼儿,在3个月内完成早期诊断,在6月龄内实行早期干预也已成为可能。因此,对于小于12月龄的婴幼儿,实施早期干预方案和制订人工耳蜗植入方案是有其临床意义的。

中华医学会耳鼻咽喉头颈外科分会《人工耳蜗植入工作指南(2013)》中,儿童植入年龄通常为12月龄~6岁。重度、极重度听力损失的婴幼儿在植入前应当试配助听器至少3个月,并进行必要的康复和康复后的效果评估,效果不佳的婴幼儿应当及时调整干预措施,实施人工耳蜗植入。其原因主要是以下两方面。

1. 人工耳蜗植入前验配助听器实现循序渐进式的干预　6月龄左右重度或极重度听力损失婴儿验配助听器时,初始阶段助听器设置的增益值相对保守,但随后几个月复诊、复测、调试、验证评估,验配精度会逐步提高。这是让患儿家庭了

解康复知识、为人工耳蜗植入后的调试作准备的重要阶段。家庭成员学会实施有效声刺激并观察儿童听觉行为反应，既可以给儿童听力师反馈关于增益补偿是否充分和恰当的信息，又可以对婴幼儿进行听声反应的训练，有助于听力师获得更准确的行为测听阈值，并帮助儿童建立良好的聆听习惯和有效的听觉行为活动。

术前有过助听器配戴史的儿童，人工耳蜗植入后听功能的进步速度要明显优于同龄的未配戴助听器而直接实施人工耳蜗植入的儿童。

2. 促进婴幼儿听觉言语语言发育　许多研究表明，早期听觉感受在大脑发育过程中具有关键性作用，及时、有效的早期干预能够明显改善其后的言语和认知发育。婴幼儿的双耳助听器验配非常有助于听力损失婴幼儿植入人工耳蜗后的语言发育。

人工耳蜗与助听器各有最合适的临床适应证，学习和了解针对婴幼儿干预选择有其重要意义。

四、儿童人工耳蜗植入团队

1. 手术医师与儿童听力师　儿童人工耳蜗植入团队的职责：确定人工耳蜗植入的候选者，帮助预期手术的儿童及其家长在充分了解人工耳蜗植入术及装置选件的情况后作出决定，提供必要的医学处置，实施植入手术，植入后设定言语处理程序并予以监测。团队的核心人员包括耳外科医师和儿童听力师。植入前关注的焦点在于从医学及听力学角度分析人工耳蜗植入术的可行性，处理可能影响手术的疾病。

由于人工耳蜗技术的日新月异，人工耳蜗植入团队的所有成员都需要更新知识。人工耳蜗的专业训练包括全面的基础知识，通常围绕外科技巧、装置参数设置、编程问题和其他所有与装置相关的事情，儿童听力师还应该在儿童听力系统评估方面具备丰富的经验。

2. 人工耳蜗植入团队中的其他成员　耳外科医师和儿童听力师在对人工耳蜗候选者的诊断干预中起首要的作用，但还需要其他专家提供听力康复、教育计划、家庭指导等长期支持，构成了一个多学科的人工耳蜗植入团队，以提供优质的健康服务。团队还包括儿科以及其他相关科室专家、听力康复人员、言语语言康复师、教育工作者。他们在儿童植入前评估和植入后管理中起重要作用。由于听力损失不仅影响听觉言语发育、交流和受教育的程度，而且还影响儿童的情感与社会学层面的发展，因此还应听取心理学家或社会工作者的专业意见，以帮助有需要的家庭。

3. 家庭和社会支持　对于儿童人工耳蜗植入者，家庭支持尤为重要，家庭成员与人工耳蜗团队以及社会工作者的密切交流也十分关键。

 ## 第二节　儿童耳蜗植入者候选的评估流程

不同年龄儿童由于发育阶段不同，在入选评估方案中与成人相比存在很多不确定性，但归根结底，候选标准总是围绕着以下三个基本问题：①依据患儿情况，人工耳蜗植入在医学上是否可行；②人工耳蜗植入后儿童在听觉言语交流方面的收益，是否比助听器或者其他任何助听装置获益更大；③人工耳蜗植入后儿童在心理、家庭、教育以及康复条件方面是否有合适的支持条件（包括人工耳蜗是否能正常工作、所有支持是否能融入患儿日常生活中，如果无则是否能够创造这方面条件）。

最终人工耳蜗植入团队将依据评估结果，做出切合实际的推荐。在实施了整合的长效的管理下，使得儿童能够从人工耳蜗获得最大收益，从而改善其言语接受和言语产生并最终发展良好的交流技巧。

一、听力学评估

儿童听力学评估应遵循测试组合、交互验证的原则。判断儿童是否需要人工耳蜗植入的关键在于对其听功能精确可靠的诊断，该群体的植入前听力学评估主要包括以下几个方面：儿童行为测听、儿童言语测听、耳声发射、频率特异性听性脑干反应（tb-ABR）、多频稳态反应（ASSR）、声导抗测试以及儿童听觉言语感知量表测评。

主要候选的听力学指标：中华医学会耳鼻咽喉头颈外科分会《人工耳蜗植入工作指南（2013）》制订具有可操作性的评估指标，听力学标准为 ABR 反应阈值 >90dB nHL；40Hz 听觉事件相关电位反应阈值 >100dB nHL；听性稳态反应 2kHz 及以上频率阈值 >90dB nHL；耳声发射双耳均未通过；儿童行为测听裸耳平均阈值 >80dB HL；助听听阈 2kHz 以上频率 >50dB HL；助听后言语识别率（闭合式双音节词）得分≤70%，确认患儿不能从助听器中获益。美国 FDA 表述儿童植入人工耳蜗的听力学标准为"双侧重度 - 极重度感音神经性听力损失"。

二、医学评估

医学评估主要是了解患者的总体健康状况、听力损失病史、病因，外耳、中耳、内耳和听中枢等发育情况。其中，影像评估也是鉴别诊断以及确定手术径路的重要依据。

1. 听力损失病史和病因学评估 儿童听力损失病史和病因学与植入效果之间存在着一定的关系，但同时也受到儿童发育潜能的影响。导致儿童听力损失的常见病因包括遗传、病毒感染和窒息缺氧等。依据听力损失的病史病因，可以部分调整患儿家长的期望值，并影响患儿家人接受人工耳蜗植入的决心。

2. 影像学评估 临床上使用高分辨率的成像手段，如 CT 和 MRI，来评估中耳和内耳结构以及听神经发育。许多内耳畸形，如前庭水管扩大、共同腔畸形等，可以通过 CT 或 MRI 明确诊断。

3. 儿童身体发育与智力学习能力评估 儿童总体健康状况决定了是否能适应全麻手术以及能否配合完成术后的调试编程。尽管此项很少成为手术禁忌证，但会影响手术的时间安排、术前准备和手术策略。对怀疑有精神智力发育迟缓，如希 - 内学习能力评估智商和格雷费斯测验精神发育商评估结果异常，或有异常心理行为表现者，需要转诊至专业机构进行进一步的诊断和评估。诸如多动症、孤独症以及其他精神智力发育障碍的患儿,同时充分告知家长此类疾病可能会给术后康复带来的困难,帮助家长建立合理的期望值。

三、家庭文化与教育模式评估

人工耳蜗植入前,患儿家庭情况、康复模式、教育模式和可能得到社会支持情况的评估是十分必要的。

1. 家庭情况 儿童接受人工耳蜗植入后,家庭在时间、经济的投入和母亲受教育程度都会直接影响儿童的成长。家长对人工耳蜗的植入效果要有正确的认识和合理的期望值,需要持续性地投入时间和精力,尽可能地获得良好教育资源。家庭要有能力配合在康复机构接受康复训练。总体上父母的心理反应在一定程度上体现了其价值观,重视文化教育的父母对儿童投入的精力要明显增多,家庭的经济状态也可能会对康复进程产生影响。

母亲常常更多地承担着照料残疾儿童的责任,与健康儿童母亲相比会表现出更大的心理压力,对婚姻的满意程度也会随之降低。许多有关聋儿的心理研究表明母亲所做的调整和有关的母婴互动,父母尤其是母亲的心理健康可能会影响儿童的社会心理适应能力的发展。

2. 教育模式 要实现人工耳蜗植入的最大效益,另一个关键因素是要有适宜的教育环境。良好教育环境能够提供足够的听觉刺激来促进言语发展,并且能够随着儿童听觉技能发展,不断调整所提供的多种多样的交流机会,以应对儿童在听觉 - 言语 - 语言发育过程中的各种需求。

评估良好的教育环境具备的特点应该包括:①具备可以鼓励多开口说话的教育理念;②可以增进与同龄人和其他人进行口头交流的机会;③提供恰当的教育支持与帮助;④提供能够支持并参与人工耳蜗植入小组计划的人员;⑤参与人工耳蜗植入项目的儿童听力师和言语语言康复师,要能定期走访聋儿康复机构或实行融合教育的普通小学,加强老师与听力 - 言语语言康复师的合作,促进人工耳蜗植入儿童融入主流社会。

3. 社会支持 植入前评估患儿的社会支持情况十分必要。目前生活在农村的听力残疾儿童,医疗卫生和康复服务条件相对落后,许多家庭经济收入较低,也缺乏早期康复意识和特殊教育资源,需要帮助他们获得来自政府、慈善、康复机构及聋人互助团队的资源与信息。目前我国构建起了全国耳聋预防、治疗与康复网络。省、市、县三级政府的民政、残联等组织均有对口的查询窗口,省、市、县三级的听力语言康复中心的康复机构,以及大量的民营康复机构可以为这些家庭服务。

四、儿童人工耳蜗植入标准

(一)儿童人工耳蜗植入的常规入选标准

让家长关注和了解我国现行的儿童人工耳蜗植入的常规入选标准。

人工耳蜗植入主要用于治疗双耳重度或极重度感音神经性听力损失,儿童多为语前聋。

1. 儿童年龄为 1～17 岁　语前聋儿童植入年龄越小效果越佳,但年龄越小麻醉和手术风险等越高。脑膜炎导致的听力损失因面临耳蜗骨化风险,在手术条件完备的情况下可能会尽早手术。6～17 岁儿童或青少年需要有一定的听力言语基础,语后聋或具有听说交流模式的语前聋儿童,即有良好的助听器佩戴史。

2. 应用优化验配助听器后效果不佳　一般通过儿童言语测听、家长问卷、互动视频分析、助听听阈等评估。小于 2 岁的儿童仍未出现一些标志性的听觉发展迹象或开放项单字或双音节词的正确识别率 <30%,应考虑尽早接受人工耳蜗植入。

3. 双耳重度或极重度感音神经性听力损失　目前越来越依据优化助听后的言语识别率结果,而非简单的纯音听阈测试或助听听阈测试结果,作为植入者的入选标准。对于无法配合完成言语测听的低龄儿童,为慎重起见,12～24 月龄儿童的感音神经性听力损失程度须达到极重度水平,即裸耳的儿童行为测听的平均听阈≥90dB HL;≥2 岁儿童的听力损失程度达到重度以上水平,经综合评估后,考虑人工耳蜗植入。

4. 无手术禁忌证

5. 监护人和 / 或大龄儿童植入者本人对人工耳蜗植入有正确认识和适当的期望值

6. 具备合适的听力言语康复教育条件

(二)儿童双侧人工耳蜗植入

由于双耳聆听在声源定位、总和效应、静噪效应、减少头影效应以及空间分离去掩蔽效应等方面具有明显的优势,提高安静环境下和噪声环境下的言语识别能力,因此,对于双侧极重度听力损失儿童,在不具备功能性残余听力的情况下,可进行双侧人工耳蜗植入。双侧植入在植入时间上分为双侧同期和序贯植入。双侧同期植入是指同时植入或间隔时间小于 6 个月的双侧植入,同期植入有利于术后双耳康复,双侧同时植入避免了两次手术和全身麻醉的创伤,降低了医疗成本。序贯植入则是指双侧植入间隔时间超过 6 个月,序贯植入对于有一定残余听力的儿童可以在第一耳植入后实现双模式干预,充分利用残余听力;当双耳均为极重度听力损失时,暂时不具备经济条件,可以采用序贯方式植入。序贯植入间隔时间越短,效果越好。双侧植入的对象多数为低龄儿童,当双侧同时植入时,其手术安全性应放在首位。

(三)儿童人工耳蜗植入年龄的低龄化趋势

听力损失儿童听力干预越早,效果越好。早期接受人工耳蜗植入具有明显的优势,儿童尽早暴露于听觉语言环境下,其听觉言语发育接近健听儿童的发育,可以增强言语质量、语言技巧,扩展接受和表达的词汇量。但是,人工耳蜗植入低龄化存在麻醉和手术风险,术前做好综合评估,同时做好围手术期管理是必要的。

(四)其他特殊情况的儿童人工耳蜗植入

1. 脑白质病变的人工耳蜗植入　脑白质病变是一组主要累及中枢神经系统白质的病变,其特点为中枢白质的髓鞘发育异常或弥漫性损害。先天感音神经性听力损失儿童一部分伴有脑白质病变。脑白质病变主要分为遗传性与非遗传性两类。一类是遗传性脑白质病（genetic leukoencephalopathy），又称脑白质营养不良，是进展性遗传病。此类患者主要表现为智力运动发育迟滞或倒退、视听损害（长传导束受累）、运动障碍与锥体束征阳性等，预后相对不良，目前不推荐进行人工耳蜗植入。另一类为非遗传性因素如缺氧、感染、外伤与黄疸等造成的脑白质改变，头颅影像学常表现为散在的不对称的斑片状异常信号，其损伤可以在大脑发育过程中代偿。如果患儿除听力与言语异常外，其他系统功能包括智力运动发育及神经系统检查基本正常，动态观察已经存在的影像学脑白质改变（间隔大于 6 个月）无明显变化，可考虑人工耳蜗植入。该类脑白质异常人工耳蜗植入效果多数较好。

2. 听神经病的人工耳蜗植入　听神经病的病变可以累及耳蜗内毛细胞到听觉中枢的各个部位，如果病变部位在耳蜗内毛细胞及突触部位，电刺激绕过内毛细胞直接刺激螺旋神经节细胞，可以产生较好的听觉通路反应，人工耳蜗植入术后效果较好；但如果病变位于听神经或听觉中枢，电刺激难以实现听觉神经通路信号传输，则人工耳蜗术后效果不佳。目前，除术前耳聋基因诊断明确部分听神经病病变部位，可以预测人工耳蜗植入术后效果外，术前能记录到电诱发听性脑干反应（eABR）反应是预后良好的指标。因此听神经病儿童植入人工耳蜗应慎重，在术前应详尽告知风险。听神经病儿童术前评估力求全面，包括全面的听力学评估和影像学评估。

3. 具有低频功能性残余听力的人工耳蜗植入　具有一定低频功能性残余听力的儿童，尤其是高频陡降型听力损失儿童，适合采用具有保留低频功能性残余听力的电极和微创手术植入方式，保护耳蜗精细结构。术后低频成分通过助听器补偿听力、中高频成分通过人工耳蜗补偿听力，以声 - 电联合刺激模式（EAS）重建听力。术前应充分告知术后存在残余听力下降或丧失的风险。

EAS 可以提高耳蜗时间编码的稳定性和部位编码比例。声 - 电联合刺激可准确地将特定频率的信号送达耳蜗特定部位，提高耳蜗部位编码比例。低频声信号刺激可以更好地保留声音中的精细结构，有助于言语基频及音乐旋律的识别。EAS 可提高噪声环境中言语理解力和音乐欣赏能力。

4. 内耳结构异常的人工耳蜗植入　与人工耳蜗植入相关的儿童内耳结构异常包括先天性内耳畸形和细菌性脑膜炎引起的耳蜗纤维化骨化。先天性内耳畸形中的共同腔畸形、耳蜗发育不良、蜗间隔发育不良以及蜗神经孔狭窄和内耳道狭窄等，多数患者可施行人工耳蜗植入，但术前应组织病例讨论，与患儿家长充分沟通，使家长建立合理的期望值。由于部分内耳畸形伴有面神经畸形，术中谨慎处理，推荐使用面神经监测，确保面神经功能正常。内耳结构异常程度不同，人工耳蜗术后效果个体差异较大。

5. 大前庭水管综合征的人工耳蜗植入　大前庭水管综合征是儿童最常见的伴有内耳畸形的听力损失疾病，其部分儿童典型的听力学特点包括波动性和高频下降为主的听力损失。由于大前庭水管综合征儿童听力损失表现多样：①听力损失较轻者可以行助听器验配；②听力损失较重者可以行人工耳蜗植入；③有残余听力者可以行保留残余听力的人工耳蜗植入,还可以采用双模式干预方式助听。大前庭水管综合征儿童人工耳蜗植入时机由多种因素决定。为使大前庭水管综合征儿童有良好的听觉言语识别能力和言语表达能力,尽早建立高频补偿到位的稳定的听力是至关重要的。

第三节　儿童人工耳蜗植入手术

有关人工耳蜗植入手术的内容,本套系列教材中的《人工听觉技术》已有详细著述。但对于儿童人工耳蜗植入,在诊断、听力测试的准确性、麻醉风险、外科技术、术中测试和术后编程、植入体的长期安全性、言语感知和言语表达的发展等方面存在更多的挑战。

一、儿童人工耳蜗植入体的特性选择

历经以上的评估,人工耳蜗植入团队与患儿家庭已经充分沟通,对植入的风险、康复的进程、预期的收效都有了共识。还应关注以下几点。

（一）植入体的安全性

人工耳蜗植入体是要终生植入在人体内,因此对植入体的安全性要求是非常严苛的。大多数植入体都提供了 10 年以上的质保期。累积完好率也可以很好地体现植入体的长期安全性。婴幼儿的头颅尚未发育完全,因此尽可能选择薄且耐撞击的植入体,确保儿童能长期安全使用。

（二）电极设计理念

人工耳蜗的电极一直在往"纤细""柔软"发展,就是要尽量避免植入过程对内耳精细结构的损伤,最大程度地利用耳蜗原有的螺旋结构和神经组织。理想的植入体能够保留残余听力,不会因为过软造成电极阵列弯折,也不会因为过硬造成内耳精细结构的损伤。更不应成为细菌附着的载体而继发脑膜炎等病症。

理想的植入电极的放电触点应靠近蜗轴,更接近螺旋神经节的胞体和 / 或树突,使电刺激的神经范围更加精准,从而减少电刺激电量,避免各电极通道之间的干扰,使声音信号频率分配更精准,有助于提高植入者的频率分辨率及言语感知的清晰度。

（三）设备长期维护

由于人工耳蜗植入设备的独特性,聋儿一旦接受植入就与相关服务部门建立了终身联系。由于婴幼儿头颅仍在发育、儿童活动量大,使得体外的声音处理器及其头件容易因出汗、牵拉、磕碰等原因而损坏。随着言语编码策略的升级,声音处理器等也会升级换代,提供防水、蓝牙连接、双耳信号对传等功能。个别儿童在生命周期内可能还会出现植入体故障、因其他病症需要接受 MRI 检查等状况,都需要为植入者能提供负责任的长期维护。

二、儿童人工耳蜗植入的侧别选择

儿童人工耳蜗植入的侧别选择在临床上是一个比较复杂的过程。双侧重度、

极重度感音神经性听力损失符合人工耳蜗植入标准的儿童,可以选择双侧人工耳蜗植入。当不具备条件选择双侧人工耳蜗植入,或者双耳有一定的残余听力选择双模式干预时,单侧人工耳蜗植入面临植入侧别的选择。双侧听力基本对称,没有优势耳时,选择患者需求的一侧进行植入。选择残余听力较好耳进行植入,能获得更好的植入效果。选择残余听力较差耳进行植入,较好耳配戴助听器以实现双模式干预。儿童实行单侧人工耳蜗植入需要综合考虑,制订个性化的植入方案,实现听力损失儿童获益最大化。

三、儿童人工耳蜗植入的围手术期管理

由于儿童的发育特点以及听力损失诊断、干预与康复的特殊性,进行人工耳蜗植入前应做好麻醉及手术的安全评估。一般要求婴幼儿体重达到 8kg 以上,能够耐受手术。细菌性脑膜炎导致的听力损失,考虑到耳蜗纤维化骨化时间限制,应做好围手术期管理。婴儿乳突发育不完善,乳突腔为充满骨髓的松质骨,人工耳蜗植入术中易渗血,需要术者操作熟练,减少出血。特别是双侧同时植入的低龄儿童应尽可能缩短手术时间,保证手术安全。

儿童人工耳蜗植入术后管理包括除常规应用抗生素预防感染外,可以应用激素保护残余听力,注意观察头皮血肿等术后并发症。对于大前庭水管综合征儿童,术后发生眩晕需对症处理,避免摔伤和损伤植入体。

四、儿童人工耳蜗植入的术中检测

人工耳蜗植入术后效果主要取决于极重度听力损失患儿的螺旋神经节、听神经、脑干、丘脑、皮层等各级听觉中枢的生理功能,因此人工耳蜗植入术前或术中能明确获得听觉通路功能非常重要。

电诱发听神经复合动作电位(eCAP)可以大致评估耳蜗螺旋神经节的分布和功能,电诱发听性脑干反应(eABR)检查可以评估听神经及脑干的功能,耳蜗电图(CM)可以监测耳蜗毛细胞功能。目前临床常用的术中检测技术包括电极阻抗测试、eCAP、eABR、CM 等。

(一)电极阻抗测试

电极阻抗测试是儿童人工耳蜗植入术中最常用的检测技术。通过测试植入到耳蜗中的多导电极阵列的电极阻抗,可以判断电极功能状态是否正常,也为临床的长期随访提供了便利条件。术中当电极植入完成、切口尚未缝合时,接收刺激器已固定在颅骨,上覆头皮,声音处理器的头件(headset)置于无菌袋中,经头皮吸在接收刺激器磁铁后完成电极阻抗测试。

例如 Nucleus CI24M 型人工耳蜗包含 22 个蜗内电极和 2 个蜗外电极即置于颞肌筋膜下球形电极 MP1 和在刺激接收器上由 4 个板状电极构成的 MP2,可构成共地(common ground,CG)、单级(monopolar,MP)1、MP2、MP1＋2 四种不同的刺激模式。对刺激模式施加强度为 100CL 的电流级、脉宽为 $25\mu s$ 的电流脉冲,记录其回路电压,应用欧姆定律可计算出每一导电极的阻抗值,也可同时显示蜗内电极的短路(阻抗$<700\Omega$)或断路(阻抗$>20k\Omega$)等情况。

（二）电诱发听神经复合动作电位测试

eCAP 是一种对电刺激诱发的听神经同步反应的测量。与记录 eABR 使用表面电极不同，eCAP 记录通常使用耳蜗内电极阵列上的不同电极充当刺激电极和记录电极。eCAP 技术最早由 Nucleus 澳大利亚科研人员开发称之为神经反应遥测（neural response telemetry，NRT），随后领先仿生、MED-EL、诺尔康等人工耳蜗产品都陆续推出 eCAP 的人工耳蜗植入测试系统，并且在植入后的设备调试工作中仍可继续应用此技术。由于 eCAP 的技术方案不受受试者心理、行为因素的影响，操作简单，直接在调试软件下可方便地设置测试电极、记录电极以及刺激速率、脉宽、刺激强度和叠加次数等参数，波形也可实时呈现，可较快获得产生听觉信息的有参考价值参数，对配合儿童行为测听能力较低儿童植入者有帮助，同时对验证行为测听调试结果也是有帮助。此外，可以作为动态监测外周听神经功能，了解电极位置的有效手段。

（三）电刺激听性脑干电位测试

eABR 无论是在术前、术中还是术后，都可记录到听神经受到电刺激时脑干的同步神经反应活动。要成功地记录到一个良好的 eABR 波形，需要患者保持安静或者熟睡状态，使用诱发电位仪和头部表面电极记录。诱发 eABR 的刺激信号是由声音处理器编程软件产生的双相电流脉冲。研究表明，无论是先天性聋的儿童还是语后聋的成人，无论他们使用何种类型的人工耳蜗植入装置，都可以成功地记录到 eABR 波形。eABR 的波形与声诱发 ABR 的波形类似，引出 eABR 波形的电刺激阈值与使用该电刺激信号进行测试得到的行为阈值表现有较好的相关性。能够引出 eABR 波形可以说明植入装置和听神经的功能良好。在一些特殊病例（如 AN）eABR 的应用有良好预测性。进行 eABR 测试还可能确定某个电极是否引起非听性的面神经刺激。

（四）电诱发的声反射阈值测试

给予中耳功能正常的患者一个响度较高的声音，可以引起中耳镫骨肌的反射性收缩。无论使用声刺激还是电刺激，无论在哪一侧施加刺激信号，都会引起两侧镫骨肌的同时收缩。镫骨肌收缩引起鼓膜劲度的增大，这可以使用声导抗计来测量。在术中实施镫骨肌收缩测试，在显微镜下可以直接观察到镫骨肌的活动，了解听神经和听觉脑干的功能、植入电极的工作状态。

第四节　儿童人工耳蜗设备的激活与调试

儿童安全度过人工耳蜗植入术围手术期后，应该适时激活（或启动）人工耳蜗的外部设备（声音处理器或言语处理器）和植入体设备。人工耳蜗的激活和调试工作是人工耳蜗植入后系列性工作中的重要环节。激活和调试情况会直接影响儿童植入者重获声音的效果。对于儿童植入者即使耳蜗结构无异常，家长对预期效果有正确的期望值，植入手术顺利，各参数工作正常时，激活和调试工作仍会面临较大挑战。因为每一位植入者都需要经过多次甚至终身的个性化调试以期获得最大效益，并最终回归主流社会。

人工耳蜗通常分为激活/启动（activation/switch on）和调试/随访（mapping/follow-up）两个阶段。激活的主要目的是开启人工耳蜗系统，保证植入者在安全和可接受的电刺激水平下重新建立听觉。后续调试和随访的目的是通过多次适时的调整人工耳蜗系统，使得日常声信号的强度和频率范围与人工耳蜗植入者的电听觉动态范围建立起映射（mapping）关系，并使植入者逐步适应所获得最优的听觉补偿。

调试质量直接会影响人工耳蜗使用效果。为儿童植入者实施调试时，必须具备丰富的儿童听力学知识以及操作和沟通技巧。

一、人工耳蜗激活和调试的内容

测定人工耳蜗植入者的电极状态、电听觉动态范围和建立声-电映射关系称为调试，但事实上，儿童听力师进行植入者体外和体内设备的物理性（磁铁吸附）连接，检查植入体状态，设置电声学参数、测试和评估调试效果并存储程序，并对声音处理器的使用、维护及故障排除给出咨询等，这都应视为人工耳蜗调试的内容。

（一）映射

映射（mapping）本是一个数学概念，指两个元素集之间元素相互"对应"的关系。套用到人工耳蜗领域，即将耳蜗内电刺激所产生的声音强度和频率范围与希望患儿听到的声音响度和音调范围建立起对应匹配关系称之为映射，所产生的关系图常被称为映射图（map）。

本质上讲，调试过程中建立映射图的过程，是在已确认过的电极频率分配表基础上，测量电听觉的响度范畴的过程。要尽可能地测得每一电极在特定电刺激模式下的阈值和最大舒适值。

（二）儿童人工耳蜗激活一般流程

通常在植入术后2～4周激活。

1. 激活时要确保植入者皮瓣正常，切口愈合良好。

2. 详细查阅植入者的病历档案，充分了解术前的残余听力、助听器使用、康复效果和全身情况。

3. 查阅术中电极放置以及与之相关的术中检测方案和结果。

4. 查阅术后植入体和电极X线片或CT片，了解电极位置情况。

5. 与家长进行激活前咨询谈话。再次确认家长和家庭对人工耳蜗效果建立的期望值，讨论康复安置地点和方法。

6. 连接体外和体内设备。编程导线连接体外声音处理器传输线圈与头皮下体内传输线圈实现吸附式连接。

7. 在调试软件下，测试所有植入电极阻抗值，了解电极工作状态。选择刺激参数，获得每一通道电听觉刺激的阈值和最大舒适值，建立可听的映射图，现场尝试实景听声验证效果，并将映射图导入声音处理器。

8. 指导家长使用设备。

9. 讨论儿童听觉功能康复和学习方案以及社会支持资源。

10. 随访调试时间间隔的安排。通常在激活后的 1 个月、3 个月、6 个月及 12 个月进行，之后根据使用情况，安排每年调试一次，或根据使用情况随时调试。

（三）儿童人工耳蜗程序参数的调试

针对不同的植入装置和手术径路、不同年龄的植入儿童，采用的调试方式也会有所区别。

1. 电极阻抗测试　目的是确定植入体内的刺激/接收器和电极阵列的状态。测量结果会显示出各电极的阻抗值、线圈之间的耦合性及完整性。如有个别电极的阻抗值提示其断路或短路，要将该电极关闭。还应调取查看之前的阻抗测试结果与之对比。如果有个别电极阻抗值变化很大，或断路/短路的电极越来越多，则需要密切持续关注这一情况，必要时应与手术医师联系，并进行产品整体完整性检测及相关处理。

2. 选择电刺激参数　选择言语编码策略。对于耳蜗畸形、可使用电极数目较少或一些大龄语后聋儿童在使用该编码策略后表现不佳的，则需考虑改变言语编码策略，或给植入者提供两个不同言语编码策略的程序比较其效果。对于随访调试的植入者，听力师需要了解各个程序的使用情况，以便选择配戴时间最长或最偏好的程序，并在此基础之上进行后续电刺激参数的调试工作。

3. 阈值的设定　所谓阈值（threshold），又称 T 值，即能产生听觉的最小电刺激量。阈值以及最大舒适值测试都可以结合儿童年龄及听觉经验采用不同的儿童行为测听方法来获得。对于不能配合阈值测试的植入者，听力师通常可根据经验，配合其他辅助性测试来预估。

4. 最大舒适值的设定　最大舒适值是指人工耳蜗植入者可耐受的最大电刺激量，即舒适值，通常都是依据患儿对电刺激响度舒适感的评价设置的。小龄儿童通过听觉行为反应设定，大龄儿童通过指认响度分级图表设定。最大舒适值的和阈值设定都需要依靠心理物理测试完成。最大舒适值的设定至关重要，因为它直接影响言语识别、言语清晰度以及植入者对自己声音的控制。低龄儿童最大舒适值的设定是一大挑战，它通常根据儿童行为活动的喜欢和耐受之间寻找平衡来确定。对于随访调试的植入者，根据其日常配戴的反馈，尤其是对大声音或尖锐声音的反应，可以对正在使用的映射图进行有针对性的微调。

5. 启动声音处理器的激活程序　通常在启动声音处理器时，要将最大舒适值整体降低，激活后可逐步谨慎提高刺激量，以免过度刺激。找到植入者最舒适的刺激量时可以尝试现场给出各种声音让其感受，目的要使输入的声音在电刺激动态范围之内，注意观察儿童听声反应，确保无听声厌恶性反应和/或发生面神经刺激症状，如有发生，应当通过调整刺激参数处理。可进行一些简单的验证性测试以判断程序设置是否得当。同时告知家长尽早进行听觉言语训练。

6. 使用指导　须向家长交代配戴使用的方法如更换程序、调整音量、灵敏度及注意事项，如防水、电池更换或充电。并给出康复建议，预约下一次的随访调试时间。

（四）信号处理参数调整

针对声音处理器的信号处理以及相关参数进行调整，例如输入动态范围、麦克风的音量、灵敏度、自动增益控制（automatic gain control，AGC）、增益以及噪声抑制等调整，让大龄儿童植入者进行比较或听力师对儿童进行现场测试验证，并可以存储为不同的程序供使用。

需要多次随访调试的原因是，随着使用时间的推移植入电极和植入者的感受都会发生变化，包括：①体内电极的变化，其物理特性会发生改变，从而会影响电极电阻值和放电量的变化；②植入者耳蜗对异物（电极）产生反应，可表现为耳蜗内部的纤维化和骨化；③小龄儿童获得准确参数需要循序渐进的过程，并进行听觉言语感知的跟踪；④植入者心理变化，植入者对电刺激的心理响度会随着刺激时长发生变化，一般随着人工耳蜗使用时间的延长，植入者会对大的电刺激产生的响度有更高的耐受度。以上四种变化在激活后一年内较为明显，激活一年后趋于稳定。

近年来人工耳蜗与助听器功能日益重组。大量来自前端信号处理，如麦克风的方向性接收、双耳互联蓝牙无线传输等技术，逐渐被人工耳蜗的声音处理器所采用。这同样需要听力师的专业调整与指导。

二、儿童人工耳蜗调试的其他方法

随着植入患者年龄越来越低，加之对电刺激测试方法在人工耳蜗临床中的作用了解得越来越深入，作为行为反应测试的重要补充手段，电刺激敏感度测试正被越来越多地应用在人工耳蜗编程工作中。

1. eCAP 测试　eCAP 记录的优势是电极位于耳蜗内：首先是记录电极靠近听神经，反应波形幅度较大；其次，可以避免受到肌电等的干扰。

大量研究表明 eCAP 阈值与电听觉行为阈值之间存在着显著相关。对于不能配合调试的低龄儿童，eCAP 阈值不仅为调试设置提供了重要依据，同时也可作为验证动态范围设置是否合适的一种手段。基于大样本成人和儿童数据，提出了由 eCAP 阈值推定阈值和最大舒适值的方法。在后续调试时，在 eCAP 阈值对应的电刺激强度上寻求建立患儿的条件化反应。

2. eABR 测试　eABR 阈值一般介于植入者的阈值和最大舒适值之间。在激活和调试时，如果患儿对电刺激反应很弱或者没有反应，不能确定患儿是否听到了声音处理器传递的声音，且未能获取 eCAP 波形时，听力师可以尝试实施 eABR 测试，如果能获得 eABR 阈值，则可据此设定儿童的程序。此外当遇有内耳畸形且植入后效果不佳时，可以尝试记录 eABR。如可以记录到 eABR 波形则对于调试有帮助。

3. 响度扫描测试　响度扫描测试（sweeping）同样是检验最大舒适值设置的一种辅助检测手段，它不需要额外的仪器，只需在映射图中选择几个或全部电极，通常在最大舒适值扫描式发放电刺激，观察儿童行为反应，辨别是否有个别电极的响度远超出其他电极，以防止对个别电极设置的刺激量过大影响植入者对声音的感知和辨识。在大龄儿童植入者抱怨某些声音过响或过小时，也可以选择在动态范围的适当位置扫描发放电刺激，以判断造成困扰的电极位置及设置并加以修改。

4. 响度平衡测试 对于大龄儿童有较好的理解力和交流能力时,可以进行响度平衡测试(balancing)。一般选择 2 个或 3 个电极进行响度平衡测试。选择一组电极,在最大舒适值发放电刺激,请植入者比较声音响度,调整其中一个电极的刺激水平直至植入者听到的声音响度基本相同。

第五节 人工耳蜗儿童的听觉言语感知能力评估

先天性聋或语前聋儿童接受人工耳蜗植入后,其听觉言语交流的各个层面都受到了深刻影响,故听觉言语感知能力评估用于儿童的评价体系也应十分广泛。因而,临床研究人员必须有足够多的、与儿童年龄相适应的测试方案,以面向交流发展的不同层面。在人工耳蜗植入儿童效果评估领域,已经逐步建立起一套与听力正常儿童发育相对照的全面评估体系,以了解人工耳蜗植入儿童在听觉感知、言语识别、语言发展、认知行为、心理发展、学业成绩的全过程表现。言语感知能力评估是其中最基本、最直接的测试项目。有关儿童言语产出、语言发展规律等其他内容,请参考本套教材《语言康复学》中的内容。

一、评估目的和评估方法

儿童人工耳蜗植入效果的评估是一个极其复杂的、又具有挑战性的工作,因为它涉及儿童的听力损失程度、年龄、人工听觉设备(包括人工耳蜗)、使用时长、词汇量、注意力、情绪、认知能力、疲劳等多重因素。要针对不同年龄和康复水平,将多种测试方法组合使用,以便从整体上、以发展的节奏测量儿童个体的言语识别能力,最终实现对人工耳蜗植入的效果评估。

目前常用的评估方法除听阈测试外,还包括问卷量表测评、言语测听和皮层功能评估。助听听阈测试多年来一直是康复效果评估的最基本方法之一。问卷量表测评则是通过询问家长、监护人而获得听力损失儿童相关能力方面的信息,适用于不能配合临床测试的儿童,尤其是那些年龄小、康复初期、伴有多重残疾的儿童等。由于问卷评估所获得的信息是关于听力损失儿童在日常生活中的行为表现,因此还可作为临床测试的有益补充,从而使问卷评估成为临床上常用的贯穿于整个康复过程的康复效果评估方法。言语测听是临床上常用的听功能评估方法,经过国内外同行多年来的共同努力,已开发出多项适用于听力损失儿童的言语感知测试材料。由于言语测试需要患者的配合,应结合儿童的年龄、人工耳蜗使用经验、听觉言语能力等实际情况对测试材料、给声方式、反应方式进行选择。

二、层级式评估方案的建立

需要强调的是,上述三类评估方法构成了由易到难层级式的评估方案。在患者各阶段康复效果评估中,应结合患者的实际能力按照由易到难的顺序选择相应层级的测试。在某一层级测试得分接近但未达到天花板效应或患者的能力达到下一层级测试要求时,应适时加入下一层级即难度较大的测试,以期得到下一层级的基础资料,为以后的评估提供基线参考。

人工耳蜗植入儿童的效果呈现显著的个体差异，因此需要基于标准化测试的大样本数据建立常模，形成统一的咨询指导方针，以解释每一个体差异的关键影响因素并帮助家庭成员建立恰当的期望，也有助于临床决策。听觉言语感知评估需要一套标准化的层级式评估流程，使整个评估工作尽可能在同一评估体系的约束下进行，为人工耳蜗儿童植入者的听觉言语感知、口语发展过程提供对照听力正常儿童各发育阶段的有效证据。

三、标准化儿童言语感知测试材料的要素

人工耳蜗植入儿童言语感知测试材料应具备以下要素：①能够测量言语交流的能力；②能够满足儿童言语和认知发展的能力；③测试的一致性，即重测信度较高；④具备多张等价测试表，以避免受试者对材料的熟悉；⑤采用预先录制好的标准语音材料，也可灵活使用声级计监测下的口头诵读（monitored live voice，MLV）；⑥测试内容的多样性，例如，词语、句子、非言语声刺激等；⑦对能配合的大龄儿童，可以尝试在不同信噪比下的测试；⑧能提供正常儿童的本材料发展基线。

四、儿童言语感知测试方案的选择

使用与儿童的年龄和认知水平相适应的测试方法，使我们能够用一个统一的基准将儿童的听力言语能力量化，并且可以直观地表示出儿童植入者随着时间推移所取得的进步。对测试方案的成功使用取决于听力师对测验工具的理解，懂得如何使用某种测量工具以及如何实施或停止某项测验工具。

1. 选择与儿童言语认知年龄相适应的测试　由于听力损失儿童不仅在言语识别能力上要滞后于正常儿童，言语构音的准确性、接受性和表达性语言能力的发展都存在障碍。因此，听力师需要在了解了听力损失儿童整体的发展水平和语言能力后，选择与儿童言语年龄相适应的测试方法。

目前测试方案采用的是父母问卷以及闭合项和开放项言语测听。父母问卷可以提供一些儿童在实际生活中的表现，以及儿童因为年龄和发展水平的原因无法完成的行为测量。

闭合项测试是让受试者从固定的预先设计好的选项中选出一个正确的答案。闭合项测试可能无法准确地反映出现实生活中的聆听状况，但也有其优势。首先，闭合项测试相对来说比较简单，低龄儿童可以利用自己的语言和动作技能完成测试。其次，相对于开放项测试来说，闭合项测试可以让儿童更专注于听力言语测试。

开放项言语识别测试中，儿童可以对听到的词语或句子通过口头复述作答。由于开放项测试不会给出图片或物体来限制主题，因此测出的结果具有更高的可靠性和有效性。

2. 选择能为言语治疗提供信息的测试　康复训练的早期，儿童的词汇量及语言能力有限，因此多用闭合项的声母、韵母测试工具。这些工具除了可以给出一个识别率的分数之外，还可提供常出现错误模式的信息，诸如对同一类别的不同语音差异（speech contrasts），比如舌面音 ji（鸡）-qi（七）-xi（西）识别能力的信息。

临床听力师应当谨慎处理儿童在言语感知测试中的错误。判断儿童的发音错误是由于他的言语感知困难，还是言语产生（发音）时出现的错误。听力师要与言语语言康复师进行沟通并进行适当的随访。如果辨别这个错误是因为听感知困难，听力师要认真分析调试过程的问题；若分析是因为发音错误，言语语言康复师则需要加强这一类语音的构音训练。

3. 选择匹配层级间转换的测试 转换更难测试时，当儿童的正确率达到75%～80%时，就意味着儿童已经掌握了该技能，应当进行下一难度的测试。相反，如果儿童的正确率低于25%，就意味着应该接受更低一级难度的测试。向下转化的低限分值定为25%，是由于当测试项为四项选择一项时的随机水平决定的。然而，高限分值则比较难确定，有关天花板效应的操作性定义，是某一测试能得到的最高分。如果我们能确保所有听力损失儿童在某项言语感知测试上都能达到100%的正确率，那么只要当儿童的得分与100%的正确率无统计学上的显著差异（95%的置信区间），便可以进行下一个难度的测试。然而，事实上听力损失儿童在任何一个测试中都不容易完全达到天花板效应，尤其是噪声下的言语识别任务，因此可以将75%～80%的正确率作为天花板。

临床决策需要专业人士能够透过测试成绩了解更多的信息。也就是说，要想综合评估儿童的言语感知能力，必须要参考儿童在多个测试中的成绩以及测试过程中的表现。临床决策不能单纯依靠测试成绩，同时也应结合儿童之前的表现以及不同测试工具测出的结果作为参考。

五、中文儿童言语感知测试方案

随着国内人工耳蜗植入技术的推广，儿童病例的数量越来越大，围绕儿童言语测听材料和方法研究结果出现，也基本形成了评价测试体系（表10-5-1～表10-5-3）。

表10-5-1 听力损失婴幼儿听觉言语康复效果评估方案

评估方法	评估项目
听力测试	助听听阈测试
	皮层听觉诱发电位测试
问卷评估	小龄儿童听觉发展问卷（LittlEARS）
	婴幼儿有意义听觉整合量表（IT-MAIS）
	听觉能力分级量表（CAP）
	有意义使用言语量表（MUSS）
	汉语沟通发展量表（CCDI）
言语测试	林氏六音测试
（由易到难排序）	普通话早期言语感知测试（LV-MESP/M-ESP）
	普通话儿童言语能力测试（M-PSI）
其他	录像分析法

表 10-5-2　学龄前期听力损失儿童听觉言语康复效果评估方案

评估方法	评估项目
听力测试	助听听阈测试
问卷评估	有意义听觉整合量表（MAIS）
	有意义使用言语量表（MUSS）
	听觉能力分级量表（CAP）
	言语可懂度分级问卷（SIR）
	汉语沟通发展量表（CCDI）
	人工耳蜗植入儿童音乐能力评估量表专业版（Musical Ears）
言语测试	林氏六音测试
（由易到难排序）	普通话早期言语感知测试（M-ESP）
	听力损失儿童听觉语言能力评估
	普通话儿童言语能力测试（M-PSI）
	儿童普通话词汇相邻性测试（M-LNT）
	普通话版儿童语句识别测试（M-BKB）

表 10-5-3　学龄期听力损失儿童听觉言语康复效果评估方案

评估方法	评估项目
听力测试	助听听阈测试
问卷评估	有意义听觉整合量表（MAIS）
	听觉能力分级（CAP）
	有意义使用言语量表（MUSS）
	言语可懂度分级（SIR）
	人工耳蜗植入儿童音乐能力评估量表专业版（Musical Ears）
言语测试	林氏六音测试
（由易到难排序）	儿童普通话词汇相邻性测试（M-LNT）
	普通话版儿童语句识别测试（M-BKB）
	儿童版普通话噪声下言语测试（MHINT-C）

中文版组合测试是依照测试方案从易到难的顺序，主要评估言语感知能力发展，同时也考察言语产出、言语清晰度发展的线索。详细内容和应用方法见第七、八、九章。

六、影响儿童人工耳蜗言语感知能力的因素

人工耳蜗植入已成为我国防聋治聋的主要技术手段，但随之而来的问题是，如何解释和预测人工耳蜗存在的显著个体差异，尤其是如何能在术前预测植入效果，以缓解家庭的心理压力并使其对植入效果建立合理的期望值。

人工耳蜗植入的效果因人而异。儿童听力损失发生时的年龄、诊断和干预的年龄、植入时的年龄、交流方式、人工耳蜗使用时间、康复训练、家庭和社会环境，都是影响人工耳蜗植入效果的因素。

第六节 儿童人工耳蜗与双耳听觉

一、双耳听觉的优势

人类依据声音到达双耳的细微差别来感知声音的方位和距离，并依靠双侧听觉神经通路的信息加工，实现嘈杂环境中言语识别（例如"鸡尾酒会效应"）。双耳听觉为从干扰的声音中分离目标信号提供线索，并确定声源方位和提高言语识别力。双耳听觉对于声音感知的意义体现在改善声源定位、减少头影效应、发挥静噪效应、双耳总和效应以及空间分离去掩蔽效应。

1. 声源定位 声源定位（localization）是双耳通过到达的声音时间差、强度差、相位差等来实现的。单侧听力损失或双侧听力损失单侧干预的儿童患者，因无法有效接收和利用某一特定方位声音到达双耳的耳间时间差和耳间强度差，常难以辨别声音的来源。不能对声源进行定位，导致日常交际场合的言语分辨和聆听能力下降。如若置身于混响、嘈杂环境，这一能力的恶化会更为显著，直接影响患者的有效交流。

2. 头影效应 在声波传播时，头颅是一个障碍物，只有波长相对较长的低频声波能以衍射的方式绕过头颅，而高频声波被阻挡。借用光学概念，这种现象被形象地称为"头影效应"。仅靠单侧聆听的患者，由于这种高频信息大幅衰减的现象，进一步影响患者对中高频辅音的感知和识别，进而增加了言语理解的难度，因此双侧植入对于降低头影效应有着重要意义。

3. 静噪效应 噪声环境中，脑干听觉神经核可以处理来自双耳信号的时程、振幅及频谱的差异，使信息更容易从掩蔽噪声中被辨别出来。这种双耳先天的"降噪"能力可以大大提高噪声干扰下的言语清晰度，是双耳健听人具有的一个独特的听觉优势。

4. 双耳总和效应 双耳总和效应也是听觉中枢处理的重要功能，总和效应在双耳接收相似信号时才发生。这时加倍的声音响度感知，会增加对声音强度和频率差异的敏感性，也能使言语可懂度在安静和噪声条件下均得到改善。

5. 空间分离去掩蔽效应 目标和掩蔽在空间上的分离能够提高目标的识别率即为空间分离去掩蔽效应。言语信号和掩蔽信号感知的空间分离能够提高言语识别率。言语识别的改善是因为目标信号和干扰信号的分离降低了掩蔽水平。对于高频成分，主要由于头影效应，改变了离干扰信号较远耳的信噪比，而对于低频成分，通过双耳交互作用，不同位置的声音耳间时间差不同，使掩蔽的效果变弱，从而提高言语识别率。

二、双模式干预与双侧人工耳蜗植入

（一）双模式干预的选择

双模式干预（bimodal）是指为听力损失患者一耳植入人工耳蜗，另一耳使用助听器的双耳聆听解决方案。

双模式干预的适应证如下。

1. 双侧不对称听力损失，一侧符合人工耳蜗植入标准，采用人工耳蜗植入方式补偿听力；另一侧没有达到人工耳蜗植入标准，通过助听器验配方式补偿听力。

2. 双侧不对称听力损失均符合人工耳蜗植入标准，一侧植入人工耳蜗，另一侧通过助听器补偿听力。

3. 双侧重度听力损失，符合人工耳蜗植入标准，一侧植入人工耳蜗，另一侧通过助听器来补偿听力。

4. 双侧极重度听力损失，一侧功能性残余听力相对较好并可以通过助听器补偿听力，另一侧需植入人工耳蜗补偿听力。

另外，双侧极重度听力损失没有功能性残余听力，由于只具备植入一侧人工耳蜗的条件，或患者及家人暂不接受人工耳蜗植入时，为了避免听觉剥夺后中枢跨模式重组，依然倡导为另一侧验配助听器，包括移频助听器。

经过双模式干预后，虽然植入者双耳间的相位差、时间差、声级差的分辨率较正常人差，但仍有功能性听力，从而可以产生较单耳更加准确的声源定位，提高声音的立体感，减少头影效应和降低听配能（listening effort）；同时，双模式应用可以均衡声电信号差异产生响度总和传入中枢。

双模式干预的优势如下：①提高安静环境下的言语识别率；②提高言语质量，提高辅音识别；③改善声调识别和言语情感识别；④丰富音乐欣赏，音乐感受和识别；⑤减轻听配能（listening effort）；⑥助听器的使用有助于熟悉沟通技巧，有助于人工耳蜗植入效果。

总之，双模式干预较单侧植入人工耳蜗，进一步提高其学习能力以及社会融入度。

利用助听器领域内的信号对传（CROS）理念扩展到人工耳蜗领域，将 CROS 技术应用到双模式干预策略中双耳信号传输，有利于助听器和人工耳蜗双设备响度平衡调试。但只采用 CROS 技术结合人工耳蜗的干预方式，由于声音仍然只依赖植入侧的神经传导通路来传输，故不列入双模式干预的范畴。

（二）双模式设备配置与调试

双模式设备配置与调试的原则是将双模式优势发挥到最大，从而使患者的听觉潜能最大化，如果儿童在双耳配戴过程中出现不舒适的问题，再根据儿童的不同状况进行精调。

1. 设置可靠的人工耳蜗映射图　它是言语编码策略的一系列参数，根据儿童对多个电极不同刺激量的响度反应，设置儿童在不同频段能听到的最小值（T 值）和尚觉舒适的最大值（C 值），储存在声音处理器里。

2. 助听器优化验配　大部分情况下，人工耳蜗植入的儿童可以继续使用植入手术前的助听器，但必须按照儿童助听器验配的原则和步骤，进行重新优化调试。

3. 双耳响度平衡　响度平衡是指对于同一输入声，植入者助听器侧和人工耳蜗一侧接收到的声音响度是一致的。如果其中一侧设备的响度过大，可能会造成两耳之间的差异而使得言语识别困难。只有双耳响度平衡，双模式言语感知优势才能得到最大化发挥。此外，目前助听器验配公式默认的增益算法中，对于单侧验配，都会额外补偿所丢失的双耳加和效应，因此若两侧设备分开验配，分别使每一侧达到最佳状态，而当双模式融合时的双耳加和效应就会导致响度过大。

4. 验证双耳最大舒适级　听力师将助听器与人工耳蜗同时打开，给予患儿较大强度的声刺激，观察其是否有不适感。如果儿童感觉到不适，应进一步调节以保证其舒适。

（三）双侧人工耳蜗植入的选择

当双侧极重度听力损失残余听力很差，或者双模式干预后助听器一侧效果不佳，不能发挥双模式优势时，应当选择双侧人工耳蜗植入，实现双耳听觉。

双侧人工耳蜗植入分为同期植入和序贯植入。同期植入的儿童经过康复训练后，双耳聆听可产生很好的总和和聆听效果，发挥双耳听觉的优势。在双模式干预基础上的序贯植入，由于序贯侧听觉神经通路在声音刺激下存在一定程度的发育，人工耳蜗植入后能够实现双耳聆听的优势。当双侧极重度听力损失的单侧人工耳蜗植入转为序贯植入时，双耳听觉效果会受到植入间隔时间的影响，植入间隔时间越长，双耳听觉能力越差。

儿童的年龄与双侧植入时间：①普遍共识认为语前聋大龄儿童的双侧植入效果明显差于幼儿时期的儿童双侧植入效果；②语前聋儿童采用双侧序贯植入时，对侧耳的植入时机仍要尽量提早，最好在言语发育关键期内。因此儿童语前聋最好选择同期植入，序贯植入时年龄越小间隔时间越短越好。

双侧听力损失儿童可以根据听力损失程度，通过双侧助听器、双侧人工耳蜗植入或双模式实现双耳聆听。双侧助听器或双侧人工耳蜗干预能够充分利用双耳听觉的优势。

三、单侧聋儿童人工耳蜗植入

单侧聋（SSD）如果不干预，失去了双耳聆听的优势，同时单侧听觉剥夺导致中枢结构、功能的重塑，可能对患者学习、生活、工作等产生一定的影响。单侧聋儿童可能会在听功能、接受和表达语言技巧方面存在缺陷。随着普遍新生儿听力筛查的开展，先天性单侧聋儿童可以被早期发现。

单侧聋一侧耳听力损失达到重度、极重度，可以通过人工耳蜗植入实现双耳听力。由于许多先天性极重度单侧聋儿童，其耳蜗神经发育不良，人工耳蜗植入前必须先行 MRI 检查，对耳蜗神经状态进行全面评估。

学语前单侧聋儿童不同于语后单侧聋，听力损失耳不及时干预，导致听觉剥夺后的中枢重组改变，人工耳蜗植入的效果受到影响。研究表明单侧聋也存在人工耳蜗植入关键期，3.5 岁前对单侧聋患者进行人工耳蜗干预，可以实现较好的植入效果。

（郗　昕　银　力　刘玉和）

扫一扫，测一测

第十一章　儿童听力损失综合评估及干预

本章目标

1. 掌握医学综合评估和儿童听力损失早期干预原则、方式和双耳干预的重要性。

2. 熟悉儿童听力评估的相关流程和原则，重点理解组合测试和交叉验证原则。

3. 了解典型病例的听力诊断评估和干预的特殊性。

随着新生儿听力筛查工作在我国全面开展，大量患有先天性听力损失婴幼儿获得了早期发现。对于新生儿听力筛查未通过的婴儿，应于出生后 3 月龄内进行全面的听力学评估；所有确诊为永久性听力损失的婴儿都应于诊断后尽快接受早期干预，干预时机最迟不能超过 6 月龄。因此，规范化听力学诊断评估是婴幼儿听力损失早期诊断和干预的基础。儿童早期听力损失诊断评估及干预流程图（图 11-0-1）显示了听力损失儿童从首诊到干预各环节的完整流程及关联性。

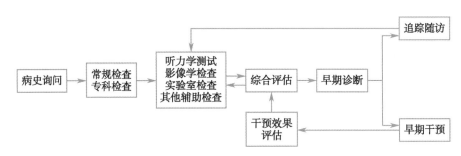

图 11-0-1　儿童早期听力损失诊断评估及干预流程图

第一节　儿童听力评估原则

在前面的章节中已经系统学习了儿童听力学测试，但在临床实践中，我们有时会遇到同一时期不同测试结果所代表的临床意义之间不一致的情况，加之儿童自身差异（发育状况、年龄和疾病等）和外部因素（测试环境、测试人员技术水平等）对测试结果的影响，导致各种检查结果之间甚至会相互矛盾，或与临床表现有较大的出入，这为听力学诊断评估带来巨大的难度和挑战。因此对于儿童听力诊断来说,综合评估显得格外重要,其要求我们在了解详尽病史的基础上遵循以下基本原则:听力组合测试、交叉验证、综合评估和追踪随访。

病史采集对听力有影响的相关病史,在病史询问过程中应特别关注听力损失高危因素(卫生部《新生儿疾病筛查技术规范(2010年版)》),此外还应包括父母观察患儿日常听性行为(对声音)反应的情况、其他患病和用药情况、母亲妊娠期和儿童出生时的健康情况、生长发育和智力发育情况等,以及常规医学和专科体检结果。

一、听力组合测试

听力组合测试:为达到全面且准确评估听功能及相关情况的目的,仅仅靠单项测试是不够的,必须进行听力组合测试,包含听觉生理测试和符合婴幼儿发育能力的听觉行为测试。然而,听力测试项目众多,无法对每个患者进行全部测试,医师应根据患者病情和临床听力诊断需求,选择不同的听力测试组合。

初次用于确定婴幼儿听力损失的听力学组合测试应评估每侧耳听觉通路的完整性情况,评价整个语言频率范围的听敏度,并确定听力损失的类型,为进一步听力监测建立基准听力。不同年龄阶段的组合测试项目如下。

1. 0~6月龄婴儿听力组合测试 0~6月龄婴儿的听觉行为发育仍不完全,建议以听觉生理测试为主,行为学测试用于交叉验证。交叉验证的内涵是指每一听力测试结果都需要经过其他独立的测试进行验证。也就是说,仅仅依靠一个或两个测试,即使是客观的听力测试,都有导致听力诊断不明确或是误诊的可能性。因此问诊过程更应全面翔实,除了对婴儿病史、家族史及先天性听力损失高危因素的采集,针对生活中婴幼儿对声音反应的家长主诉也尤为重要,这需要家长的仔细观察和医生的问诊技巧。该年龄段的听力组合测试应包含以下几项:①听性脑干反应,包括短声和短纯音(tone-burst)ABR;②听性稳态反应(ASSR);③耳声发射(DPOAE或TEOAE)测试;④使用1 000Hz探测音的鼓室图测试;⑤行为观察测听,尽可能获得最小听觉反应级,并与以上听觉生理测试的结果进行交叉验证;⑥儿童听觉能力家长问卷。

2. 6月龄~30月龄婴幼儿听力组合测试 对于该年龄段的婴幼儿,听力评估中病史与家族史的采集同样重要。随着婴幼儿年龄增长和认知水平的提高,父母对其听觉行为及语言发育状况的主诉更加具体,但听力组合测试仍对听力诊断起决定作用:①行为测听:根据婴幼儿年龄及认知水平选择测听方法,如视觉强化测听法;②耳声发射测试(DPOAE或TEOAE测试);③声导抗测试;④短声或短纯音ABR测试,作为行为测听结果的交叉验证;⑤听性稳态反应(ASSR);⑥儿童听觉能力家长问卷。

3. 30月龄~6岁儿童听力组合测试 对于该年龄段的儿童,听力评估中病史与家族史的采集也同样重要。该年龄段儿童语言发育较快,有一定语言基础,听力组合测试如下:①行为测听,根据儿童年龄及认知水平选择(如游戏测听方法);②耳声发射测试(DPOAE或TEOAE测试);③声导抗测试;④短声或短纯音ABR测试;⑤听性稳态反应;⑥言语测听;⑦儿童听觉能力家长问卷。

0～6 岁儿童听力评估时,当声导抗结果异常时,加做骨导 ABR;当 ABR 严重异常时,加做耳蜗微音电位(CM);儿童听觉能力家长问卷请见相关章节。

二、听力测试结果交叉验证

交叉验证原则(cross check principle)是指每一听力测试结果都需要经过其他独立的测试方法进行验证。也就是说,仅仅依靠一个或两个测试,即使是客观的听力测试,都有导致听力诊断不明确或是误诊的可能性。该原则对于听力损失的诊断及评估有着十分重要的意义——只有经过听力组合测试相互验证的结果才是可靠的。因此,不能仅依靠单项听力测试结果进行听力诊断,必须通过包含主观和客观测试结果的听力组合测试来进行听力诊断,此外还需要结合病史和家长对儿童日常听性行为的观察报告进行相互交叉验证,以得出最接近婴幼儿真实听力水平的诊断。

三、听力测试结果分析解读

1. 测试结果可信度验证　测试环境、测试仪器是否校准和测试人员掌握的技术规范程度等均会影响测试结果。此外,测试时婴幼儿安静状态(是否熟睡、是否打鼾等)、设备运行状态、电极的安放与耳机佩戴不规范等都可能导致测试差错。耳科医师和听力师在对儿童听力损失进行诊断评估时,不仅要关注报告结论,更应该查看所有听力检查结果报告的原始图形结果,以验证测试结果的可靠性。因此听力诊断医师应了解各种听力检查方法、掌握听力测试原始报告图,才有能力判断听力测试结果的可信度。

2. 听力评估连续性和动态追踪　听力评估是个逐步精确的过程。低龄婴幼儿对声音的主观反应往往较难判断,随着月龄的增长,其听觉反应能力也逐渐增强,对声音的敏感度增加,表现为行为测听更准确。因此,一次行为测听的结果并不能作为婴幼儿听力学诊断的最终结论,而应在持续追踪中逐步获得接近真实听力水平。

动态追踪:婴幼儿对声音反应的敏感性存在很大的个体差异,且测试者的经验、儿童的年龄、测试环境和测试时儿童情绪状态亦对测试结果有着不可忽视的影响。此外,听力状况会随着儿童的发育水平、疾病的变化情况动态变化,因此动态追踪不仅能够达到接近真实听阈的目的,还能够起到监测病情波动的作用。

对于低龄婴幼儿的行为测试结果解读应格外谨慎,尤其是在听力诊疗干预过程中,应重视听觉生理测试和行为测试结果之间的交叉验证。当参考行为测试结果来验配助听器时,要考虑年龄因素进行修正。

总之,先天性听力损失的早期诊断评估是一个连续性的、逐步精确的和综合评估的过程,其结果需要定期复查和校核。

3. 特殊病例结果解读

(1) 早期"短暂性"听力损失:某些初诊为听力损失的患儿(通常为 3 月龄内婴儿),随发育出现听功能自行改善的现象,这种现象常见于超早产、极低出生体重儿等情况。因此在临床中针对这类婴幼儿,应该考虑存在早期"短暂性"听力损失的可能性。

(2)听神经病的鉴别:对于通过了常规的新生儿听力筛查,但 ABR 不能引出或波形严重异常,诊断型 OAE 正常,同时采用正负(反转)极性法测试的耳蜗微音电位(CM)可重复引出的儿童,应考虑听神经病的可能。可结合遗传学诊断发现部分致病基因变异。

(3)中耳积液及分泌性中耳炎的诊断:中耳积液及分泌性中耳炎的听力学诊断依赖于交叉验证原则,要综合组合测试结果进行判断。即使 1 000Hz 声导抗图为平坦型,也不可轻易做出分泌性中耳炎的诊断,而应该通过耳镜检查了解外耳道和鼓膜情况,结合 ABR 反应波形的潜伏期和 OAE 是否引出等结果,必要时可做骨导 ABR 以鉴别传导性听力损失。

四、儿童听力损失诊断及评估

听力学诊断的目的是明确听力损失的侧别、性质、程度和听力曲线构型,评价整个听觉系统功能的完整性,以便确定干预方法。理想的听力诊断应包括定性、定位、定量和病因诊断,但听力损失病因诊断在很多情况下仍很难做到。

1. 听力损失的定性和定位诊断 听力损失的定性诊断包含传导性、感音神经性和混合性听力损失。传导性听力损失往往是外、中耳病变,感音神经性听力损失包括感音性听力损失和神经性听力损失,其中感音性为耳蜗病变,神经性为蜗后病变,混合性听力损失通常为传导性与感音性听力损失累加的多部位病变。定性诊断多借助听力学检查结果进行鉴别诊断。不同性质的听力损失具有不同的典型听力学特征。

(1)传导性听力损失:声导抗为 B 型或 C 型或不确定型;儿童行为测听或 ABR 反应阈值显示气骨导差,骨导阈值正常;气导 ABR 波形的 I 波、III 波和 V 波各波潜伏期均顺延,波间期在正常范围;OAE 引不出。

(2)感音神经性听力损失。

1)感音性听力损失:声导抗为 A 型;儿童行为测听或 ABR 反应阈显示气骨导一致下降;ABR 的 V 波潜伏期无明显延长;OAE 多引不出或幅值降低。

2)神经性听力损失:声导抗为 A 型;镫骨肌反射引不出或升高;儿童行为测听或 ABR 反应阈值显示气骨导一致下降;ABR 反应阈值和行为测听结果不一致;OAE 多能引出,幅值可高于正常;CM 多能引出。

定位诊断是对发生听力损失的解剖部位进行诊断,通过全面检查,其中耳部查体、听力学检查和影像学检查尤为重要。

确定听力损失的性质和部位(如外耳、中耳、内耳、蜗后或多部位混合病变)对治疗方案的选择意义重大。婴幼儿听力损失的诊断中要特别关注听神经病(AN)和大前庭水管综合征(LVAS)。

2. 听力损失的定量诊断 定量诊断是对听力损失程度进行量化,以此选择恰当的干预方案,从而达到精确干预和量化干预效果评估的目的。

3. 听力损失的病因诊断 通过病史询问和全面检查,尤其是基因和病毒感染情况的检测，可对大部分婴幼儿听力损失做出病因诊断。遗传和环境因素是先天性听力损失的重要致病因素。若为遗传性听力损失，应明确是非综合征型（约占70%）还是综合征型（约占30%）。环境因素方面，应考虑细菌或病毒感染、耳毒性抗生素和其他环境因素等影响。

对婴幼儿听力诊断而言最重要的是精确获得语频范围内各频率的听力损失的阈值，以达到准确干预的目的。我国婴幼儿听力诊断年龄呈现低龄化趋势，对于低龄婴幼儿听力损失的定量评估，具有频率特异性听性脑干反应的听觉电生理和儿童行为听力测试相结合的组合听力测试至关重要。

第二节　儿童听力相关的医学评估

一、常规医学检查

医学检查包括常规检查和耳鼻咽喉科专科检查。常规检查又包括一般情况、生长发育和伴随畸形等。耳鼻咽喉科检查要注意有无外耳畸形、颅面畸形、明确外耳道、鼓膜和软硬腭等情况，此外，还有皮肤、毛发、颅面、眼及颈等的查体和病史询问，以排除各种伴有听力损失的综合征。如眼部检查时若发现虹膜颜色或位置异常时，应怀疑是否存在引起听力损失的综合征。导致先天性永久性传导性听力损失并伴有颅面异常的疾病常见的有 Crouzon 疾病、Klippel-Feil 综合征和 Goldenhar 综合征。一旦怀疑有此类疾病存在，应当转诊至临床遗传学门诊进一步检查以明确疾病。

二、实验室检查和影像学检查

对于每个确诊为听力损失和 / 或者中耳功能障碍的婴儿都应该进行耳科和其他医学评估，目的是明确听力损失的病因，鉴别其他的相关身体状况，为个性化治疗提供建议。

评估包括病史、儿童期发生的永久性听力损失的家族史、鉴别是否为合并早发或者迟发性永久性听力损失综合征、全身体格检查、影像学检查，以及实验室检查（包括基因检测）。和听力损失密切相关的巨细胞病毒（CMV）的尿液培养实验等部分医学评估，应该在助产机构中进行，尤其是有 NICU 住院史的婴儿。此外，所有确认听力损失的婴儿同时应接受眼科医师的评估，包括视敏度检测以及明确是否同时存在或可能出现迟发型视力障碍。此外，眼部检查时若发现虹膜颜色或位置异常时，应怀疑是否存在引起听力损失的综合征。

（一）实验室检查

实验室有助于发现先天性或早期的感染，如风疹病毒、巨细胞病毒（CMV）、梅毒、弓形体病等引起的感染。综合征性听力损失也需要相关的实验室检查结果以帮助进行确诊，如心电图、肾脏超声、眼科检查、生化检查（甲状腺功能、肾功能和血糖等）等。此外，对有听力损失家族史或不明原因的听力损失的患者有必要行耳聋基因诊断。

（二）影像学检查

颞骨 CT 检查一般采用高分辨率 CT（HRCT）薄层扫描，颞骨 CT 有助于了解有无中耳、内耳畸形，但考虑到儿童头颈部 CT 接受的辐射量，临床上应注意对低龄婴儿（小于 6 月龄）的合理使用，尽可能减少辐射对婴幼儿的潜在伤害。

MRI 有助于了解迷路、听神经、脑组织发育情况。MRI 在人工耳蜗植入术前评估中具有重要价值。同时注意形态学发现必须和功能表现结合起来才可正确诊断。如果内耳道 MRI 未见蜗神经显像，但 ABR 在高强度声刺激下尚可辨别出 V 波的病例，需结合行为学测试结果做出综合评估。

三、多学科协作

婴幼儿听力问题常和全身情况相关，干预过程中应遵循多学科协作原则。婴幼儿听力损失诊断、评估与干预涉及临床医学、听力学及言语康复学、生物医学工程学、教育学、心理学和社会学等诸多领域，需要临床医师、听力师、听力与言语康复学专业相关人员及家长之间的密切合作，协同开展工作。诊断中要根据病史、体检、听力学检查结果、影像学和实验室检查结果，以及行为智力发育情况，最终对患儿听力做出综合评估。评估中多学科协作至关重要，如产科可提供围产期资料，新生儿科及儿科可对新生儿状况做出全面的评估，儿童保健的跟踪随访对贯彻听力追踪的连续性原则起关键作用，对每个确认为听力损失婴儿都应由具有评估婴儿经验的眼科医师至少评估 1 次视力，对确认为听力损失婴儿的家庭应提供遗传咨询，卫生统计学专业人员对信息的维护和管理，保持信息的系统性和完整性也不容忽视。

第三节　儿童听力损失早期干预

越来越多证据显示，生命早期听觉刺激在大脑发育过程中具有关键作用。由此，对听力损失婴幼儿进行早期干预能够明确地改善他们的听觉、言语、认知和发育状况，这已在听力损失婴幼儿听觉言语康复实践中得到证实并被学科界所公认。

通常认为 3 岁以前是听觉发育及语言形成的关键时期。在儿童的发育过程中，对外界声音的听觉感受、言语感知从出生已经开始，已有的研究表明在妊娠期 6～8 个月时，就可以对不同的单音节词发声产生反应（此时胎儿已经具备识别最简单单音节词的能力）。因此，理论上可以认为任何阶段有听力损失都会对儿童的听觉、言语发育产生影响，同时还会影响到认知和学习等其他适应社会和生存能力的发展。对先天性听力损失的婴幼儿，从出生到 3 岁以前是干预的关键时期，错失这一时期将使听觉、言语和语言的干预康复工作变得异常艰难。事实表明，听力损失如果能做到 1 个月内早期发现，3 个月内及时诊断，6 个月内采取积极有效的干预措施，并进行科学的听觉言语康复训练，则听力损失儿童可获得和同龄健听儿童类似的发展，最终步入正常社会生活。

一、早期干预原则

早期干预是尽可能早地提供给听力损失儿童有关听力补偿、听觉及言语康复、行为治疗康复以及教育等相关项目支持，因此，提供的干预方式应该尽可能多样性。婴幼儿早期干预必须遵循以下原则：①永久性听力损失应在出生 6 个月龄内完成干预，或在诊断为永久性听力损失 1 个月之内完成干预（如为婴儿验配助听器）；②早期听力诊断提示永久性重度或极重度听力损失者，助听器使用 3～6 个月后无效果或效果甚微者应尽早行人工耳蜗植入；③双侧干预模式（双耳助听器、双侧人工耳蜗、一侧人工耳蜗和对侧助听器的双模式干预）优于单侧干预模式；④遵循个性化早期干预，以及避免过度干预和干预不足；⑤注重干预前后听觉言语康复等方面的效果评估；⑥家庭早期干预指导：早期干预指导关键是如何指导家长并与家长进行有效交流，使其理解早期干预的意义，认识到早期干预过程中父母参与项目所带来的作用，早期干预应该遵循以家庭为中心的原则，保证婴儿父母正确理解听力损失的危害性和听觉与言语发展的重要性，促进听力损失婴幼儿交际能力的发展。

二、早期干预方式

目前婴幼儿听力损失早期干预主要手段概括起来有：①追踪随访；②助听器验配；③人工耳蜗植入；④骨导助听器；⑤人工脑干植入；⑥药物治疗及其他。

1. 追踪随访　对于已通过新生儿听力筛查但伴有高危因素的婴幼儿，要坚持做到追踪随访，并告知家长密切关注儿童的日常听性行为反应，以尽早发现迟发性听力损失。此外，迟发性听力损失对儿童的言语发育和学习带来严重的影响，必须尽早发现并及时干预，概括起来有以下三类。

（1）延迟发生的听力损失：指围产期时听力正常，但因出生前后特定高危因素（如宫内感染、严重窒息、持续机械通气、高胆红素血症等）对内耳造成损害，导致随着时间推移在其后的某个时期开始出现听力下降。

（2）进行性听力损失（如大前庭水管综合征）：出生时听力表现正常，出生后表现出与遗传、神经退行性疾病或其他因素相关的，不同进展速度、频率及严重程度的听力损失。

（3）获得性听力损失：获得性因素直接或间接作用于内耳所致听力损失，如脑膜炎、耳毒性药物、声损伤等。

2. 助听器验配　助听器验配是婴幼儿早期听力干预的重要手段，早期干预应该将听力损失确认与助听器验配之间的时间间隔缩短到最小，原则上要求在诊断为永久性听力损失的 1 个月之内为婴幼儿验配助听器。助听器验配的基本要求是使婴幼儿最大可能地获得言语声的刺激，而且其听到的言语声强度应在安全舒适的可听范围之内，避免声音过度放大和放大不足。

3. 人工耳蜗植入　对于重度或极重度感音神经性听力损失的低龄婴幼儿，通常先要求有效验配助听器，坚持配戴 3～6 个月，并观察听觉言语康复效果，如果无效果或效果不明显，则需尽快进行人工耳蜗植入。对于发现较晚的极重度听力损失婴幼儿,可直接进行人工耳蜗植入。研究证实,人工耳蜗植入术前有助听器配戴史的儿童,术后听觉言语能力的改善有显著促进作用。

4. 骨导助听器　外、中耳发育畸形的婴幼儿,由于耳郭畸形、外耳道闭锁或严重狭窄,无法配戴常规气导助听器,故需要采用骨传导助听装置。此外,先天性外、中耳畸形患儿大部分为外、中耳畸形,内耳畸形较为少见,听力损失常表现为气导听力下降而骨导听力正常或接近正常,通过骨导助听后可以获得良好的听觉言语感知和识别。由于婴幼儿颅骨骨质较薄,故推荐配戴软带骨导助听器,待到6岁以后,可考虑植入式骨导助听器。

三、婴幼儿听力损失早期双耳干预模式

随着人工听觉技术的发展,越来越多的双侧极重度听力损失儿童获得良好的干预效果,历经由早期一侧助听器使用到双侧助听器的使用,再由单侧人工耳蜗植入到近年来的双侧人工耳蜗植入,以及助听器和人工耳蜗同时使用的双模式干预,越来越体现出双耳干预的优势。目前双耳干预模式已被广泛认同及采用,但选择何种双耳干预模式以获得最佳康复效果是近年来普遍关注的问题。以下将围绕双耳聆听的机制、双耳干预模式及干预优势以及临床双耳干预遇到的问题进行阐述。

1. 双耳聆听的机制　双耳聆听是正常听觉系统的一个基本特性,同时左右半脑在处理声音信息(尤其是语言)方面具有区别,左半脑偏重处理具体的、具有实质性意义的声音和语言,而右半脑偏重处理抽象的、富有想象和情感色彩的内容,最后在听觉皮层左右半脑对声音和语言进行有效整合,从而产生对声音和语言的感受和理解。

正常听觉系统主要通过以下三种机制来达到双侧聆听:①双耳整合效应;②减少头影效应;③静噪效应。正常听觉系统的听觉中枢通过比较、处理及融合双耳之间声音的细微强度差(interaural level different,ILD)、时间差(interaural time different,ITD)来达到区别及定位声源,通过双耳总和效应在噪声中有更好的辨别力,通过静噪效应及减少头影效应来改善安静环境及噪声环境中的听觉,最终实现双耳聆听的优势。

2. 双耳干预模式及干预优势　对双耳听力下降的患者干预时一定要秉承双耳干预的原则,目前双耳干预方式有双耳助听器验配、双侧人工耳蜗植入、一侧人工耳蜗植入对侧助听器验配的双模式刺激(bimodal stimulation)。

双耳干预有以下优势:①避免听觉剥夺;②发挥双耳聆听优势,双耳干预时因为双耳聆听优势的部分保留,使双耳干预比单侧干预存在更多优势;③改善言语识别,尤其是噪声中言语识别;④改善声源定位;⑤改善声调及音乐识别;⑥改善听觉记忆;⑦改善听配能(listening effort)。

3. 临床双耳干预遇到的问题

(1)双耳干预的时机:双侧听力损失患者因声音输入的减少或丧失,导致不同程度的听觉剥夺。长期听觉剥夺相较于短期听觉剥夺或者语后聋等造成的退化会更加严重。在已发生迟发性听觉剥夺的成人中也发现听觉剥夺耳再干预后,其言

语识别能力不一定得以恢复。由此,双侧听力损失患者的双耳干预要尽早,在诊断为永久性听力损失 1 个月之内为婴幼儿验配助听器。尤其是幼儿,应尽早建立起双耳聆听模式,积累双耳聆听经验。

(2)双耳干预模式的选择:虽然双模式干预效果优于单侧人工耳蜗植入已经得到公认,但是双侧人工耳蜗植入与双模式干预效果的优劣,目前并没有定论。助听器是声音放大装置,其主要原理是根据患者的听力曲线对不同频率点进行不同增益的补偿,尽量使患者的听觉动态范围增宽。因为助听器的受话器功率和频率响应有限,尤其是高频区域,对于极重度听力损失患者效果欠佳。而人工耳蜗通过电极直接刺激听神经,可以有效地改善高频信息感知,但存在精细结构处理的局限性,双模式刺激可较好的弥补二者的局限性。针对一侧耳有较好残留听力,且助听器后效果较好,双模式干预患者的音调觉察及音乐感知能力显著优于双侧人工耳蜗植入者。随着人工耳蜗的技术发展,其效果也越来越好,因此,对于双侧极重度听力损失的患者,除非存在功能性残余听力,且助听器后效果比较满意,可考虑双模式干预,否则建议进行双侧人工耳蜗植入。

四、特殊病例干预

(一)单侧听力损失的干预原则

单侧听力损失婴幼儿的干预一直存在争议,但已有证据表明成人和儿童单侧听力下降患者通过助听器或人工耳蜗干预可改善交流及声源定位能力,因此,建议此类婴幼儿尽早进行干预。对于可从助听器获益的听力损失婴幼儿,应该尽早验配助听器;对于听力损失更为严重的情况可考虑选择人工耳蜗植入、骨导助听器。

(二)听觉发育迟缓的干预原则

如前所述,某些初诊为听力损失的婴幼儿(通常为 3 月龄内婴儿),随发育可能出现听功能自行改善的现象。因此,对于初次诊断为轻中度听力损失的婴幼儿,尤其对于超早产儿、极低出生体重儿等情况,应考虑到短暂性听力损失的可能性,并加强监测。

(三)极重度听力损失的干预原则

c-ABR 测试时仪器的最大声输出通常位于 95～105dB nHL 范围,因此 c-ABR 测试无反应或未引出有效反应波形,其预估听力等效于 2 000～4 000Hz 纯音听阈约 90～95dB HL,即 ABR 未引出仅提示其高频听力损失可能大于 90dB HL,但并不表示没有残余听力,且低中频存在残余听力的可能性较大,可结合频率特异性 ABR、ASSR 等测试综合评估其频率特异性听力。

因此,如婴幼儿 3 月龄首次听力诊断显示"双侧 ABR 未引出反应",并不代表行为测听无反应,也不代表助听器干预无效,针对早期诊断为重度和极重度听力损失的婴幼儿,不应放弃验配助听器和相应的康复训练。针对此类听力损失婴儿,应双侧及时验配助听器,并做好早期进行人工耳蜗植入的准备。及时验配助听器可使婴幼儿更早地获得听觉刺激,父母和家庭成员可以积累更多的观察婴幼儿对声音反应以及听觉言语康复方面的经验。这些对婴幼儿人工耳蜗植入术后的听觉言语发育和康复具有重要作用。

（四）先天性双侧小耳畸形的干预原则

临床上先天性小耳畸形常见为外中耳畸形，表现为小耳畸形、外耳道狭窄、闭锁或合并中耳等畸形，多为传导性听力损失。该类患儿耳郭及外耳道结构异常甚至缺失，因此常规气导助听器无法配戴。对有外耳道的患儿，尤其是先天性小耳畸形为Ⅰ度者，建议首选气导助听器。双侧小耳畸形患儿骨导听力往往正常或接近正常，通过骨导助听器通常可以获得较好的听力改善。对于不能接受植入式骨导助听装置的低龄儿童，早期应配戴软带骨导助听器，待适龄后可以考虑植入式骨导助听器（通常 5 岁以后）。已有研究表明，婴幼儿配戴软带式骨导助听器的时间可提早至 1～3 月龄，且经骨导助听器补偿听力后其听觉言语发育表现出显著进步。然而，相比软带式骨导助听器，植入式骨导助听器可提供更高的增益（可高出15dB），故建议患儿在达到一定年龄后应更换为植入式骨导助听器，以适应获得更高的听觉和言语需求。

（五）听神经病的干预原则

1. 尽早诊断，避免漏诊和误诊。

2. 助听器干预应基于行为听力阈值。即当行为听力阈值出现异常升高时，方可进行助听器干预。助听器验配后，测试助听听阈及其效果评估，并应密切监测其听觉言语发育，如儿童出现听觉言语发育的改善，则继续配戴助听器，如助听器干预后没有表现出听觉言语发育的改善，则应尽早考虑人工耳蜗植入。

3. 尽早进行言语康复，获得最佳的听觉言语发育。

4. 在促进语言和沟通技巧的发展方面因人而异，注重个性化干预方案的实施。

5. 定期随访。

针对听神经病儿童言语辨别困难（嘈杂环境或语速较快时更为突出）的特点，言语康复训练尤为重要。

1. 制订详细的听觉言语康复训练计划。

2. 家庭成员应提供尽可能多的聆听机会和更好的语言环境。

3. 注意和患儿交流和言语表达时尽量做到语速减缓，吐字清晰。

4. 重视家长的作用，强调家长参与并积极配合康复训练，并给予家长足够的信心，建议和有经验的家长进行交流。

（六）大前庭水管综合征的干预原则

1. 早期发现 LVAS 的早期诊断能够起到预防听力波动性下降并指导干预的重要作用，但临床上不建议小于 6 月龄的婴儿行颞骨高分辨率 CT 检查，因此对出现以下表现的婴幼儿应予以特别关注，以尽早诊断及干预：①新生儿听力筛查表现为"通过"，但随着生长发育出现听力不敏感的症状；②婴幼儿期被确定为轻中度听力损失，尤其是双侧不对称听力损失；③出现波动性听力下降；④听力检查时，若 ABR 检查出现 ASNR 特征波和 / 或反应阈存在明显的气骨导差，应该高度怀疑 LVAS；⑤耳聋基因检测提示 *SLC26A4* 基因突变。

2. 听力损失的干预治疗及动态随访

(1) 早期通常有较好的残余听力,因此应及时验配助听器,并进行听觉言语康复训练。

(2) 当听力出现波动性改变时,首先应积极治疗。治疗期间,建议使用助听器(单助听器的增益应在安全水平,对于听力下降的情况,助听器可保持原来的增益设置)。待病情稳定后(一般以 3 个月为观察期),依据稳定后的听力结果重新调试助听器。

(3) 由于 LVAS 具有波动性听力下降的特点,因此家长应考虑进行人工耳蜗植入的可能性。对于不可逆的听力下降,且达到植入人工耳蜗的程度,应及时进行人工耳蜗植入。对于是否考虑人工耳蜗植入以及植入时机的选择,则需通过动态听力监测和助听器效果评估后进行综合分析。LVAS 的干预关键是尽早验配助听器,让儿童获得听觉言语发育,科学评估助听器使用的效果,当助听器不能满足聆听和交流需求时,及时进行人工耳蜗植入。对于一侧植入人工耳蜗的患者,对侧应坚持配戴助听器。

3. 患儿家长注意事项 密切观察患儿听力情况;尽量避免患儿感冒和头部外伤;一旦发现听力下降,及时就医。

第四节 典型病例分析

一、先天性听力损失

【简要病史】

患儿男,6 月龄。新生儿听力初筛、复筛双耳均未通过,足月,剖宫产,无高胆红素血症史,无窒息史,其母妊娠期无特殊情况。父母发现患儿对声音有反应,但不会寻找声音的来源。查体结果双侧耳郭、外耳道、鼓膜未见异常,其他无特殊。

【听力学检查结果】

1. 声导抗测试 双侧 226Hz 探测音鼓室图为 A 型;1 000Hz 探测音鼓室图为单峰;宽频鼓室图的声能吸收率在正常范围(图 11-4-1)。

2. 畸变产物耳声发射测试 双耳各频率均未引出(图 11-4-2)。

3. 听性脑干反应测试 气导 c-ABR 右耳反应阈为 60dB nHL,左耳反应阈为 55dB nHL。骨导 c-ABR 双耳反应阈值 >45dB nHL(双耳最大声输出 45dB nHL 未引出反应)。500Hz 气导 tb-ABR 右耳反应阈为 75dB nHL,左耳反应阈为 65dB nHL。1 000Hz 气导 tb-ABR 右耳反应阈为 75dB nHL,左耳反应阈为 60dB nHL。2 000Hz 气导 tb-ABR 右耳反应阈为 60dB nHL,左耳反应阈为 55dB nHL。4 000Hz 气导 tb-ABR 双耳反应阈均为 60dB nHL(图 11-4-3)。

4. 行为测听 声场下 BOA 结果显示 500~4 000Hz 的 BOA 反应阈为 75-70-70-65dB HL。

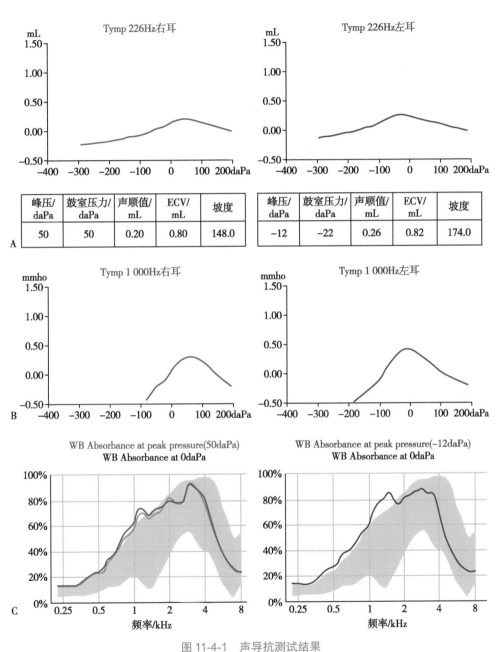

图 11-4-1　声导抗测试结果
A. 226Hz 探测音鼓室图；B. 1 000Hz 探测音鼓室图；C. 宽频鼓室图。

DPOAE: 1~8kHz 65/55dB 3pts

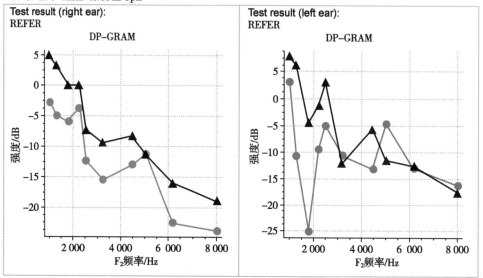

图 11-4-2　畸变产物耳声发射结果

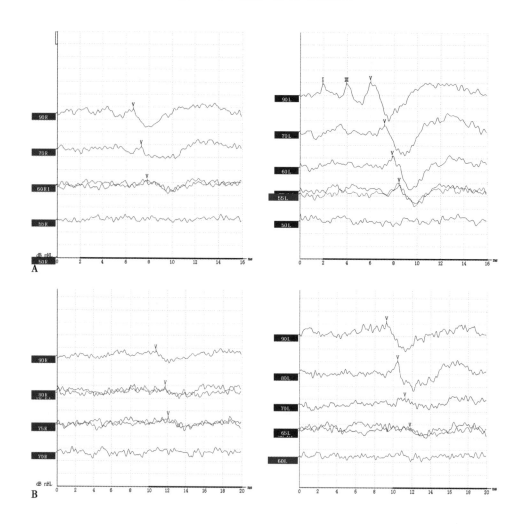

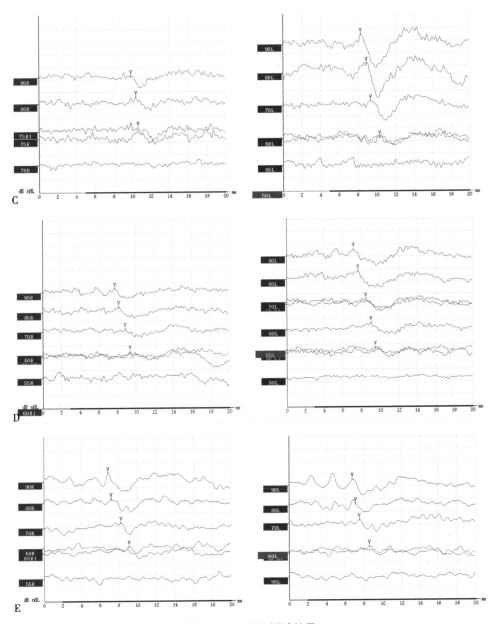

图 11-4-3 ABR 测试结果

A. 气导 c-ABR；B. 500Hz 气导 tb-ABR；C. 1 000Hz 气导 tb-ABR；D. 2 000Hz 气导 tb-ABR；
E. 4 000Hz 气导 tb-ABR。

【诊断及干预】

1. 诊断 226Hz 探测音鼓室图为 A 型，1 000Hz 探测音鼓室图为单峰，宽频鼓室图声能吸收率在正常范围内，表明患儿中耳传音功能正常。双耳各频率均未引出耳声发射，c-ABR 和 tb-ABR 各频率（500Hz、1 000Hz、2 000Hz 和 4 000Hz 短纯音）反应阈值都高于正常值。结合行为测听和病史（新生儿听力初筛、复筛双耳均未通过），因此，该患儿可以诊断为先天性中度感音性听力损失。

2. 干预　按照儿童听力损失干预原则,及时进行双耳助听器验配,并进行听觉言语康复训练。

二、中耳炎

【简要病史】

患儿男,3岁。新生儿听力初筛、复筛双耳均通过,足月,顺产,无高胆红素血症史,无窒息史,其母妊娠期无特殊情况。父母发现患儿近期有感冒、鼻塞,对声音反应不敏感。患儿查体见双耳耳郭完整,双侧外耳道少许耵聍。

【听力学检查结果】

1. 声导抗测试　双侧226Hz鼓室图为B型(图11-4-4)。

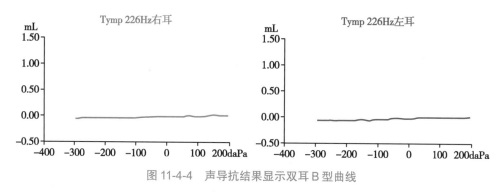

图 11-4-4　声导抗结果显示双耳 B 型曲线

2. 行为测听　插入式耳机游戏测听测试结果显示右耳 500～4 000Hz 的听阈为 45-50-55-60dB HL,左耳 500～4 000Hz 的听阈为 45-45-55-60dB HL;双侧骨导听阈在正常范围。

3. 听性脑干反应测试　气导 c-ABR 双耳反应阈均为 60dB nHL,双耳 90dB nHL 仅引出的 ABR V 波,且 V 波潜伏期延长。骨导 c-ABR 双耳反应阈均为 20dB nHL (图11-4-5)。

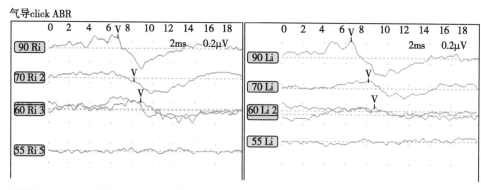

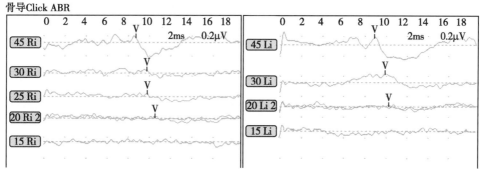

图 11-4-5 双侧 ABR 测试结果
A. 气导测试结果；B. 骨导测试结果。

【其他检查结果】

耳内镜检查：双侧鼓膜完整，呈琥珀色。

【诊断及干预】

1. 诊断 听力检查结果中，226Hz 声导抗双侧为 B 型鼓室图、ABR 和行为测听呈现气 - 骨导差（40dB）都指向中耳病变。结合耳内镜检查诊断为双侧分泌性中耳炎。因此，临床诊断该患儿为双侧分泌性中耳炎（中耳积液）。

2. 干预 药物治疗，并及时随访。如积液情况没有改善，听力损失持续 3 个月以上，考虑鼓膜置管手术。如手术后 3 个月仍存在听力损失，则应尽早验配助听器。

三、大前庭水管综合征

【简要病史】

患儿女，8 月龄。新生儿听力初筛、复筛双耳均为通过，足月，顺产，无高胆红素血症史，无窒息史，其母妊娠期无特殊病史。患儿查体见双耳耳郭完整，耳道通畅。

【听力学检查结果】

1. 声导抗测试 双侧 226Hz 探测音鼓室图为 A 型；1 000Hz 探测音鼓室图为单峰。

2. 听性脑干反应测试 气导 c-ABR 右耳反应阈值 65dB nHL，左耳反应阈值 75dB nHL。双耳在高强度 90dB nHL 刺激声诱发的波形中有典型的声诱发短潜伏期负反应（ASNR）波（约 3ms 处）。500Hz 气导 tb-ABR 右耳反应阈值 80dB nHL，左耳反应阈值 85dB nHL。1 000Hz 气导 tb-ABR 右耳反应阈值 80dB nHL，左耳反应阈值 70dB nHL（图 11-4-6）。

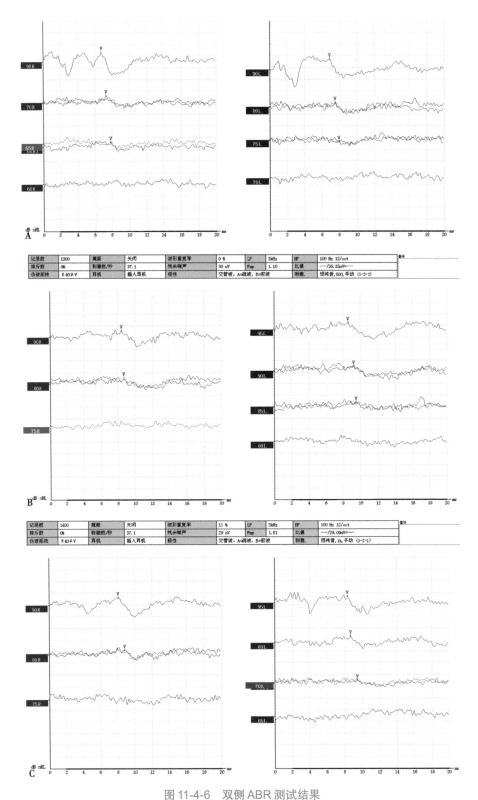

图 11-4-6 双侧 ABR 测试结果

A. c-ABR 测试结果；B. 500Hz 气导 tb-ABR 测试结果；C. 1 000Hz 气导 tb-ABR 测试结果。

【其他结果】

1. 颞骨 CT　双侧前庭水管增宽,双侧外半规管较粗短,其余所示双侧颞骨未见明显骨质异常,骨皮质连续,双侧乳突气化良好,乳突气房清晰,密度未见明显异常,气房间隔清楚,中、内耳结构未见明显异常,结果为双侧前庭水管扩大(图 11-4-7)。

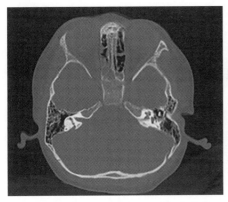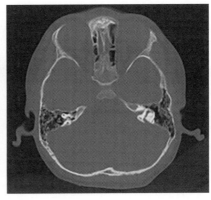

图 11-4-7　颞骨 CT 显示双侧前庭水管扩大

2. 跟踪随访听力结果　患儿 8~12 月龄听力稳定,20 月龄时头部受猛烈碰撞一次,右耳听力下降。左耳听力从 8~20 月龄相对稳定(表 11-4-1)。

表 11-4-1　追踪随访听力结果

月龄	耳别	行为测听听阈 /dB HL				听性脑干反应阈值 /dB nHL			
		500Hz	1 000Hz	2 000Hz	4 000Hz	c-ABR	BC-ABR	tb-ABR（500Hz）	tb-ABR（1 000Hz）
8	R	75	75	65	60	65	>45	80	80
	L	80	75	70	65	70	>45	85	75
12	R	75	70	65	75	60		70	75
	L	85	75	70	75	70		75	75
20	R	70	70	80	85	85		90	95
	L	80	70	85	85	80		80	85

【诊断及分析】

1. 诊断　该儿童 ABR 气导反应阈值 c-ABR、500Hz tb-ABR 和 1 000Hz tb-ABR 均高于正常值,潜伏期在正常范围,无气骨导差,诊断为重度感音神经性听力损失。考虑到 3ms 处典型的 ASNR 负波,高度怀疑大前庭水管综合征,后被颞骨 CT 检查结果所证实。另外,1 年随访中右耳听力波动性下降病史也符合大前庭水管综合征的疾病特征。该病例的听力学特征及临床表现十分典型。

2. 干预 双耳验配助听器,及时开展听力言语康复训练,定期复查随访。如出现听力波动,及时处置,稳定期评估助听器效果,如助听器效果不佳,必要时考虑人工耳蜗植入。

四、听神经病

【简要病史】

患儿女,2岁,足月,剖宫产,患儿出生后3天听力初筛通过。出生7天因新生儿高胆红素血症,新生儿胆红素脑病入院,在NICU进行住院治疗。出生第13天时OAE筛查左侧通过,右侧未通过。无窒息史,否认耳聋家族史。家长发现患儿语言发育差。患儿查体见双侧耳郭、外耳道无异常,鼓膜完整,体格检查无特殊。

【听力学检查结果】

1. 声导抗测试 双侧226Hz鼓室图均为A型,同侧及对侧声反射均未引出(图11-4-8)。

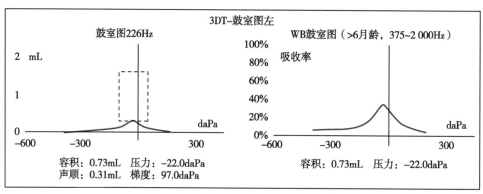

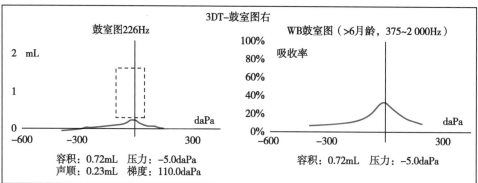

图11-4-8 双侧声导抗结果

2. 听性脑干反应测试 气导c-ABR双耳95dB nHL未引出反应(双耳最大声输出95dB nHL)。交替极性测试双耳可引出可重复性CM(图11-4-9)。

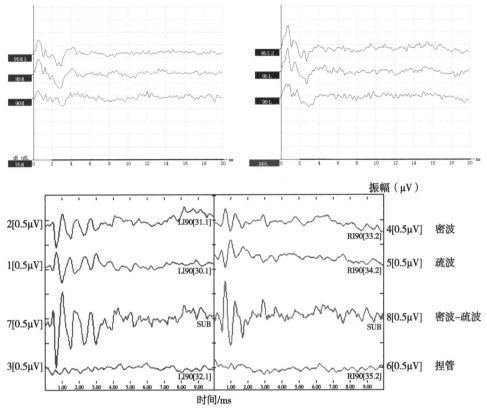

图 11-4-9 双侧 ABR 和 CM 测试结果

3. 畸变产物耳声发射测试 双耳 2 000Hz 以上频率均引出（图 11-4-10）。

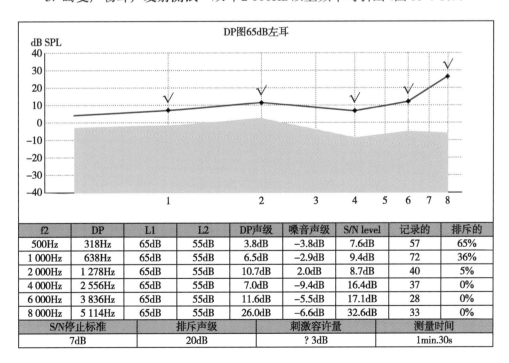

f2	DP	L1	L2	DP声级	噪音声级	S/N level	记录的	排斥的
500Hz	318Hz	65dB	55dB	3.8dB	−3.8dB	7.6dB	57	65%
1 000Hz	638Hz	65dB	55dB	6.5dB	−2.9dB	9.4dB	72	36%
2 000Hz	1 278Hz	65dB	55dB	10.7dB	2.0dB	8.7dB	40	5%
4 000Hz	2 556Hz	65dB	55dB	7.0dB	−9.4dB	16.4dB	37	0%
6 000Hz	3 836Hz	65dB	55dB	11.6dB	−5.5dB	17.1dB	28	0%
8 000Hz	5 114Hz	65dB	55dB	26.0dB	−6.6dB	32.6dB	33	0%
S/N停止标准		排斥声级		刺激容许量		测量时间		
7dB		20dB		？3dB		1min.30s		

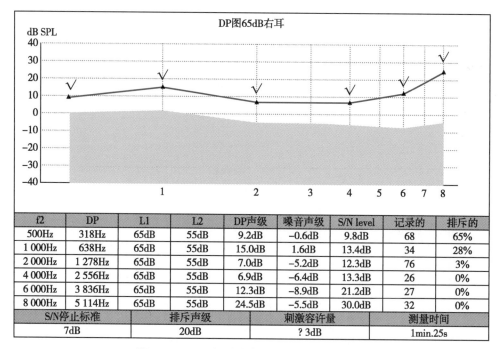

f2	DP	L1	L2	DP声级	噪音声级	S/N level	记录的	排斥的
500Hz	318Hz	65dB	55dB	9.2dB	−0.6dB	9.8dB	68	65%
1 000Hz	638Hz	65dB	55dB	15.0dB	1.6dB	13.4dB	34	28%
2 000Hz	1 278Hz	65dB	55dB	7.0dB	−5.2dB	12.3dB	76	3%
4 000Hz	2 556Hz	65dB	55dB	6.9dB	−6.4dB	13.3dB	26	0%
6 000Hz	3 836Hz	65dB	55dB	12.3dB	−8.9dB	21.2dB	27	0%
8 000Hz	5 114Hz	65dB	55dB	24.5dB	−5.5dB	30.0dB	32	0%
S/N停止标准		排斥声级		刺激容许量		测量时间		
7dB		20dB		？3dB		1min.25s		

图 11-4-10　双侧畸变产物耳声发射测试结果

4. ASSR　双侧 ASSR 各频率点均可引出反应，且反应阈值明显低于 ABR 反应阈值（图 11-4-11）。

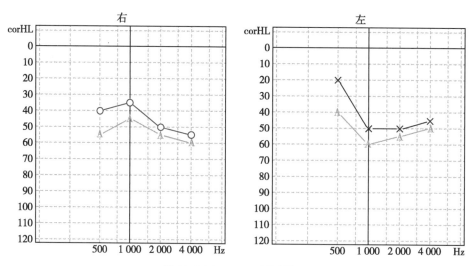

图 11-4-11　ASSR 测试结果

5. 行为测听　插入式耳机游戏测听气导测试结果显示右耳 500～4 000Hz 的反应阈为 75-85-70-60dB HL，左耳 500～4 000Hz 的反应阈为 85-85-80-65dB HL（图 11-4-12）。

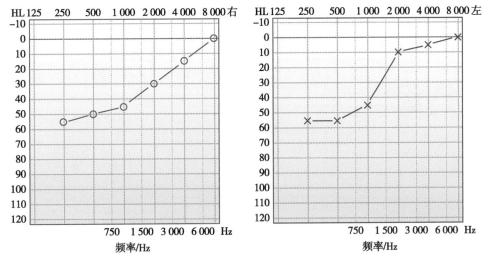

图 11-4-12 纯音听阈测试结果

【诊断及干预】

1. 诊断 患儿具有听神经病典型临床特征：①典型病史，新生儿高胆红素血症，新生儿胆红素脑病，进行血浆置换治疗；②典型主诉，家长观察到孩子对日常生活环境和言语声有较为明确的反应；③听力学测试结果呈现出典型听神经病特征：ABR 高强度未引出反应，但 OAE 和 CM 引出；④ ASSR 可引出，且阈值明显低于 ABR 反应阈；⑤行为测听呈现以低频听力下降为主的特点。结合患儿病史、临床表现和听力学表现，诊断为听神经病。

2. 干预 双耳验配助听器。听力学评估仍基于主客观交叉验证、测试组合原则。但助听器的验配应以儿童行为听力测试的结果为主。对该儿童进行听觉言语康复评估，定期监测听力，评估助听器验配效果，视助听器干预效果综合考虑是否需要进行人工耳蜗植入。

（黄治物）

扫一扫，测一测

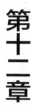

第十二章　听力障碍儿童听觉与口语康复

　第一节　听力障碍儿童教育发展概述

听力障碍儿童教育已经有上百年的历史，受文化、地域、经济和传统等因素的影响，在不同的历史阶段，听力障碍儿童教育与康复的理念、方法和手段都不尽相同，不同方法间的争论从未停止。进入 21 世纪，听力学学科及听力技术的发展，为听力障碍儿童康复与发展带来了更多的可能性，听力障碍早期干预的理念提倡以听力障碍儿童家庭为中心，为其提供适合的帮助。许多早期干预项目都主张尽早使用助听装置并优先尝试听觉口语法，使听力障碍儿童有机会尽早掌握有声语言并将其作为沟通交流的主要方式，减少听力障碍带来的语言、认知和沟通发展受限。同时，专业人员要帮助听力障碍儿童家长做好情绪和心理调适，为听力障碍儿童家庭提供咨询与支持。

一、听力障碍儿童教育的历史与教学方法回顾

听力障碍儿童教育历史悠久，不同方法间的争论不止，从非此即彼的论战到以听力障碍人士为中心，理性思考满足其服务需求是重大的进步。听觉口语法被广泛运用得益于现代听力科技的发展和新生儿听力筛查的推行，已成为听力障碍儿童早期干预中广受推崇的口语教育方法。

（一）听力障碍儿童教育的历史与发展

听力障碍儿童教育被笼统地称为聋教育，其历史可追溯至古希腊和古罗马时代，真正开始发展是在 16 世纪晚期的欧洲。西班牙人庞塞在西班牙建立了 1 所聋童学校，主张运用口语教学，这是世界上为残疾儿童开展的第一个教育计划。之后欧洲其他国家如英格兰、法国、德国等纷纷建立聋校，尝试实施听力障碍儿童教育，各机构教育方法主张各不相同。1770 年法国神父莱佩在巴黎建立了世界上第一所现代意义上公立的聋童学校，创立手语法。

听力障碍儿童教育虽起源于欧洲,但却在美国得到迅速发展。19世纪早期,美国开始出现接收听力障碍学生的收容所或特别庇护中心,将听力障碍学生从社会中隔离出来进行教育,让他们学习手语。1864年加劳德特大学在美国华盛顿成立,使听力障碍学生有机会在完成高中教育后接受高等教育。1867年,在一些希望听力障碍儿童能够学习口语的家长推动下,克拉克聋人学校在马萨诸塞州开办,实施并推动口语教育。1880年的米兰会议在听力障碍儿童教育发展史上意义重大,会议大力肯定口语法的价值和地位,认为口语法优于手语法及手口并用法。在米兰会议后,口语法曾压倒性成为众多听力障碍儿童教育机构的教学方法,手语法甚至被禁止使用,米兰会议在改善各地聋校办学条件、政府增加经济投入、促进相关团体协会的出现与发展等方面起到了积极作用。

20世纪中期,对于手语法和口语法的论战趋于理性,出现了倡导"沟通优先"原则的综合沟通法,主张综合使用手语、口语、读唇等多种方式来培养听力障碍者的沟通能力。进入21世纪,听力障碍儿童教育界更为冷静与理性地分析手语法和口语法的利弊,提出"以听力障碍人群最佳发展和顺利融入社会为本开展聋教育",学者们和听力障碍儿童教育实践工作者们的关注点从方法的争论转至对听力障碍儿童和家庭需要的满足。现代听力学技术的迅猛发展以及新生儿听力筛查的广泛推行,使得听力障碍儿童在婴幼儿阶段可得到及时的早期干预,使其可以较好地运用听觉发展口语能力成为可能,因此听觉口语法成为听力障碍儿童早期干预中的主流方法。

（二）听力障碍儿童教育教学方法简介

听力障碍儿童教育教学方法大多指听力障碍儿童语言教学方法,按照听力障碍的人采用何种方式作为沟通交流的手段可划分为以下几种。

1. 手语法 手语法(manual method)是教导听觉障碍者将手语作为沟通方式的教学方法体系,手语包括用手势表达思想、进行思维的手势语和用手指的指式变化代表字母、按拼音顺序依次拼出词语的手指语。手语法认为有听力障碍的人学习口语困难多、效率低,真正能够用口语进行有效沟通的听力障碍者是少数,而手语易学易用,无需借助特别的设备,方便听力障碍者之间的交流和沟通。但手语法的局限在于:①社会大众大多不懂手语,手语限制了听力障碍群体的沟通交际范围;②学习手语的听力障碍儿童父母也必须学习手语;③手语易于呈现具体事物,但对抽象概念、思想情感则难以表达;④相似的概念、意义接近的词语在手语中的打法是一样的,难以做出区分,不合语法,对听力障碍者的思维发展有消极作用。

2. 口语法 口语法(oral method)是指教导听觉障碍者学习口语并将口语作为沟通方式的教学方法体系,其主张利用残余听力,通过听觉、视觉、触觉等来发展听觉障碍者的口语能力。口语法认为学习口语有助于让听觉障碍者与一般人的沟通互动少受限制,且口语能够表达抽象的概念与复杂的句型,对听力障碍者的思维发展有好处。然而口语法要取得良好成效受到诸多因素影响,并非适合所有听力障碍儿童。

3. 综合沟通法 综合沟通法(total communication)又称全面交流法或综合交

际法,它是口语法和手语法长期论战后理性反思的产物。此方法并不倾向于哪种沟通方法,而是教导听力障碍儿童在互动交流中综合运用手语、口语、读唇、观察面部表情等方法,实现有效交流。

二、听觉口语法的兴起与发展

听觉口语法是口语法中的一种,它的思想起源很早,但正式成为一种有理论基础和方法体系的口语教育方法的时间却比较短,它和其他口语法有着显著不同。

（一）听觉口语法的兴起

听力障碍儿童通过听觉学习语言的思想最早源于欧洲。这一思想后来传到美洲并逐渐发扬光大。20 世纪 50 年代,Henk Huizing 与 Doreen Pollack 尝试将听觉方法运用于听力障碍儿童口语教育实践,强调最大限度利用听力障碍儿童的听觉潜能,培育和再育听觉功能,让听力障碍儿童单纯使用听觉学习口语,排除唇读等辅助手段,这一方法被视为听觉口语法的前身。1978 年,Helen Beebe、Doreen Pollack 和 Daniel Ling 在美国华盛顿州发起会议,集结听觉口语从业人员成立专门的委员会,以支持推行听觉口语法,并采纳 Daniel Ling 的建议使用"auditory-verbal"一词作为专门术语命名听觉口语法,用以区别于其他口语教学方法,至此,听觉口语法正式诞生。

科学技术和听力学学科的发展为听觉口语法的发展带来了新契机。助听器性能日益得以改善、听力学在第二次世界大战后迅速地发展成为一门独立的学科,听力检测技术、测听设备不断进步与发展,为详细了解听力障碍儿童的残余听力,最大限度发挥其听觉潜能提供了技术支持。自 20 世纪 70 年代起,欧美国家率先实施新生儿听力筛查,对儿童听力障碍早期干预产生了划时代的意义。1972 年第一台人工耳蜗问世,之后经过多年的谨慎探索与实验,20 世纪 90 年代获准用于听力障碍儿童,不能从助听器受益的重度和极重度的听力障碍儿童通过人工耳蜗植入,获得了培育和重塑听觉能力的机会。全球范围运用听觉口语法进行听力障碍儿童口语教育的专业人员日益增多,听觉口语法迎来了前所未有的发展机遇。

（二）听觉口语法的发展

在过去的几十年内,听觉口语法从美洲逐渐传播至澳洲、欧洲和亚洲等地区,听觉口语法与早期诊断、早期干预、听能管理、团队合作和家长指导的理念相搭配,使得其日益成为听力障碍儿童早期干预项目中深受专业人员和希望子女以口语作为沟通交流手段的听力障碍儿童家庭青睐的方法之一,在美国、澳大利亚等国家,听觉口语法优先作为 2 岁以下听力障碍儿童早期干预的康复教育方法,其对听力障碍儿童早期语言学习的效果也被越来越多的研究文献所证明。

20 世纪末,听觉口语法被介绍到中国,国内有专业人员学习了听觉口语法,并在康复工作实践中加以运用、探索和总结。听觉口语法在国内被系统而广泛地推广和运用于 0～6 岁听力障碍儿童听觉语言康复是近十几年的事。2007 年起,中国听力语言康复研究中心大力推广听觉口语法,制定培训方案,开展师资培训,将听觉口语法作为个别化听觉语言康复干预的主要技术手段。

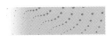 ## 第二节 听觉口语法的基本理论

听觉口语法倡导在助听装置的帮助下,教导听力障碍儿童最大限度地运用听觉潜能,以听觉作为首要感官学习听声音和发展口语交际能力,但听觉口语法并非适合所有的听力障碍儿童,其成效受到诸多因素的影响。

一、听觉口语法的定义

听觉口语法指的是在助听装置等科技的帮助下,教导听力障碍儿童学习听声音、听懂口语并开口说话,成为一个听觉的学习者,最终成功地融入社会,成为一个对社会和国家有贡献的公民的听力障碍儿童口语教育方法。

听觉口语法的实施离不开一个非常重要的前提——使用助听装置。听力障碍儿童要借助助听装置(包含助听器、人工耳蜗、FM 系统等)的帮助听到且听清楚声音,将听到的声信号传递至听觉通路,使大脑得到听觉信息的刺激,建立起形成"听觉大脑"的神经机制和学习语言的神经基础。听力障碍儿童需通过不断地学习,才能掌握口语并将其作为沟通交流的方式。听觉口语法的近期目标是通过积极有效的早期干预,协助听力障碍儿童在语言学习的关键期学习聆听,理解并运用口语,人际互动与交流自如;远期目标是通过持续的专业协助,让听力障碍儿童尽可能早地融入主流社会。

二、听觉口语法的理论基础

(一)听觉口语法的儿童观与家长观

听觉口语法的服务对象分为两大类:①具有听觉潜能的听力障碍儿童;②听力障碍儿童的家长或主要照顾者。

1. 听觉口语法的儿童观 听觉口语法认为听力障碍儿童虽有感官上的先天缺陷,但其在听觉、语言、言语、认知和沟通五大领域能力发展与健听儿童遵循同样的"自然发展模式",应先将其看成是"健听儿童",而不必过度放大其特殊性。听力障碍儿童听觉语言康复教学计划与目标需依照健听儿童发展的特点与规律,循序渐进。在设计教学活动、选择教学材料时应依照健听儿童教育教学的指导原则与方法进行。在分析和判断听力障碍儿童进步状况时,应当将健听儿童作为参照对象,衡量其进步情况是否正常。针对听力障碍儿童的特殊性,听觉口语师在教学中会使用一系列听觉口语教学策略来强化训练听力障碍儿童的听觉能力,循序渐进地建立语言理解和自主表达的能力。

2. 听觉口语法的家长观 听觉口语法隐含着一个基本信念:家长作为听力障碍儿童的照顾者,有能力成为听力障碍儿童语言发展的重要推动者和促进者,参与听觉口语教学不仅是听力障碍儿童家长的一种权利,更是一种义务。家长指导的能力亦是从事听觉口语教学实践的专业人员必须具备的重要能力之一。

(二)听觉口语教学的十项原则

十项原则是听觉口语法的理论核心内容之一,由 AG Bell 协会听觉口语学院于 2009 年 11 月正式公布使用，是全球范围内进行听觉口语教学实践的机构与个人普遍遵守的原则，其具体内容见表 12-2-1。

表 12-2-1　听觉口语教学的十项原则

原则	内容
1	推动婴儿（包括新生儿）和幼儿听力障碍的早期诊断，尽快跟进听能管理和听觉口语治疗。
2	建议立即评估和使用适当的、先进的听力技术使听力障碍儿童最大限度地从听觉刺激中受益。
3	指导和教会家长帮助听力障碍儿童将听觉作为首要的感官形态来发展听能和口语。
4	通过让家长积极地、持续地参与一对一的听觉口语教学，指导和教会家长成为听力障碍儿童听觉和口语发展的首要促进者。
5	指导和教会家长在日常生活中创设通过支持聆听来获得口语的环境。
6	指导和教会家长帮助听力障碍儿童将聆听和口语融入日常生活的各个方面。
7	指导和教会家长使用听觉、言语、语言、认知和沟通发展的自然发展模式。
8	指导和教会家长帮助听力障碍儿童通过聆听来进行口语的自我监控。
9	实施持续的正式和非正式诊断评估去发展个别化的听觉口语治疗方案，监控进步状况、对针对听力障碍儿童及家庭的方案的实施效果进行评价。
10	通过适当的帮助，促进听力障碍儿童从儿童早期开始融合至普通学校，与听力正常的同龄人一起受教育。

（说明：上述十项原则中提到的"家长"不单指听力障碍儿童的父母，还包括为听力障碍儿童提供语言互动的祖父母、亲戚、监护人及其他主要照顾者等）

（三）听觉口语法的特色及解读

1. 强调听觉的运用　听觉在儿童语言、认知和沟通发展中发挥着重要作用，口语的所有声学特性仅能通过听觉获取完整。汉语是一种声调语言，要准确地理解和表达语意更离不开听觉。现代脑科学研究认为人类是用"大脑"来听声音，耳仅仅是声音信息传递至大脑、形成"听觉大脑（auditory brain）"的途径。不同程度的听力障碍会阻碍听觉信息输入并到达大脑，影响"听觉大脑"神经联接机制的建立，不利于大脑形成对外部刺激的准确、完整的认知。听力障碍儿童应尽早在先进听力技术的帮助下，建立起外部声音刺激与大脑的神经联接机制，这种神经联接机制是形成"听觉大脑"、学习口语、获得读写能力和沟通交际能力的基础。听力技术和听觉口语教学介入越早，将给听力障碍儿童学习与发展带来积极的效益。研究发现早期配戴并持续使用听力放大装置使听力障碍儿童在词汇、语法、语音意识上的得分显著更高；早期持续使用人工耳蜗能够提升口语交流效果。

听力障碍儿童虽然有不同程度的听力损失，但先进的听力技术通过听力补偿或重建的方式，为听力障碍儿童通过聆听学习语言提供了基础。但是听力障碍儿童并不能自动发展出良好的聆听习惯和正常的听觉能力，需要专业人员和家长听觉的口语教学技巧和策略协助建立其聆听习惯，主要运用听觉学习语言。

2. 强调有效的听能管理　听觉口语法的实施离不开有效的听能管理,听能管理与耳鼻喉科医师、儿童听力师、听觉口语师、听力障碍儿童家长,听力障碍儿童等相关人员有关,有效的听能管理是指以下内容。

(1)尽早发现听力损失并及时干预:听力损失的早期发现及干预为塑造和培建"听觉大脑"赢得更多的时间。听力损失一经诊断,专业人员须向家长提供客观的建议,依据听力损失类型与程度使用适当的助听装置,让听力障碍儿童的大脑尽早得到声音刺激,构建大脑处理听觉信息的神经联接机制。推荐听力障碍儿童家庭优先选择听觉口语法,尝试以听觉发展口语。

(2)确保助听装置在最佳工作状态:助听装置的工作状态直接影响听力障碍儿童的听觉行为表现,因此必须确保助听装置处在最佳工作状态。良好的聆听程序以及助听装置的定期调整、日常维护与保养等对于听觉口语教学取得良好成效都非常重要。听觉口语师需凭借专业的知识与技能在家庭听能管理方面给家长以协助和指导,例如帮助家长建立日常监听、定期维护和保养助听装置的好习惯。在每周的听觉口语课程开始之初进行课堂听能管理,通过观察、询问家长、监听儿童的助听装置等环节确认助听装置是否在最佳工作状态或是出现异常。

(3)注意监控残余听力和听觉系统的变化:患有大前庭水管综合征及反复发作型中耳炎的听力障碍儿童,听力出现波动的可能性大,专业人员须密切关注残余听力和听觉系统的变化情况。听觉口语师需指导家长学会观察儿童对各种声音的听觉反应、能够使用林氏六音测试来粗略判断儿童的聆听表现、建立对异常情况的敏感性和第一时间解决问题的意识等。此外,听觉口语师还需协助家长尽早做好残余听力下降后要及时接受其他听力技术干预的心理准备。

(4)高质量的听觉学习环境:听力障碍儿童高质量听觉学习环境的创设是听能管理的一部分,亦是听觉口语法用于不同康复阶段儿童需考虑的要点之一:①对于康复初期的儿童,需注意营造相对安静的声音环境,切断一切不必要的噪声干扰,若家中的声学环境欠佳,可适当地做改善,例如关闭门窗、切断发出噪声的电器电源、通过增加软装饰吸收噪声,在与儿童说话时,注意"同一时间一个人说话",以便儿童能够将语言听得更清楚;②主要照顾者与听力障碍儿童之间在轻松、愉快的氛围中要有大量有意义的、自然的互动,依照听力障碍儿童的水平,使用长度、复杂性适合的语言进行输入;③在有挑战的声音环境中时,使用诸如FM系统等辅助装置,尽量削减因距离、噪声和混响给聆听和接受、传递信息带来的负面影响。

3. 提倡团队合作　听力障碍儿童早期干预是跨专业、跨团队的工作。在欧美国家,听力障碍儿童的康复和教育贯穿其全生命周期。专业的服务团队与听力障碍儿童家庭积极参与和推动发挥合力,为听力障碍儿童发展聆听与口语能力、早日融合至普通学校和社会提供持续的协助与支持。专业团队中包含众多成员——耳鼻咽喉科医师、儿童听力师、听觉口语师、家长、普校老师、社工、言语康复师、遗传学工作者、物理治疗师、心理咨询师、职业顾问等。在所有团队成员中,听力障碍儿童家长是桥梁和纽带,围绕着听力障碍儿童的需求,联接各种专业力量。专业人员保持合作、协同的专业态度,从不同的专业角度来协助听力障碍儿童及其家庭。在我国，随着听力障碍儿童全面康复模式的推行，以听觉口语师、儿童听力师与家长为核心的团队合作模式正在逐渐建立。残疾儿童社会服务体系的逐渐完善，将使得更多的专业人员加入团队之中为听力障碍儿童家庭提供多样化、针对性的服务。

4. 倡导一对一的个别诊断教学　听觉口语法中倡导"一对一"是指听觉口语师针对一个听力障碍儿童家庭提供康复服务。从听力障碍儿童的角度而言，每个孩子的听力损失程度与原因、发现听力损失的时间、使用助听装置的类型和时间、康复干预时间、学习方式、个性特点等都表现出极大的个体差异。从家庭的角度而言，父母的文化程度、家庭的经济水平、家庭对听力障碍的接纳度、亲职能力等方面千差万别。听觉口语法作为听力障碍儿童早期干预方法之一，秉承个别化教育服务计划的理念，基于听力障碍儿童及其家庭的独特性和差异性，制定个别化的、有针对性地听觉口语教学方案及计划，在教学实施及家长指导方面尊重差异与个性化特点。

5. 倡导以口语作为主要听觉刺激输入　为促进听力障碍儿童对于语音的聆听能力和语言理解与表达能力，听觉口语法强调语音应作为主要的听觉刺激，听力障碍儿童的主要照顾者在听觉口语师的指导下，需结合听力障碍儿童年龄、认知及听觉水平在自然的互动中进行大量有意义的语言输入，运用有效的语言互动技巧增进听力障碍儿童理解语言能力。家长是听力障碍儿童学习语言与沟通的榜样，可以通过亲子阅读、亲子游戏、自然的生活对话交流等形式来增进听力障碍儿童的聆听与语言能力。在家庭中，家长需注意以下几点。

（1）保持对听力障碍婴幼儿沟通需求的敏感性并及时回应：当听力障碍婴幼儿在尚不能运用口语来表达沟通需求时，家长对其动作、眼神、表情及发出的声音所传递的沟通意图要非常敏感，用简短、完整的语言替孩子说出沟通意图，并且及时地用行动和语言来回应孩子，激发孩子表现出更多的沟通意愿，并自然地发展早期沟通行为。

（2）使用有意义的语言与听力障碍儿童互动：家长需针对听力障碍儿童感兴趣的事物、关注的物品、活动进行语言输入，语言的长度、语句、语法的复杂度要符合儿童的水平，不要过于简单或太过复杂。

（3）限制听力障碍儿童使用电子产品：电子产品在提升听力障碍儿童聆听与沟通方面是否有积极效果尚未得到研究证实，但负面的影响却非常显而易见，专业人员应提醒家长限制听力障碍儿童使用电子产品，多与孩子进行自然的语言互动。

6. 重视家长的深度参与　听觉口语法倡导"以家庭为中心"制订个别化家庭服务计划，在课堂上，听觉口语师以成人学习风格及问题解决策略相关理论为指导，针对家长的特点，选择合适的方法教家长听觉口语法的技巧与策略，增强家长的信心与能力并通过以下四个步骤实施具体指导。

（1）告知：在每一个教学目标和教学活动进行前，先向家长说明教学目标是什么，以何种形式进行。

（2）示范：做给家长看，让家长能够清楚教学目标和活动如何实现，听觉口语教学技巧及策略应如何运用，听觉口语师的示范必须清楚、准确。

（3）参与：请家长进行亲自实践，听觉口语师在一旁观察、指导和协助。

（4）回馈：针对目标完成情况及听力障碍儿童、家长的表现进行反馈，反馈时多以鼓励和正面反馈为主，以建议的方式指出家长的不足。

7. 以健听儿童正常发展规律指导教学　大量研究表明听力障碍儿童的发展与健听儿童相似，仅在发展速度上受相关因素影响表现得较为缓慢。听力障碍儿童通过有效的听能管理，获得听觉潜能，学习语言的过程与健听儿童学习过程并无显著差异。健听儿童差不多在出生后 10~12 个月，开口说出第一个词，之前则需要大量的聆听经验与自然及有意义的语言互动，听力障碍儿童在得到适当的干预后，同样需要积累大量的聆听经验，在理解语言的基础上逐渐发展出口语表达能力。

听觉口语法认为听力障碍儿童虽有感官上的先天缺陷，但其在听觉、语言、言语、认知与沟通五大领域能力发展与健听儿童遵循同样的"自然发展模式"，五大领域教学目标的难度设定、发展策略皆以健听儿童的发展规律为基础和参照。同时，听觉口语师通过定期的听觉口语课程和对家长的指导，使家长了解婴幼儿及儿童学习与发展特点，协助家长建立适度、合理的期望，判断听力障碍儿童的表现是否符合年龄特点，选择以适合其认知方式与特点的方法教导孩子。

8. 提倡尽早融入普通学校　实践与研究证明听觉口语法能够在促进听力障碍儿童聆听、语言及社会性发展等方面取得良好的成效。听力障碍早期鉴别与诊断、助听器及人工耳蜗技术与听觉口语早期干预的搭配，使得听力障碍儿童获得潜能回归主流，参与社会生活获得了前所未有的可能性。听觉口语专业人员协助家长帮助听力障碍儿童获得进入普通幼儿园、学校必备的技能且提供后续的支持。

（四）听觉口语法应是听力障碍儿童家长"首要选择"

新生儿听力筛查的广泛推行使许多听力障碍儿童的听力障碍程度、类型在婴幼儿期就能够被发现，做出明确诊断，为听力障碍儿童尽早使用助听装置，最大限度发挥听觉潜能，赢得了大量宝贵时间。正如听觉口语法的先驱 Daniel Ling 所言在听力技术飞速发展的时代，听觉口语法应当是听力障碍儿童的父母们首先要尝试采用的方法。

1. 口语在人际沟通与交往中使用的广泛性与便捷性优于手语等其他沟通方式，听力障碍儿童家庭可尝试优先选择听觉口语法作为干预的手段。

2. 大量研究提供了有力的支持　大量的研究发现如果听力障碍儿童能够在 3 岁之前大脑神经尽早得到听觉信息的输入，其口语、阅读和学业表现明显要好于在 3 岁之后才得到听力学管理和教育干预的听力障碍儿童。关于听觉口语法长期效益的相关研究发现，幼年时接受听觉口语干预的听力障碍人士，其中超过一半的人在进入职场后，人均年收入高于同期整个听力障碍群体的平均水平，所从事的职业种类也更为多元化，突破了听力障碍群体的传统职业范畴。

3. 伴随多重障碍的听力障碍儿童可优先尝试听觉口语法　即使是兼有其他方面发育障碍的听力障碍儿童，亦可依据发育障碍的程度，在接受听力干预的前提下，于人生早期阶段尝试通过听觉口语法来发展口语，为孩子的人生与发展寻求更丰富的可能性。6 岁之前是儿童发展口语的关键期，一旦错过关键期，听力障碍儿童将很难发展出口语沟通能力，而手语学习在任何年龄阶段都可以开始。

（五）影响听觉口语教学成效的因素

听觉口语教学要取得良好的成效，要受到众多因素影响，综合多个研究而言，这些因素包括：①听力损失确诊的年龄；②导致听力损失的原因；③听力损失的程度；④放大装置或人工耳蜗的效果；⑤听能管理的有效性；⑥儿童的听觉潜能；⑦儿童的健康状况；⑧儿童的学习风格；⑨儿童的智力水平；⑩听觉口语师的能力；⑪家庭的情绪状态；⑫家庭参与水平；⑬家长或照顾者的能力。

第三节　听觉口语教学的组织与实施

听觉口语法自 20 世纪中后期发展至今，已经不仅是一种听力障碍儿童口语教育的教学方法，它还是包含了一系列工作管理与教学实施流程、教学策略、评估体系等在内的服务模式。

一、听觉口语教学的工作流程与要求

听力障碍儿童家庭从提出想要参加听觉口语课程至进入课程学习、结束听觉口语课程包含下述具体流程。

1. 报名并提出申请　家长向提供听觉口语教学服务的机构报名，表达上课需求，留下联系方式及听力障碍儿童的基本信息。

2. 分派　由机构根据师资情况分派听力障碍儿童，听觉口语师准备首次评估。

3. 约定首次评估　由听觉口语师与家长联系，约定首次评估时间，简要了解儿童的情况，例如听力情况、辅具信息及听觉年龄、个性及喜好、目前听觉与语言能力如何等，以便制订首次评估教学计划。同时，请家长在来进行首次评估时携带好相关的材料。

4. 进行首次评估　听觉口语师通过访谈、观察和实施教学等方式对听力障碍儿童的听觉潜能、听觉与语言的当前能力及家长的态度、情绪与效能进行评估。

5. 正式排课、开始教学　经过首次评估后，为适合或暂可尝试听觉口语教学的听力障碍儿童排课，固定上课时间及频次，按照听觉口语教学每节课的教学要求及流程进行教学。听觉口语师需为听力障碍儿童和家庭制订短 / 中 / 长期教学计划并定期审核与调整。

6. 定期评估　听觉口语教学是基于评估的教学，在进行评估时，根据目的与需求采取不同的评估方式。听觉口语师需每隔两个月对照教学目标完成情况更新持续评估表、检查短 / 中 / 长期教学计划的完成度。定期使用标准化评估工具来判断听力障碍儿童的进步情况、能力水平状况。

7. 结束课程　结束课程是听觉口语教学工作流程中的最后环节，听觉口语师需做出结案报告，对听力障碍儿童目前的能力与水平做出总结，并提供未来康复或者进入融合教育环境的支持性建议。

二、听觉口语课的教学实施流程与要求

通常每节听觉口语课教学时间为 1 个小时，频次为每周 1～2 次，每次课程涉及五大领域之中的 3～5 个，教学目标数量不少于 6～8 个。领域数量和目标数量的设定是为了确保在有限时间内让家长有更多机会学习听觉口语各领域教学的技巧与策略，确保听力障碍儿童和家长持续、进步。实施流程如下。

1. 互相问好、建立亲密关系（1～2min）　在正式上课前，听觉口语师可在门口迎接听力障碍儿童及家长，寒暄问好，让幼儿和家长尽快进入上课状态，消除疏离感。观察幼儿与家长当日的情绪与精神状态，以决定是否需要做出调整。

2. 回顾环节（约 5min）　与家长回顾孩子在过去的一周里听或说等行为方面的状况和上节课的目标在家里完成的情况。

3. 课堂听能管理（约 5～8min）　听觉口语师需使用助听器或人工耳蜗等助听装置的检查工具对设备工作状况进行确认，对助听装置日常保养情况进行观察与指导。通过林氏六音测试，验证设备的功能及听力障碍儿童在一定距离听林氏六音的表现之间一致性如何，粗略了解听力障碍儿童在不同距离、不同声音环境中的听觉表现。

4. 五大领域教学（约 45min）　五大领域教学是一节听觉口语课的核心，听觉口语师以有趣的教学活动和适合的教学材料来落实目标教学，通过告知 - 示范 - 参与 - 回馈四个步骤进行家长指导。听觉口语师在教学过程中运用诊断评估技术对听力障碍儿童的学习表现、家长对教学目标的理解与执行效能做出判断和积极反馈并做出指导。

下表以某个案一堂课的听觉口语教学记录表为例，展示听觉口语课的教学目标、形式、材料等（表 12-3-1）。

表 12-3-1　听觉口语教学记录表

幼儿姓名	东东		上课日期	2023-9-2		教师姓名		陈××
辅具类型	左耳：助听器			右耳：人工耳蜗		听力损失程度：		极重度
生理年龄	2 岁 3 月龄			听觉年龄		10 月龄（CI 植入时间）		
领域	目标							玩具/图书
听能	1. 林氏六音							嵌板
	□安静 □嘈杂	距离 =	a　u	i	m	sh	s	
	察觉							动物道具和交通工具道具和常见物品 增强玩具
	识别/模仿							
	2. □听觉记忆一项　名词　给我飞机。							
言语	□超音段：长音　短音（模仿动物的叫声）							手偶和增强玩具
语言	动词：□接住　□扔 名词：□气球　□皮球							各种球、神秘袋 手电筒、亮片玩具、镜子等

243

续表

认知	□配对：实物与实物的相关配对（碗—勺子、牙刷—杯子、桌子—椅子、笔—纸、鞋子—袜子）	配对物品道具
沟通	□等待　□轮替	活动中渗透进行
其他	阅读《动物的叫声》	
家长课堂反馈	1. 是否在课堂上理解了教师运用的方法与技巧： 　□充分理解　□不理解，但会发问寻求解惑　□不理解也不发问 2. 家长对于技巧的掌握： 　□很好　□1~2次引导即可　□需3次以上引导 3. 家长对孩子语言的输入是否符合孩子的听觉语言水平：□是　□否 4. 家长给孩子输入时语速、语调是否合宜？□是　□否 5. 对已学会的技巧家长是否能够熟练运用？□是　□否 6. 家长在哪些方面有新的进步？ 7. 其他：	

注：本表参照中国听力语言康复研究中心听觉口语教学记录表并稍作修改。

5. 课程总结（约 5min）　回顾和讨论本堂课教学目标进行情况，孩子及家长的表现，如何在日常生活情境中不断练习、巩固与延伸教学目标。听觉口语师需确认家长将本堂课教学目标与建议记录完整并回答家长提问。

三、听觉口语教学从业人员的基本要求

听力障碍儿童听觉与口语康复有很强的专业性，听觉口语师需具备跨专业领域的知识与技能。负责听觉口语师国际认证的 AG Bell 听觉口语学院在听觉口语国际认证方案中对听觉口语师应当具备的核心能力做出了纲要性的规定，这些能力被具体化为九个大的核心领域和若干具体的知识与能力要点，九个领域的内容及重要程度如图所示（图 12-3-1）。

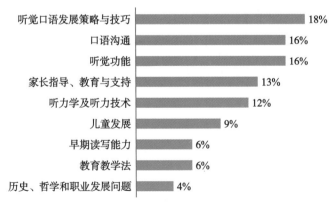

图 12-3-1　听觉口语师国际认证方案规定的九个核心领域
图中百分比代表该部分知识与能力在认证考试中所占的比例，也
体现其在听觉口语师应具备的专业能力中的重要程度。

在国内，中国听力语言康复研究中心自 2009 年开展全国中文听觉口语教师培训以来，逐渐对听觉口语师应具备的基本知识与技能领域进行了梳理及总结，

可概括归纳为：①听力学及听能管理；②听觉口语法的理论与实务；③儿童发展；④学前儿童教育教学法；⑤家长咨询与指导。

因听力技术处在不断发展进步中，听力障碍儿童口语教育的新知与旧知不断交织更迭，听力障碍儿童家庭的需求千差万别，听觉口语师要想为听力障碍儿童家庭提供优质的听觉口语服务，须不断提升专业知识与技能，通过参加各种相关培训与研讨、阅读相关专业书籍、专业人员沙龙、学术会议等方式不断吸收新知，增强自身专业性。

第四节　协助家长对儿童听力障碍的心理适应

当家庭面对孩子被诊断为听力损失时，每一个家庭的反应都各不相同。几乎每个家庭都面临着调整对孩子患有听力障碍这一事实的情绪反应的挑战，从听力障碍早期干预的角度看，相关的专业人员应协助家庭尽早接受和适应孩子有听力障碍的事实，做好正向的心理调适，使其积极寻求后续的听力和康复干预，把握听力障碍儿童听觉与口语干预的黄金期，尽可能缩短与健听儿童在听觉和语言发展的差距，尽早融入主流社会。

儿童诊断为听力障碍对父母及其家庭而言无疑是个重创，由震惊和担心而来的抗拒是父母早期的心理情绪变化，之后大多数父母进入调适和接纳期，采取积极措施，应对听力障碍儿童带来的挑战。在这一过程中，听力师既要对听力障碍儿童进行干预规划和康复指导，同时也需要协助父母进行心理调适（关于听力障碍儿童家长的心理情绪变化的内容，详见第三章第五节）。

在欧美等国家，听力障碍儿童家长的心理调适大多主要由专业的社工来完成，儿童听力师、听觉口语师等角色亦在其中发挥一定的积极作用。

（一）不同心理与情绪反应阶段家长的协助重点

对于处于震惊期的家长，专业人员的重要任务是帮助家长处理和调节好他们的情绪。专业人员要换位和理解家长的感受和情绪，不必急于给家长提供太多的信息和建议，因为这个时期的家长往往沉浸于情绪之中而忽略其他。专业人员应当用尽量简洁的方式让家长知道主要问题所在，约定下次见面时间，可提供一些听力障碍儿童家长群、家长论坛的信息，或提供某个康复机构的咨询电话，让家长有处理信息和情绪的时间，同时做好接受更多信息和建议的准备。

对于处在抗拒期的家长，专业人员有必要为他们提供细致和全面的评估检查报告，让他们相信评估的科学性和准确性，尽量解答家长的提问，与家长的沟通过程中除了要有同理心外，还要有耐心，根据家长的知识背景和理解力提供咨询与指导。家长可能会把负面情绪宣泄到专业人员身上，专业人员要积极倾听，给家长宣泄和表达的机会，如实客观地告知家长听力障碍可能对儿童发展造成的影响。例如有时对于孩子听力障碍病因的详细解释，可在一定程度上减少家长的愤怒和自责。

对于处在调适期的家长，专业人员要给予家长积极鼓励，提供正确、可信度高的医疗、政策和教育等信息资源，让家长能够得到有效的帮助。在调适期的家长可能会遇到各种各样的具体问题,例如为什么孩子戴了助听器还不能说话? 孩子需要康复多久才能交流自如……这些具体问题的解答能帮助家长缓解精神压力,建立适度的期望值,更加现实地面对和处理问题。

而对于接纳期的家长,专业人员应当将家长视作平等的合作伙伴,以孩子的需求为核心,依照听力障碍儿童的现状需求,为家长提供适当的服务,协助和指导家长做规划。

（二）协助家长进行心理调适的原则与方法

专业人员解答家长的疑问和困惑、协助听力障碍儿童家长调适心理的过程是双方沟通互动的过程,在这个过程中,专业人员主要运用的原则包括以下内容。

1. 接纳与倾听家长　接纳是指无条件地了解与接受,对家长表现出的压力与困扰、提问表达诚恳的关心与关注。而倾听则是指给予家长充分自由表达感受、想法和困惑的机会,在认真倾听的基础上给予家长回应。与家长沟通互动过程中,要很好地运用接纳与倾听的原则,需注意以下内容。

（1）与家长保持眼神的交流,注意观察家长的表情和动作。

（2）表现出倾听的表情、眼神和动作。

（3）听家长把话说完,不随意打断。

（4）适时地对家长给予反馈,使用非语言和语言的方式鼓励家长表达或继续交谈,例如通过表情、点头或是鼓励的目光传递信息或是对家长说"嗯,是吗?""后来呢?""最近怎么样了?"等。

（5）不对家长表露出的情绪或态度看法进行好坏、对错的判断。

（6）允许家长提问或表达不同的想法;适时肯定或鼓励家长。

2. 运用同理心　同理心（empathy）是一个心理学概念,是指"进入并了解他人的内心世界,并将这种了解传达给他人的一种技术与能力。"同理心常被误认为是同情,但二者并不能混为一谈,同情是对别人表现出可怜或者关心,这种关心并不是对等关系,对了解他人的情况未必有帮助。而同理心是设身处地了解别人所经历的事情,把自己从自我的身份中抽离出来,把自己当作是别人来体验感受的能力。同理心的运用能够使专业人员与家长之间建立亲密又彼此信任的关系。专业人员需能够换位思考,将自己置身于家长的处境中看待问题,与家长在平等的前提下,共同讨论、澄清观念,协助家长改变或做出决定。要表现出良好的同理心,需注意以下内容。

（1）接纳家长的情绪:接纳并不代表认同,但却能让家长感受到他的处境与情绪被真正感受到,家长则可能变得相对更容易接纳专业人员的建议。

（2）使用开放式问题进行交谈:开放式的问题能够避免让交谈双方只停留在是或不是、对与错等封闭的回答上,让家长感受到被尊重和被接纳,而不是被批判或是责问,同时也有助于专业人员根据家长的回答获取更多有用的信息进行进一步的协助。

（3）避免过快做判断或结论:与家长进行交流,特别是在初识阶段,专业人员应尽可能倾听或者通过问开放式问题来了解情况和家长的想法,太快做判断或下结论会使得与家长之间的交谈中断或难以深入,使获取信息的广度和深度受限,难以有针对性地协助家长。

（4）注意身体释放的信号：要注意口头语言与身体语言的一致性，让家长感受到心口如一。例如：专业人员口头上表达愿意倾听家长讲述孩子发现听力障碍以来的心路历程，但是却时而起来走动或是边听边整理自己的桌面，这种心口不一的行为释放出的信号，使得家长无法感受到专业人员的同理心，无法建立起充分信任的关系。

（5）尽量使用易懂的语言：与家长讨论孩子的听力障碍或干预时，尽可能使用简明易懂的语言，将专业知识和概念转变为家长可以理解的语言，使用解说和举例子的方式来帮助家长理解，过多的专业术语会影响到与家长沟通的有效性。

3. 尊重家长　相信家长是最了解孩子的人，作为孩子的监护人，他们有为孩子做决定的权利，甚至是对专业人员说"不"的权利。专业人员可以告知、解释、提醒、建议、协助斟酌利弊，但无权为孩子或者家庭规划一切，专业人员与家长之间要保持必要的职业界限。

4. 提供支持性资源　协助家长完成心理调适的过程不仅是帮助家长走出负面情绪和状态，更是通过全面的咨询与指导，让家长了解更多科学有效的资讯和信息，以便做出合理决定的过程。专业人员可从以下角度为家长提供支持性的资源。

（1）相关的政策信息：国家或地方颁布的与残疾人或听力障碍儿童有关的福利政策，例如听力障碍儿童的助听辅具资助、康复费用补贴等政策信息。向家长提供这方面的信息，可帮助家长减轻经济压力和由此带来的精神压力。

（2）听力障碍儿童沟通交流方式和康复机构的信息。

（3）与听力障碍儿童家长相关的网站、论坛、家长团体、家长群等信息。

上述支持性资源的提供，可协助家长减少因对听力障碍及相关资讯匮乏所带来的焦虑、无助和对未来的恐惧感，帮助家长逐渐摆脱负面情绪，并积极主动地进行心理调适。

（张　莉）

扫一扫，测一测

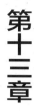

第十三章 儿童听力预防保健

本章目标

1. 掌握儿童听力损失三级预防的基本概念。
2. 熟悉儿童听力保健内容。
3. 了解婴幼儿期常见耳部疾病。

听力损失是一种较常见的出生缺陷并将严重影响儿童言语、认知和情感发育。据世界卫生组织 2021 年报告显示，约 60% 的听力损失可通过初级耳科保健加以预防和避免，这同样需要落实三级预防措施。①一级预防，婚前与孕前干预措施不断加强，妊娠期干预措施逐步推进；②二级预防，积极推进产前诊断及产前筛查；③三级预防，积极推进新生儿疾病、听力筛查，出生后防治措施逐步落实，出生缺陷儿童医疗保障及救治水平不断提高。我国出生缺陷综合防治体系逐步健全，已经形成了包括妇幼保健医院、妇幼专科医院、综合医院、基层卫生医疗机构、科研院所、出生缺陷监测点在内的综合防治服务网络。

2001 年 6 月 20 日，国务院颁布了《中华人民共和国母婴保健法实施办法》，它的实施标志着妇女儿童健康步入了法制管理的轨道。《新生儿疾病筛查管理办法》《全国儿童保健工作规范》等的实施，使出生缺陷防治、儿童疾病预防保健工作基本实现了有法可依。

第一节 儿童听力损失的预防

随着新生儿听力筛查技术的深入应用和临床经验的不断积累，我们发现不同时期、地域、种族等的儿童听力损失病因有许多共性，但也不尽相同。预防为主、早期治疗是不容忽视的重要手段。

总体上认为，一半的听力损失病例可通过公共卫生措施得到预防。预防的时间节点尤其重要。听力损失及耳病的管理、康复以及对它们的预防应是听力残疾预防的重点。在 15 岁以下儿童中，60% 的听力损失归因于可预防的原因。该数字在低收入和中等收入国家（75%）比高收入国家（49%）更高。儿童听力损失的可预防病因包括：①腮腺炎、麻疹、风疹、脑膜炎、巨细胞病毒感染和慢性中耳炎等感染（占 31%）；②出生窒息、低出生体重、早产、黄疸等出生时的并发症（占 17%）；③孕妇和婴儿应用耳毒性药物（占 4%）；④其他（占 8%）。

最需要关注的可预防的原因包括：①长时间在强噪声环境工作或进行娱乐活动；②耳部和其他感染，如腮腺炎和麻疹；③耳毒性药物。

一、儿童听力损失三级预防的基本概念

1. 一级预防 其又称病因预防，是在疾病尚未发生时针对病因所采取的措施，也是预防、控制和消灭疾病的根本措施。加强对病因的研究，减少对危险因素的接触，是一级预防的根本。

一级预防可防止疾病或其他可导致听力损失的不良因素的发生。它的干预措施包括为噪声引起的听力损失进行听力保护，针对引起听力损失的感染进行免疫接种，治疗急性中耳炎和合理使用耳毒性药物。预防风疹、腮腺炎和麻疹的计划免疫相当便宜且有效。在风疹的免疫计划后，先天性听力损失儿童的出生数量明显减少。

开展一级预防时常采取双向策略，即健康促进和健康保护，前者是指对整个人群的普遍预防，后者则是对高危人群的重点预防。将二者结合起来，可相互补充，提高效率。对于听力损失的一级预防，一方面通过宣传教育使整个人群了解听力损失的发生和预防途径，另一方面提升高危人群的安全行为，如避免使用耳毒性药物等。

2. 二级预防 其包括预防导致听力损失的疾病或采取措施防止听力损失成为残疾，如通过筛查及早发现、及时治疗感染（如脑膜炎或慢性化脓性中耳炎），以及为预防或尽可能减轻听力损失程度而进行手术。

因而，二级预防又称为"三早"预防。二级预防的核心是早期诊断。早期发现是早期诊断的基础，而只有早期诊断才可实现早期治疗，改善预后。三者是相互联系在一起的。因此，要做好二级预防，应当做到：①向大众宣传疾病防治知识和有病早治的好处；②提高医务人员的业务水平；③开发适合筛查的检测技术。

3. 三级预防 三级预防又称临床预防，是在疾病的临床期（或发病期）为了减少疾病的危害而采取及时、有效的诊断、治疗和康复，以提高患儿的生活质量，防止病残，促进健康。通过及时诊断和治疗，可阻止症状的发生和发展。三级预防可以防止伤残，促进功能恢复，提高生存质量，延长寿命，降低病死率。

在以上三级预防策略中，一级预防是积极、主动、有效、经济、无痛苦的预防措施，极为重要。

二、不同时期听力损失的三级预防

根据儿童听力损失病因和常见疾病，开展三级预防。Ⅰ级预防主要是针对病因，Ⅱ级预防主要开展筛查和教育工作，Ⅲ级预防主要针对干预与康复。妊娠期、围产期、儿童期（含新生儿期）听力损失三级预防的主要内容见表 13-1-1～表 13-1-3。

表 13-1-1　妊娠期（胎儿期）听力损失的预防

病因和疾病	Ⅰ级预防	Ⅱ级预防	Ⅲ级预防
风疹	免疫接种	通过普遍筛查或高危人群筛查进行监测和治疗	验配助听器、特殊教育及康复
梅毒	健康教育、母亲治疗		
弓形体病	健康教育、母亲治疗		
碘缺乏症	营养补充		
耳毒性物质	避免、合理用药		
遗传因素	健康教育、遗传咨询、识别携带者		
先天性畸形	无	择期手术	

表 13-1-2　围产期及新生儿期听力损失的预防

病因和疾病	Ⅰ级预防	Ⅱ级预防	Ⅲ级预防
低体重儿	营养	通过普遍筛查或高危人群筛查进行监测和治疗	验配助听器、特殊教育及康复
产伤、缺氧	产前护理改良性行为		
单纯疱疹	剖腹产		
巨细胞病毒	个人卫生健康教育		
黄疸	高危人群检测		
耳毒性物质	避免、合理用药		
呼吸机等噪声诱发的听力损失	减少噪声		

表 13-1-3　儿童期（除新生儿期）听力损失的预防

病因和疾病	Ⅰ级预防	Ⅱ级预防	Ⅲ级预防
耵聍、外耳道炎、异物	个人卫生、健康教育	健康教育、早期认识疾病和听力筛查、有效治疗疾病和 / 或并发症、加强病例随访管理	手术、验配助听器、特殊教育、康复、适当的社会融合服务
急性和慢性中耳炎	个人卫生、改善生活条件、科学管理上呼吸道感染、增加营养、母乳喂养		
麻疹、腮腺炎	预防接种		
疟疾	减少媒介传播和预防		
脑膜炎	预防接种、有效预防		
耳毒性物质	避免、合理使用		

三、针对儿童听力损失的主要初级预防措施

耳部疾病和听力损失的初级预防及初级卫生保健工作主要要素包括以下几方面。

1. 初级耳和听力保健指预防和治疗常见的耳部疾病，如耵聍栓塞、外耳道异物以及急/慢性中耳炎，对听力损失进行简单的测试，发现听力异常及时转诊和随访，筛查儿童中耳炎，适当的医疗（包括手术干预）。

2. 初级耳和听力保健计划应与初级保健相结合，包括初级卫生保健人员（例如乡村卫生工作者）技术培训和针对二级及三级医疗机构工作人员（例如专职护士、助产士、初级保健医生）的培训，落实耳和听力保健实践工作。

3. 健康教育计划。围绕听力损失病因、预防和早期发现的措施，对年轻人和普通人群开展教育，以解决和预防遗传性、产前和围产期耳部疾病、慢性中耳炎、耳毒性药物、感染性疾病以及青少年和年轻人因噪声引起的听力损失问题。环境因素引起的听力损失通过预防感染、加强妊娠期/围产期保健、提升产科和新生儿医学的整体医疗水平、避免应用耳毒性药物等均可以有效预防。同时，强调筛查的重要性。健康教育计划要针对父母、教师、学校、社区工作者、卫生专业人员和公众，依据可用资源和目标人群的特点，使用不同的健康教育方式来制订策略。

4. 早期监测和治疗可导致听力下降的传染性疾病，如细胞病毒、单纯疱疹病毒感染、艾滋病、麻疹、脑膜炎、腮腺炎、风疹、梅毒、弓形体病等。

5. 对儿童进行免疫接种，预防致儿童期听力损失的疾病（如麻疹、腮腺炎、风疹和脑膜炎等）；监测可这些疾病的免疫规划覆盖范围。

6. 转诊高危患儿（如听力损失相关病家族史、低出生体重儿、生后窒息、新生儿高胆红素血症或脑膜炎等），及早进行听力评估，并确保在需要时能迅速诊断并进行适当治疗。

7. 避免使用耳毒性药物，确需使用，则要进行听力监测。

8. 发现与管理　及早发现和干预听力损失能最大限度降低听力损失对儿童发育和学业造成的不良影响。通过早期听力筛查，及早发现和管理，可以改进婴幼儿语言功能的发育和学业发展。

第二节　儿童听力保健

儿童听力保健旨在明确儿童听力损失的病因、发病率和分布、演变与转归，并提出进行追踪随访及定期的听力学评估的目标人群，为听力损失早期预防及后续工作的顺利开展提供基础。

一、胎儿期听力保健

1. 胎儿期听力发育特点　母亲妊娠第15~20周时，胎儿开始有听觉，至第25周几乎与成人相等，妊娠第28周时则对音响刺激已具有充分的反应能力。到妊娠

第 32 周时，具备相对成熟的听觉系统，能感知语音的节奏类型、音调和讲话者的节奏。

2. 预防先天发育不全及遗传性疾病

（1）做好孕前优生检查，避免宫内感染。

（2）避免接触化学物质、放射线及环境噪声污染，慎用药物。

（3）做好产前遗传咨询，预防遗传病。

（4）耳聋基因携带者筛查。

随着耳聋基因携带者筛查的普遍开展，怀孕早期即可明确耳聋基因携带者，指导妊娠期胎儿听力保健，避免生育听力损失患儿。通过正常孕早期夫妇进行耳聋基因筛查和诊断，可以发现遗传性听力损失的垂直传播。

二、围产期听力保健

围产期，是指怀孕 28 周到产后一周这一分娩前后的重要时期。

预防围产期新生儿窒息、缺氧、低出生体重、高胆红素血症，禁用或慎用耳毒性药物。

约 50% 的听力损失患儿出生后在 NICU 中进行过抢救性治疗。当新生儿高胆红素血症与缺氧缺血性脑病、极低出生体重儿同时存在时，听力损失发生率相应增加，听力损失的程度也随之加重。由于早产儿发育还未完善，听觉中枢和耳蜗毛细胞等部位对缺氧、药物等刺激极其敏感，其听力损失发病率要比正常新生儿高；且胎龄、出生体重越低，听力损失的程度越重。感音神经性听力损失的发病率在低出生体重儿和极低出生体重儿的发病率相近，但后者的发病程度较前者重。

三、新生儿期听力保健

1. 内容

（1）按照《新生儿疾病筛查管理办法》和技术规范，开展新生儿听力筛查工作。

（2）出院前，由助产单位医务人员进行预防接种、健康评估、耳聋基因筛查，根据结果提出相应的指导意见。

（3）开展新生儿访视，访视次数不少于 2 次，首次访视应在出院 7 天之内进行，对高危新生儿酌情增加访视次数。访视内容包括全面健康检查、母乳喂养和科学育儿指导、听觉反应观察等，发现异常，应指导及时就诊。

2. 听力损失高危因素早期识别及健康教育 以医院为基础的新生儿普遍筛查中，无论采取何种筛查技术，听力损失高危因素的确认和筛查结果的解释处理尤为重要。首先要积极推进医院内的健康教育，让家长（包括 NICU 患儿家长）能详细了解新生儿听力损失高危因素及不同年龄段儿童听力损失的识别方法。对于"通过"听力筛查但有高危因素的患儿，要对家长明确建议：患儿 3 岁前每 6 个月要接受一次听力学监测，以排除迟发性听力损失；对于通过听力筛查，无高危因素的婴儿也要嘱其父母注意婴儿言语发育状况，及时随访。

以社区和儿童保健体系为基础的高危新生儿的听力监测模式，就是依托妇幼保健和社区服务网络，在儿童 0～6 岁的初级保健服务中，针对迟发性和进行性听力损失高危因素进行预防、早期识别及干预。在这一系统中，一方面需要医务人员明确已知的高危因素并跟踪具有高危因素的婴幼儿；另一方面，需要对听力筛查儿的家长进行儿童正常言语 - 语言发育的普及教育，使家长有足够的知识能辨别迟发性或进行性听力损失，并引导就诊。同时，也可进行周期性听力筛查。基于前期的循证研究，即使进行普遍的新生儿听力筛查，也还有可能漏筛听神经病患儿和迟发性听力损失。

发展以医院为基础的新生儿普遍筛查和以社区和儿童保健体系为基础的连续监测服务相结合的一体化服务，将是未来发展的趋势，它将很好地补充以医院为基础的新生儿普遍筛查项目的不足。

四、婴幼儿及学龄前期儿童听力保健

1. 婴幼儿系统健康查体

（1）建立儿童保健册（表、卡），提供定期健康体检或生长监测服务，做到正确评估和指导。

（2）为儿童提供健康检查，1 岁以内婴儿每年 4 次、1～2 岁儿童每年 2 次、3 岁以上儿童每年 1 次。开展体格发育及健康状况评价，提供婴幼儿喂养咨询和口腔卫生行为指导。按照国家免疫规划进行预防接种。

2. 婴幼儿及学龄前期儿童听力保健内容

（1）对早产儿、低出生体重儿、中重度营养不良、腭裂、单纯性肥胖、中重度贫血、活动期佝偻病、先天性心脏病等高危儿童进行专案管理。

（2）根据不同年龄儿童的心理发育特点，提供心理行为发育咨询指导。

（3）开展高危儿童筛查、监测、干预及转诊工作，对残障儿童进行康复训练与指导。

（4）开展儿童听力保健服务。

（5）采取综合措施预防儿童意外伤害的发生。

3. 预防婴儿期常见耳疾病　外耳道炎、外耳道湿疹、中耳炎、外耳道异物等。

4. 预防意外伤害　引起儿童意外伤害的主要五个方面包括：活动场所、生活用品、玩具、药物、食物。针对不同年龄儿童伤害原因，对家长和孩子进行安全教育，可使儿童意外伤害明显减少。针对儿童听力保健，重点预防头颅外伤、外耳道穿孔等。

5. 预防儿童期感染性疾病及其他疾病　感染是导致听力损失的一个常见原因，比较常见的是细菌性脑膜炎和中耳炎。病毒和弓形体也是导致听力损失的常见原因。

6. 转诊　如有以下异常，应当及时就诊：儿童耳部及耳周皮肤的异常；外耳道有分泌物或异常气味；有拍打或抓耳部的动作；有耳痒、耳痛、耳胀等症状；对声音反应迟钝；有语言发育迟缓的表现。出现以下情况之一者，应当予以及时转诊至儿童听力检测机构做进一步诊断（具体见第五章）：①听觉行为观察法筛查任一项结果阳性；②听觉评估仪筛查任一项结果阳性；③耳声发射筛查未通过。

具体的儿童听力保健系统检查及转诊流程如图 13-2-1 所示。

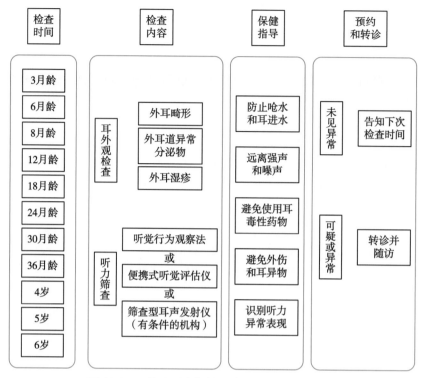

图 13-2-1　儿童听力保健系统检查及转诊流程图

7. 以社区和儿童保健体系为基础的长期听力监测　由于遗传、环境以及二者的交互因素，部分通过新生儿听力筛查的婴儿在成长过程中还会发生听力损失，因此，儿童成长过程中的定期听力监测必不可少。

第三节　我国儿童保健服务体系及听力保健内容

一、我国儿童听力保健工作的发展

1998 年，我国开始高危儿听力筛查。1999 年，国家级新生儿听力筛查项目开始在全国推广。2000 年 3 月 3 日是全国首个爱耳日。2000 年，北京、南京、济南、上海相继开展新生儿听力筛查，将新生儿听力筛查纳入妇幼保健的常规项目，颁发了《新生儿疾病筛查管理办法（草案）》（附件包括新生儿听力筛查）。2003 年，成立了"国家新生儿听力筛查专家指导组"，编写了国家统一的培训教材。2004 年卫生部制定了《国家新生儿听力筛查技术规范》。2006 年，教育部、卫生部等八部委联合颁发《全国听力障碍预防与康复规划（2007—2015 年）》。2007 年，助听器验配师准入制度、人工耳蜗植入准入制度出台。2009 年，卫生部发布了《新生儿疾病筛查管理办法》。

在国家政府和各级卫生行政管理部门的大力支持下，目前全国多数省区市已制定新生儿听力筛查相关法律法规和管理办法。2009 年，《新生儿及婴幼儿早期听力检测及干预指南（草案）》发表在《中华耳鼻咽喉头颈外科杂志》。2010 年 12 月，卫生部发布了《新生儿疾病筛查技术规范（2010 年版）》。2013 年，国家卫计委发布了《儿童耳及听力保健技术规范》。2014 年，《0—6 岁儿童残疾筛查工作规范（试行）》（包括听力损失、视力、肢体、智力、孤独症五类）颁布。目前面临的挑战及机遇是需要进一步加强多学科协作、听力学专业人才培养，并建立有效的国家普遍儿童耳与听力保健信息系统。

二、儿童听力保健网络及业务范围

婴幼儿听力早期检测的目的是最大程度发现听力损失婴儿并进行早期干预。为了判断是否成功达到这一目的，听力早期检测和干预项目必须有一条清楚的、明确的，从发现通向诊断、干预和康复的机制。在新生儿听力筛查项目中，有多少婴儿进行了听力学诊断，多少婴儿接受了早期干预，多少家庭进行了咨询，多少婴儿进行了病因学评估等多项质控指标变得越来越重要。

（一）儿童听力保健网络体系及其职责

儿童听力保健网络包括两个体系：①以社区卫生服务中心及基层儿童保健服务机构为依托，早期发现、转诊与治疗听力损失儿童。有条件的应用听力筛查设备和言语行为评估，无设备的可定期进行言语行为评估。②以助产机构为依托的新生儿听力筛查、诊断与干预网络服务体系，同时包括省、市级新生儿听力筛查中心、0～6 岁儿童听力诊断与治疗中心以及听觉言语康复中心。

1. 助产机构的职责 诊疗科目中设有产科或者儿科的医疗机构，应当按照《新生儿疾病筛查技术规范》的要求，开展新生儿听力初筛及复筛工作。规范新生儿听力筛查方案和新生儿听力筛查流程、知情同意书、筛查报告、转诊单；做好检测数据和结果的统计和分析，定期上报有关数据；妥善保管有关资料，建立新生儿听力筛查病例档案及随访登记，筛查人员掌握听力损失高危因素。开展新生儿听力初筛、复筛的医疗机构发现新生儿疑似听力损失的，应当及时通知新生儿监护人到 0～6 岁儿童听力诊断中心进行确诊。

2. 新生儿听力筛查中心职责 省区市人民政府卫生行政部门应当根据本行政区域的实际情况，制定本地区新生儿听力筛查中心设置规划，指定具备能力的医疗机构为本行政区域新生儿疾病筛查中心。新生儿听力筛查中心（可由同级新生儿疾病筛查中心）具体负责下属各筛查机构和网点的业务管理，统一遵循筛查管理程序。

（1）建立儿童听力保健服务网络：具体负责高危婴幼儿及确诊患儿的听力监测和追踪随访，开展多部门协作与信息交流。

（2）建立健全包括听力筛查、可疑儿童追回、诊断、治疗康复以及随访等各个环节在内的新生儿听力筛查网络：并有相应的管理制度文件、建立有效的评价制度，以保证筛查、诊断、干预连续工作。

（3）数据及信息管理：承担本地区新生儿疾病筛查有关信息的收集、统计、分析、上报和反馈；建立新生儿听力筛查信息网络，听力筛查、诊断、康复和随访各环节信息能及时准确汇总；各种登记规范、及时、准确、完整；筛查登记、诊断登记、病案记录（含追访及干预记录）。

（4）建立听力筛查质量监控评估机制：考核整个筛查体系和网络运行合理性，发现问题及时整改；将新生儿听力筛查工作纳入目标考核，制订切实可行的实施方案，并做好年度工作计划与总结。

（5）人员培训：负责本地区新生儿听力筛查人员培训、持证上岗，开展技术指导。

（6）健康教育：通过各种途径大力向社会、公众宣传新生儿疾病筛查的重要性及必要性，增加社会对该项工作的知晓度及配合。

（7）发现新生儿听力损失时，应当及时告知其监护人，并提出治疗和随诊建议。对听力损失儿童家庭开展家长培训班、患儿联谊会等多种形式的长期健康教育。

（8）追访与管理：依托区域内妇幼保健网络，建立转诊与追踪随访网络，依据可疑儿童情况、确诊患儿长期随访诊治计划，定期对各区县、各环节质量进行检查，以保证网络运转的效率和质量，掌握本地区新生儿听力筛查、诊断、治疗、转诊情况。

（二）儿童听力保健分级（三级）管理体系

应建立初级听力和听力保健（PEHC）作为初级保健（PHC）的组成部分，并在二级和三级提供或加强听力保健以及听觉和康复服务，建立听力筛查、防治与康复的机构联动机制。对从事的工作人员进行培训和监督，并确定计划的监测和评估标准，定期上报有关数据。

1. 儿童听力保健三级服务内容

（1）初级服务将包括有关预防、基本管理和转诊耳部疾病和听力损失的内容。

（2）二级服务可能需要扩展包括或增加：①基本耳鼻咽喉科服务，包括管理和基础手术，或决定转诊至第三级；②有能力对听力损失进行听力学评估和管理，包括助听器验配和服务、后续随访，或转诊进行更详细的评估、管理或康复。

（3）三级服务：①全面的耳鼻咽喉科服务，包括复杂的外科手术；②听力诊断服务；③助听器干预服务，包括建立专业的助听器验配医疗网络，开展科学、专业的助听器验配，并在使用过程中提供咨询和跟进服务；对于助听器不能达到理想效果的听力损失儿童，及时转诊到有资质开展人工听觉干预的机构，④由言语/语言治疗师提供专业服务，为社区康复工作者和听力损失儿童的教师提供培训。所有这些服务应与学校卫生服务、教育、康复机构或三级预防服务联系起来或整合在一起。

2. 个体保健

（1）初级保健：新生儿听力筛查、耳聋基因筛查；电耳镜检查，耳部常见疾病的及时诊治及治疗（外耳道湿疹、外耳道炎、中耳炎、外耳畸形、耳部皮炎等）。

（2）二、三级保健：需要手术的儿童进行治疗、转诊并随访；为听力损失儿童提供听力及语言-言语康复。接受基层转诊，开展健康教育，指导家长进行家庭听力及言语-语言康复训练。市级及以上儿童听力诊断与治疗中心负责二、三级保健。

3. 群体保健　掌握辖区内儿童听力损失的发病状况和影响因素，了解辖区内服务提供现状，制订干预方案并实施。新生儿听力和基因筛查、对辖区 0～6 岁儿童开展听力筛查、诊断及早期干预，并对辖区内儿童听力保健工作提供技术支持和质量控制。开展培训、推广儿童听力保健适宜技术。收集、分析、上报和反馈辖区内儿童听力保健服务相关数据和信息。开展儿童听力保健的科学研究和学术交流。开展健康教育，普及儿童听力保健知识，指导家长进行家庭听力及言语 - 语言康复训练。

（聂文英）

参考文献

1. 陈雪清，王靓，孔颖，等．用有意义听觉整合量表评估儿童人工耳蜗植入后听觉能力 [J]．中华耳鼻咽喉头颈外科杂志，2006，41（2）：112-115.

2. 陈雪清，王靓，孟黎晖，等．婴幼儿人工耳蜗植入术后听觉能力的发育 [J]．临床耳鼻咽喉科杂志，2005，19（10）：442-445.

3. 戴朴，郗昕，孙喜斌，等．人工耳蜗植入工作指南（2013）修订解读 [J]．中华耳鼻咽喉头颈外科杂志，2014，49（2）：96-102.

4. 国家卫生和计划生育委员会．儿童耳及听力保健技术规范 [EB/OL]．2013.

5. 韩德民，许时昂．听力学基础与临床 [M]．北京：科学技术文献出版社，2004.

6. 韩德民．耳鼻咽喉头颈外科学 [M]．北京：中华医学电子音像出版社，2005.

7. 韩德民．人工耳蜗 [M]．北京：人民卫生出版社，2003.

8. 韩德民．新生儿及婴幼儿听力筛查 [M]．北京：人民卫生出版社，2003.

9. 冀飞，郗昕，洪梦迪，等．语前聋人工耳蜗植入患者听觉和言语康复效果的问卷分级评估 [J]．中华耳鼻咽喉科杂志，2004，39（10）：584-588.

10. 金欣，李颖，龙越，等．选配助听器儿童日常生活模式下听说能力研究 [J]．听力学及言语疾病杂志，2020，28（6）：687-691.

11. 凯兹．临床听力学：第 5 版 [M]．韩德民，译．北京：人民卫生出版社，2005.

12. 孔维佳．耳鼻咽喉头颈外科学 [M]．北京：人民卫生出版社，2005.

13. 李甦．学前儿童心理学 [M]．北京：高等教育出版社，2013.

14. 李晓璐．婴幼儿听神经病谱系障碍诊断和处理指南 [J]．听力学及言语疾病杂志，2012，20（1）：64-69.

15. 梁思玉，郑芸，李刚．改良版汉语沟通发展量表短表在儿童听力康复中的临床价值 [J]．临床耳鼻咽喉头颈外科杂志．2014，28（1）：46-48.

16. 林桂如．以家庭为中心的听觉障碍早期疗育：听觉口语法理论与实务 [M]．台北：心理出版社，2014.

17. 刘海红，金欣，周怡，等．小龄儿童听觉发展问卷对选配助听器的低龄儿童听觉言语能力评估 [J]．听力学及言语疾病杂志，2015，03：291-295.

18. 刘莎，郗昕．我国儿童言语测听的现状与发展 [J]．听力学及言语疾病杂志，2013，21（3）：213-216.

19. 尼帕克．人工耳蜗植入原理与实践 [M]．王直中，曹克利，译．北京：人民卫生出版社，2003.

20. 沈晓明．我国新生儿听力筛查的现状 [J]．中华医学杂志，2003，83（4）：266-267.

21. 汤盛钦，曾凡林，刘春玲．教育听力学 [M]．上海：华东师范大学出版社，2000.

22. 王卫平，孙锟，常立文．儿科学 [M]．9 版．北京：人民卫生出版社，2018.

23. 休厄德．特殊需要儿童教育导论：第 8 版 [M]．肖非，译．北京：中国轻工业出版社，2007.

24. 吴皓，黄治物. 新生儿听力筛查 [M]. 北京：人民卫生出版社，2014.

25. 郗昕，杨仕明，冀飞. 人工耳蜗的原理及临床应用 // 韩东一，翟所强，韩维举. 临床听力学 [M]. 2 版. 北京：中国协和医科大学出版社，2008：720-747.

26. 郗昕，洪梦迪，韩东一，等. 人工耳蜗植入后聋儿听力培建效果的评价 [J]. 听力学及言语疾病杂志，2002，10（3）：143-145.

27. 银力，高珊仙，屠文河，等. 单侧聋患者人工耳蜗植入的发展 [J]. 听力学及言语疾病杂志，2017，25：210.

28. 张莉，陈军兰，董蓓. 听觉口语法的发展历史与现状 [J]. 中国听力语言康复科学杂志，2013，6：425-427.

29. 中华人民共和国卫生部. 新生儿疾病筛查技术规范（2010 版）[EB/OL].（2010-11-10）[2010-11-27]. http://www.nhc.gov.cn/fys/s3585/201012/170f29f0c5c54d298155631b4a510df0.shtml?eqid=e7dbae-e600129078000000066459ea23.

30. 中华医学会. 人工耳蜗植入工作指南（2013）[J]. 中华耳鼻咽喉头颈外科杂志，2014，49（2）：89-95.

31. ABDALA C, OBA S I, RAMANATHAN R. Changes in the DP-gram during the preterm and early postnatal period [J]. Ear Hear, 2008, 29（4）：512-523.

32. ALLEN M C, NIKOLOPOULOS T P, O'DONOGHUE G M. Speech intelligibility in children after cochlear implantation [J]. Am J Otol, 1998, 19（6）：742-746.

33. ALMEQBEL A, MCMAHON C. Objective measurement of high-level auditory cortical function in children. I J Pediatr Otorhinol, 2015, 79（7）：1055-1062.

34. American Academy of Audiology. American Academy of Audiology Clinical Practice Guidelines: Pediatric Amplification[EB/OL].（2013-6-12）[2022-10-12]. http://www.audiology.org/resources/documentlibrary/Documents/PediatricAmplificationGuidelines.pdf.

35. American Academy of Pediatrics, Joint Committee on Infant Hearing. Year 2007 position statement: principles and guidelines for early hearing detection and intervention programs[J]. Pediatrics, 2007, 120（4）：898-921.

36. ANNE MARIE THARPE, RICHARD SEEWALD. Comprehensive Handbook of Pediatric Audiology[M]. 2nd ed. San Diego: Flanagan's Publishing, 2017.

37. BAGATTO M P , MOODIE S T, SEEWALD R C, et al. A critical review of audiological outcome measures for infants and children[J]. Trends Amplif, 2011, 15（1）：23-33.

38. BAGATTO M P, MOODIE S T, MALANDRINO A C, et al. The University of Western Ontario Pediatric Audiological Monitoring Protocol（UWO PedAMP）[J]. Trends Amplif, 2011, 15（1）：57-76.

39. BAGATTO M P, SCOLLIE S D. Validation of the Parents' Evaluation of Aural/Oral Performance of Children（PEACH）Rating Scale[J]. J Am Acad Audiol, 2013, 24（2）：121-125.

40. BAGATTO M, MOODIE S, SCOLLIE S, et al. Clinical protocols for hearing instrument fitting in the desired sensation level method[J]. Trends Amplif, 2005, 9（4）：199-226.

41. BAGATTO M, SCOLLIE S D, HYDE M, et al. Protocol for the provision of amplification within the ontario infant hearing program[J]. Int J Audiol, 2010, 49（Suppl. 1），S70-79.

42. BALDWIN M. Choice of probe tone and classification of trace patterns in tympanometry undertaken in early infancy[J]. Int J Audiol, 2006, 45（7）：417-427.

43. BENTLER R A. Effectiveness of directional microphones and noise reduction schemes in hearing aids: a systematic review of the evidence[J]. J American Academy Audiol, 2005, 16（7）：473-484.

44. BERLIN C I, HOOD L J, MORLET T, et al. Multi-site diagnosis and management of 260 patients with auditory neuropathy/ dys-synchrony（auditory neuropathy spectrum disorder）[J]. Int J Audiol, 2010, 49（1）: 30-43.

45. British Society of Audiology Professional Guidance Group. Recommended Procedure Cochlear Microphonic Testing[J]. British Society of Audiology, 2019.

46. BURNS E M. Long-term stability of spontaneous otoacoustic emissions[J]. Acoust Soc Am, 2009, 125（5）: 3166-3176.

47. Canadian Working Group on Childhood Hearing. Early Hearing and Communication Development: Canadian Working Group on Childhood Hearing（CWGCH）Resource Document. http://www.phac-aspc.gc.ca/publicat/eh-dp/index-eng.php, 2005.

48. CHING T Y C, CROWE K , MARTIN V, er al. Language development and everyday functioning of children with hearing loss assessed at 3 year of age[J]. Int J Speech Lang Pathol, 2010, 12（2）: 124-131.

49. CHING T Y, HILL M. The Parents' Evaluation of Aural/Oral Performance of Children（PEACH）scale: normative data[J]. J Am Acad Audiol, 2007, 18（3）: 220-235.

50. CHING T Y, DILLON H, BYRNE D. Children's amplification needs—same or different from adults? [J] Scandinavian Audiol, 2001, 53（Suppl.）: 54-60.

51. CHING T Y, DILLON H, KATSCH R, et al. Maximizing effective audibility in hearing aid fitting[J]. Ear Hear, 2001, 22（3）: 212-224.

52. CONIJN E A, BROCAAR M P, VAN ZANTEN G A. Frequency-specific Aspects of the auditory brainstem response threshold elicited by 1000-hz filtered clicks in subjects with sloping cochlear hearing losses[J]. Audiology, 1993; 32（1）: 1-11.

53. DE LYRA-SILVA K A, SANCHES S G, NEVES-LOBO I F, et al. Middle ear muscle reflex measurement in neonates: comparison between 1000Hz and 226Hz probe tones. Int J Pediatr Otorhinolaryngol, 2015, 79（9）: 1510-1505.

54. COLE E B, FLEXER C. Children with hearing loss: Developing listening and talking, birth to six[J]. 2nd ed. Rockville: Plural publishing, 2010.

55. LITOVSKY R. Development of the auditory system[J]. Handb Clin Neurol, 2015, 129: 55-72.

56. LIU H, LIU Y, LI Y, et al. Effect of adaptive compression and fast-acting WDRC strategies on sentence recognition in noise in mandarin-speaking pediatric hearing aid users. J American Academy Audiol, 2018, 4, 29（4）: 273-278.

57. LIU H, JIN X, LI J, er al. Early auditory preverbal skills development in Mandarin speaking children with cochlear implants. International Journal of Pediatric Otorhinolaryngology. 2015, 79（1）: 71-75.

58. LONG Y, LIU H, LI Y, et al. Early auditory skills development in Mandarin speaking children after bilateral cochlear implantation. Int J Pediatric Otorhinolaryngology, 2018, 114: 153-158.

59. MADELL J R, FLEXER C. Pediatric audiology diagnosis, technology, and management[M]. 2nd ed. Washington, D.C: Library of Congress Cataloging-in-Publication, 2014.

60. MENA-DOMÍNGUEZ E A, BENITO-OREJAS J I, RAMÍREZ-CANO B, et al. High frequency tympanometry（1000Hz）in young infants and its comparison with otoacoustic emissions, otomicroscopy and 226Hz tymapmometry[J]. Acta Otorrinolaringol Esp, 2016, 67（6）: 306-314.

61. MOODIE S T, BAGATTO M P, SEEWALD R C, et al. An integrated knowledge translation experience: use of the Network of Pediatric Audiologists of Canada to facilitate the development of the University of Western Ontario Pediatric Audiological Monitoring Protocol (UWO PedAMPv1.0) [J]. Trends Amplif, 2010, 15 (1): 34-56.

62. MOORE J K, LINTHICUM F H JR. The human auditory system: a timeline of development[J]. Int J Audiol, 2007 Sep; 46 (9): 460-478.

63. NORTHERN J L. Hearing in children[M]. 6th ed. San Diego: Flanagan's Publishing, 2014.

64. NOZZA R J, ROUSH J, SABO D L, et al. Guidelines for the audiologic assessment of children from birth to 5 years of age[J]. American Speech-Language-Hearing Association, 2004.

65. PRIEVE B A, FITZGERALD T S, SCHULTE L E. Basic characteristics of click-evoked otoacoustic emissions in infants and children[J]. J Acoust Soc Am, 1997, 102 (5 Pt 1): 2860-2870.

66. QUAR T K, CHING T Y, MUKARI S Z, et al. Parents' evaluation of aural/oral performance of children (PEACH) scale in the Malay language: data for normal-hearing children[J]. Int J Audiol, 2012, 51 (4): 326-333.

67. RANCE G, STARR A. Pathophysiological mechanisms and functional hearing consequences of auditory neuropathy[J]. Brain, 2015, 138 (11): 3141-3158.

68. ROBBINS A M, OSBERGER M J. Meaningful Use of Speech Scale (MUSS) [J]. American Speech-Language and Hearing Association, 1991.

69. ROSENFELD R M. AAO-HNSF Updated Clinical Practice Guideline: Otitis Media with Effusion[J]. AAO-HNSF. 2016.

70. SEEWALD R. Comprehensive Handbook of Pediatric Audiology[M]. Rockville: Plural Pub Inc, 2010.

71. STAPELLS D R, GRAVEL J S, MARTIN B A. Thresholds for auditory brainstem responses to tones in notched noise from infants and young children with normal hearing or sensorineural hearing loss[J]. Ear Hear, 1995, 16 (4): 361-371.

72. STAPELLS D R. Threshold estimation by the tone-evoked auditory brainstem response: a literature meta-analysis[J]. J Speech Language Pathol Audiol, 2000, 24 (2), 74-83.

73. STIPDONK L W, WEISGLAS-KUPERUS N, FRANKEN M C, et al. Auditory brainstem maturation in normal-hearing infants born preterm: a meta-analysis[J]. Dev Med Child Neurol, 2016, 58 (10): 1009-1015.

74. UBBINK S W, VAN DIJK P, DE KLEINE E, et al. Frequency shifts with age in click-evoked otoacoustic emissions of preterm infants[J]. J Acoust Soc Am, 2011, 129 (6): 3788-3796.

75. WANG L, SUN X, LIANG W, et al. Validation of the Mandarin version of the LittlEARS® Auditory Questionnaire[J]. Int J Pediatr Otorhinolaryngol, 2013, 77 (8): 1350-1354.

76. YANG Y, HAIHONG L, JUN Z, et al. The value of Gesell score in predicting the outcome of cochlear implantation in children[J]. Eur Arch Otorhinolaryngol, 2017, 274 (7): 2757-2763.

77. LONG Y, LIU HH, LI Y, et al. Early auditory skills development in Mandarin speaking children after bilateral cochlear implantation[J]. Int J Pediatric Otorhinolaryngol. 2018, 114 : 153-158.

78. YUEN K C, LUAN L, LI H, et al. Development of the computerized Mandarin Pediatric Lexical Tone and Disyllabic-word Picture Identification Test in Noise (MAPPID-N) [J].Cochlear implants international, 2009, 10 (Suppl.1): 138-147.

79. ZENG F G. Trends in Cochlear Implants[J]. Trends Amplif, 2004, 8 (1): 1-34.

80. ZHAO Y, LI Y, ZHENG Z, et al. Health-related quality of life in Mandarin-speaking children with cochlear implants[J]. Ear Hear, 2019, 40 (3): 605-614.

81. ZHONG Y, XU T, DONG R, et al. The analysis of reliability and validity of the IT-MAIS, MAIS and MUSS[J]. Int J Pediatr Otorhinolaryngol, 2017, 96: 106-110.

附　录

1. 主要的问题	什么时候发现的问题？ 其他的问题 以前的检查和评估
2. 母亲妊娠史	孕期有病毒性感染吗？是哪一种病毒？ 怀孕时服过什么药？ 怀孕时受过外伤吗？
3. 出生史	出生时是否足月？ 出生体重 胆红素水平高吗？ 有过缺氧吗？ 得过脑膜炎吗？
4. 家族史	家里有人从小耳聋吗？ 和患者关系 出生缺陷或异常 其他亲属中有吗？
5. 发育史	何时第一次微笑？ 何时能独坐？ 什么时候会爬？ 什么时候会对陌生人热情？ 什么时候会走？
6. 体格检查史	唇裂或腭裂 黏膜下腭裂 低位耳 耳畸形 高热 / 抽搐 耳感染多少次？ 以前的治疗 家里有人从小耳聋吗？ 和患者关系 出生缺陷或异常 其他亲属中有吗？
7. 你（父母）认为是什么原因导致听力问题？	孩子看过儿科医师 孩子看过其他科室医师

附录 2　感音神经性听力损失儿童的评估表

姓名		年龄		
出生日期		医院		
医院确认孩子听力损失的年龄（月）		母亲怀疑孩子听力损失的年龄（月）		
家族史				
父母是近亲结婚吗？			是	否
有肾病家族史吗？			是	否
有甲状腺问题的家族史吗？			是	否
有进行性失明的家族史吗？			是	否
有先兆性流产的家族史吗？			是	否
有听力损失的家族史吗？			是	否
家族中有其他患此病的孩子吗？			是	否
母亲有社会工作吗？			是	否
具体情况				
母亲妊娠情况				
服用的药物（包括抗生素）			是	否
具体情况				
使用过化学药剂			是	否
具体情况				
接触过射线			是	否
具体情况				
进行过羊水诊断			是	否
Rh 或 ABO 免疫试验提示有新生儿溶血			是	否
母亲妊娠期患过疾病			是	否
具体情况				
出血			是	否
贫血			是	否
糖尿病			是	否
毒血症			是	否
妊娠期间母亲接触过				
麻疹			是	否
腮腺炎			是	否
水痘			是	否
风疹			是	否

妊娠期母亲感染情况		
梅毒	是	否
疱疹	是	否
流行性感冒病毒	是	否
巨细胞病毒	是	否
弓形体	是	否
其他（具体情况）		
分娩史		
足月	是	否
催产	是	否
分娩少于 3 小时	是	否
分娩长于 24 小时	是	否
胎膜过早破裂	是	否
出血	是	否
产钳 / 助产	是	否
剖宫产	是	否
其他（具体情况）		
出生情况 / 新生儿情况		
低体重（出生体重 <2kg）	是	否
体重		
新生儿听力筛查是否通过	通过	不通过
Apgar 评分低	是	否
重症监护	是	否
多长时间（星期）		
呼吸困难	是	否
吸氧	是	否
多长时间（星期）		
胆红素 >15mg/100mL	是	否
先天性风疹	是	否
耳鼻咽喉缺损	是	否
具体情况		
先天性心脏病	是	否

续表

用药（包括抗生素）	是	否
具体情况		
接触化学药剂	是	否
具体情况		
接触射线	是	否
具体情况		
瘫痪、麻痹	是	否
抽搐	是	否
败血病	是	否
婴幼儿时期病史		
眼部疾病	是	否
具体情况		
平衡/步态/失调/眩晕问题	是	否
脑性麻痹	是	否
抽搐	是	否
头部/颅骨外伤	是	否
曾经就医情况		
脑膜炎	是	否
脑炎	是	否
麻疹	是	否
流行性感冒	是	否
风疹	是	否
巨细胞病毒感染	是	否
水痘	是	否
败血病	是	否
糖尿病	是	否
镰状细胞贫血	是	否
传导性听力损失	是	否
具体情况		

附录 3　快速发育筛查检查表

姓名：	出生日期：	第一次就诊时间：

年龄		是 / 否	
1 月龄	他能在俯卧时抬起头吗？	是	否
	当你在他的视线水平时，他能注视你吗？	是	否
2 月龄	他会笑和咕咕语吗？	是	否
3 月龄	他的视线能跟随一个活动物体吗？	是	否
	他能保持头部直立吗？	是	否
4 月龄	他总是喋喋不休吗？	是	否
	他会大声笑吗？	是	否
5 月龄	他能伸手去拿或者握住东西吗？	是	否
6 月龄	他会翻身吗？	是	否
	他能转向声源吗？	是	否
	他能在很少支撑的情况下坐稳吗（仅用一只手扶）？	是	否
7 月龄	他能把一个东西从右手换到左手吗？	是	否
	他能独坐吗？	是	否
8 月龄	他能坐稳五分钟吗？	是	否
9 月龄	他能说"ma-ma"或"da-da"吗？	是	否
10 月龄	他能拽着围栏起来吗？	是	否
11 月龄	他能绕着围栏或者家具走吗？	是	否
12 月龄	他会挥手再见吗？	是	否
	他能一只手扶着东西走吗？	是	否
	他会说两个字的词吗？	是	否
15 月龄	他能自己走了吗？	是	否
	他能通过指或者嘟哝来表示他想要的东西吗？	是	否
18 月龄	他能垒起三块积木吗？	是	否
	他能说六个字的话吗？	是	否
24 月龄	他会跑吗？	是	否
	他能扶着栏杆上下楼梯吗？	是	否
	他能用两个字的词表达自己（偶尔）吗？	是	否
2 岁	他能双脚跳离地面吗？	是	否
	他能垒起六块积木吗？	是	否
	他能按指令指向自己身体的某个部分吗？	是	否
3 岁	他能理解两个命令类似"上""下"，或者"旁边"（没有手势）？	是	否
	他能垒起九块积木吗？	是	否
	他知道自己的名字吗？	是	否
	他会画圆吗？	是	否

续表

年龄		是 / 否
4岁	他能单脚站立吗？	是　否
	他能画一个叉吗？	是　否
	他会恰当地使用过去时间概念吗？	是　否
5岁	他能遵循三个指令吗？	是　否
	他会画方块吗？	是　否
	他能跳跃吗？	是　否

附录4　小龄儿童听觉发展问卷（LEAQ）

序号	听觉反应	回答	举例
1	您的孩子对熟悉的人的语音有反应吗？	□是　□否	微笑；朝向声源；咿呀发声
2	当有人说话时，您的孩子注意听吗？	□是　□否	听；等待并倾听；较长时间地看着说话人
3	当有人说话时，您的孩子会转头朝向说话人吗？	□是　□否	
4	您的孩子对声响玩具感兴趣吗？	□是　□否	拍打、挤压使玩具发出声音
5	当看不见说话人时，您的孩子会寻找吗？	□是　□否	
6	当收音机或CD、录音机打开时，您的孩子会听吗？	□是　□否	听；朝向声源，很专注，笑或者唱；自言自语
7	您的孩子对远处的声音有反应吗？	□是　□否	从另一个房间喊他（她）
8	当孩子哭泣时，您在看不见的地方和他（她）说话，他（她）会停止哭泣吗？	□是　□否	您试图用轻柔的声音或歌声抚慰孩子，但是和孩子没有目光接触
9	当听到严厉的声音时，您的孩子表现出惊慌或警觉吗？	□是　□否	变得难过并开始哭
10	您的孩子能"认识"不同的声音吗？	□是　□否	床头的音乐盒；催眠曲；水流到浴盆里
11	您的孩子会寻找来自左边、右边或者后边的声音吗？	□是　□否	您说话或者狗叫时，孩子会寻找声源
12	当叫孩子的名字时，他（她）有反应吗？	□是　□否	
13	孩子会寻找来自上边或下边的声音吗？	□是　□否	墙上钟的声音，或者东西掉在地上的声音
14	当孩子伤心或情绪不高时，听到音乐后他（她）能平静下来或改变情绪吗？	□是　□否	

序号	听觉反应	回答	举例
15	您的孩子能听电话并且听出是谁说话吗？	□是　□否	当奶奶或爸爸打电话时，孩子去接并且"听"
16	您的孩子会随着音乐做有节奏的运动吗？	□是　□否	孩子会随着音乐手舞足蹈
17	孩子能将某种声音和某个具体的物体或事件联系起来吗？	□是　□否	孩子听见飞机轰鸣声会看天空，听到汽车声会看街上
18	孩子会对简短的口头指令做出适当的反应吗？	□是　□否	"停下！""讨厌！""不许！"
19	当有人说"不"时，孩子会停止正在进行的活动吗？	□是　□否	即使孩子不看您，当您用强烈的语气说"不"时，孩子也会停止正在进行的活动
20	孩子知道家里人的称呼吗？	□是　□否	爸爸，妈妈，乐乐…在哪儿？
21	当您要求孩子模仿发音时，他（她）能做到吗？	□是　□否	"a"，"u"，"e"
22	孩子会听从简单的命令吗？	□是　□否	"到这里来！"，"把鞋脱下来"
23	孩子理解简单的问话吗？	□是　□否	"你的鼻子在哪儿？""球在哪儿？"
24	孩子能根据您的要求拿相应的物品吗？	□是　□否	"把球拿给我！"等
25	孩子会模仿您发出的声音或说的词语吗？	□是　□否	"u-u"；"汽 - 车"
26	当孩子看到不同的玩具时，会发出恰当的声音吗？	□是　□否	看到汽车说"嘀嘀"，看到狗说"汪汪"
27	孩子知道某种声音代表某种动物吗？	□是　□否	"汪汪"代表狗，"喵喵"代表猫，"喔喔喔"代表公鸡
28	孩子会模仿环境中的声音吗？	□是　□否	动物的叫声，电话铃声，警笛声
29	孩子能正确重复您说出的短音节和长音节吗？	□是　□否	"啦，啦，啦——"
30	孩子能从几个物体中挑出您让他（她）拿的那个物体吗？	□是　□否	从动物玩具中挑出"马"；从各种颜色的球中挑出"红色的球"
31	听歌时孩子会跟着一起唱吗？	□是　□否	童谣
32	孩子会在您的要求下重复某些特定的词语吗？	□是　□否	"跟奶奶说'拜拜'"
33	孩子喜欢别人读书给他（她）听吗？	□是　□否	
34	孩子会听从复杂的命令吗？	□是　□否	"脱掉鞋子到这里来"
35	孩子会跟着唱熟悉的歌吗？	□是　□否	催眠曲

注：

1. 所有的问题都有"是"和"否"两个答案，请在您认为合适的答案前划"√"。

2. "是"指您已经观察到孩子这种行为至少出现过一次。"否"指您从来没有观察到孩子有这种行为，或者您不确定该怎么回答这个问题。

附录 5　有意义听觉整合量表（MAIS）

题号	问题
1a	孩子是否愿意整天（醒着的时候）配戴助听装置？（<5 岁）
1b	未被要求时，孩子是否主动要求配戴助听装置？（>5 岁）
2	如果助听装置因为某种原因不工作了，孩子是够会表现出沮丧或不高兴？
3	孩子能否在安静环境中，只依靠听觉（没有视觉线索）对叫他 / 她的名字做出自发的反应？
4	孩子能否在噪声环境中，只依靠听觉（没有视觉线索）对叫他 / 她的名字做出自发的反应？
5	在家里孩子能否不需要提示而对环境声（狗叫声、玩具发出的声音等）做出自发的反应？
6	在新环境中孩子能否对环境声做出自发的反应？
7	孩子能否自发地认识到听觉信息是他 / 她日常生活中的一部分？
8	只依靠听觉（没有视觉线索）的情况下，孩子能否自发地区分出两个人的说话声？
9	只依靠听觉，孩子能否自发地区分出言语声与非言语声的差别？
10	孩子能否只依靠听觉而自发地感知语气（愤怒、兴奋、焦虑）？

附录 6　婴幼儿有意义听觉整合量表（IT-MAIS）

题号	问题
1	当孩子配戴助听装置时，他 / 她的发声有无变化？
2	孩子能否说出可被认定为"言语"的完整音节和连续音节？
3	孩子能否在安静环境中，只依靠听觉（没有视觉线索）对叫他 / 她的名字做出自发的反应？
4	孩子能否在噪声环境中，只依靠听觉（没有视觉线索）对叫他 / 她的名字做出自发的反应？
5	在家里孩子能否不需要提示而对环境声（狗叫声、玩具发出的声音等）做出自发的反应？
6	在新环境中孩子能否对环境声做出自发的反应？
7	孩子能否自发地认识到听觉信息是他 / 她日常生活中的一部分？
8	只依靠听觉（没有视觉线索）的情况下，孩子能否自发地区分出两个人的说话声？
9	只依靠听觉，孩子能否自发地区分出言语声与非言语声的差别？
10	孩子能否只依靠听觉而自发地感知语气（愤怒、兴奋、焦虑）？

附录 7　有意义使用言语量表（MUSS）

题号	问题
1	儿童如何用发声吸引他人的注意力
2	儿童在相互交流过程中的发声情况
3	发声随交流内容和信息的变化情况
4	当孩子与父母或兄弟姐妹谈论熟悉的话题时，他 / 她能否自发的只运用言语这种方式进行交流？

题号	问题
5	当孩子与父母或兄弟姐妹谈论较为陌生的话题时，他／她能否自发的只运用言语这种方式进行交流？
6	在社交活动中，孩子是否愿意自发的使用言语这种交流方式与听力正常人进行交流？
7	当孩子因需要获得某样东西而必须与陌生人进行交流时，他／她能否自发的使用言语这种方式进行交流？
8	孩子的言语能否被陌生人所理解？
9	当孩子的言语不能被熟悉的人所理解时，他／她能否自发的使用口头纠正和澄清方式对其进行解释？
10	当孩子的言语不能被陌生人所理解时，他／她能否自发的使用口头纠正和澄清方式对其进行解释？

附录8　听觉行为分级量表（CAP）

得分	问题
0	不能觉察环境声或说话声
1	可觉察环境声
2	可对言语声做出反应
3	可鉴别环境声
4	无需借助唇读可分辨言语声
5	无需借助唇读可理解常用短语
6	无需借助唇读可理解交谈内容
7	可以和认识的人打电话
8	在有回声或干扰噪声的房间（如教室或餐厅）里可与一组人员交谈
9	在不知话题时可以和陌生人打电话

附录9　言语可懂度分级问卷（SIR）

得分	问题
1	连贯的言语无法被听懂 口语中的词汇不能被识别。患者日常交流的主要方式为手势
2	连贯的言语无法被听懂 当结合谈话情境和唇读线索时，可听懂言语中的单个词汇
3	连贯的言语可被某一位聆听者听懂 但需聆听者了解谈话主题，集中注意力并结合唇读
4	连贯的言语可被某一位聆听者听懂 如果聆听者不熟悉聋人言语，不需费力倾听
5	连贯的言语可被所有聆听者听懂 在日常语境中孩子的语言很容易被理解

附录 10　父母评估孩子听说能力量化表（PEACH）

请根据您的孩子在过去一周内的听觉行为表现在相应的得分上画圈

问题	从不 0%	很少 1%~25%	有时 26%~50%	经常 51%~75%	总是 76%~100%
1.　您的孩子是否经常带助听器和／或者人工耳蜗？	0	1	2	3	4
2.　您的孩子是否经常抱怨声音大或因大声感到不适？	4	3	2	1	0
3.　在安静环境下，当您叫孩子时，他／她是否能对自己的名字做出反应？	0	1	2	3	4
4.　在安静的环境下，您的孩子能否按要求完成一个简单的指令或任务？	0	1	2	3	4
5.　在嘈杂环境下，当您叫孩子时，他／她是否能在看不到您的脸的情况下对自己的名字做出反应？（这些反应包括抬头、转头或者口头回答）	0	1	2	3	4
6.　在嘈杂环境下，您的孩子能否按要求完成一个简单的指令或任务？	0	1	2	3	4
7.　当您在安静的地方给孩子读书时，他／她是否能集中精力听您说的话？或者当您的孩子听电视或 CD 上播放的故事／歌曲时（此时没有其它背景噪声），他／她能听懂多少？	0	1	2	3	4
8.　在安静环境中，您的孩子是否愿意发起／参与对话？	0	1	2	3	4
9.　在嘈杂环境中，您的孩子是否愿意发起／参与对话？	0	1	2	3	4
10.　在小汽车／公共汽车／火车上，您的孩子是否能理解您说的话？	0	1	2	3	4
11.　您的孩子是否能在不看对方的情况下识别出谁在说话？	0	1	2	3	4
12.　您的孩子是否能顺利的打电话？	0	1	2	3	4
13.　您的孩子是否能对除了言语声以外的环境声做出反应吗？	0	1	2	3	4

附录11　汉语沟通发展量表（CCDI）

孩子的姓名：_____　　　　性别：_____

填表日期：_____　　　　出生日期：_____　　　实际年龄：_____

汉语沟通发展量表
普通话版（短表）：词汇及句子

请用铅笔填写

正确填写　　　不正确填写

●　　　⊘⊗⊙⊘

　　这是了解幼儿词汇量的表。如果您的孩子还不会说该词或者只是重复别人，请填"不能说"（涂黑第一个圆圈）；如果您的孩子会说该词而不是马上重复别人说过的词，请填"能说"（可涂黑第二个圆圈）。假如您的孩子对该词的发音不准（例如：火车说成"火些"）或他的说法有所不同（例一：葡萄说成"萄"；例二：老鼠说成"耗子"），也算能说。这个词表是用于不同年龄的孩子，完全有可能您的孩子现在只知道这个词表中较少的词，甚至根本不知道，也属于正常范围，请不要为孩子究竟知道其中多少个词而担心。

甲、词汇

	不会说	会说		不会说	会说		不会说	会说
喵（猫叫）	○	○	你好	○	○	送	○	○
哎哟	○	○	请	○	○	掉	○	○
宝宝	○	○	（真）棒！	○	○	拍	○	○
阿姨	○	○	坐	○	○	等	○	○
弟弟	○	○	有	○	○	揉	○	○
老师	○	○	玩	○	○	翻	○	○
要	○	○	给	○	○	摘（揪）	○	○

甲、词汇（续）								
	不会说	会说		不会说	会说		不会说	会说
记（得）	○	○	好	○	○	底下	○	○
用	○	○	香	○	○	旁边	○	○
拧	○	○	烫	○	○	朝	○	○
游泳	○	○	可怜	○	○	二	○	○
贴	○	○	生气	○	○	全部	○	○
套	○	○	够了	○	○	自己	○	○
躲	○	○	小心	○	○	那个	○	○
问	○	○	卡了	○	○	我们的	○	○
悠	○	○	碗	○	○	人家	○	○
绑	○	○	电扇	○	○	条	○	○
搅	○	○	盆	○	○	块	○	○
试	○	○	笤帚	○	○	位	○	○
假装	○	○	簸箕	○	○	些	○	○
希望	○	○	东西	○	○	在哪儿 / 哪儿呢？	○	○
水	○	○	球	○	○	哪个	○	○
粥	○	○	棋子	○	○	多少	○	○
饺子	○	○	背心	○	○	嘛	○	○
肉	○	○	上衣	○	○	噢	○	○
豆芽	○	○	拉锁	○	○	今天	○	○
木耳	○	○	鞋	○	○	已经	○	○
水果	○	○	床	○	○	以前	○	○
梨	○	○	茶几	○	○	能	○	○
辣椒	○	○	炉子 / 灶	○	○	肯	○	○
头发	○	○	抽屉	○	○	不许	○	○
舌头	○	○	花	○	○	跟	○	○
手	○	○	树枝	○	○	因为	○	○
膝盖	○	○	棍子	○	○			
狗	○	○	云	○	○			
动物	○	○	车	○	○			
鸟	○	○	卡车	○	○			
孔雀	○	○	动物园	○	○			
蚊子	○	○	幼儿园 / 托儿所	○	○			
恐龙	○	○	中国	○	○			

乙、句子与语句

注："有时"即指孩子用过一次以上；"经常"即指需要用的时候大部分用到

	还没有	有时会	经常会
1. 当讲起名词的时候，您的孩子有没有开始使用量词？（例：个、辆等。注：不需要很准，只要他开始用了）	○	○	○
2. 当讲过去发生的事时，您的孩子有没有开始使用"过"或"了"字？（例："去过"，"吃了"）	○	○	○

孩子的姓名：＿＿＿＿＿＿＿＿＿＿＿　　　　性别：＿＿＿＿＿＿＿＿＿

填表日期：＿＿＿＿＿＿＿＿＿＿＿　　　　出生日期：＿＿＿＿＿＿＿＿　　　实际年龄：＿＿＿＿＿＿

汉语沟通发展量表

普通话版（短表）：词汇及手势

请用铅笔填写

正确填写　　　　不正确填写

●　　　　　⊘⊗⊙⊘

　　这个词汇表是用于不同年龄的孩子，我们请您来填这个词汇表的唯一目的就是想了解孩子们一般什么时候才开始讲话。因此，您的孩子现在完全有可能只知道这表上很少的词，甚至根本不知道，这也是正常的，绝对不要为孩子究竟知道其中多少个字词而担心。

甲、请指出哪些是您孩子可以听懂的句子（有适当的反应）。

	听不懂	听懂		听不懂	听懂		听不懂	听懂
别动！	○	○	吐出来。	○	○	坐下。	○	○
张嘴。	○	○	扔球。	○	○			

乙、当婴儿刚开始学习沟通的时候，他们经常用手势去表达他们的思想和愿望。选出以下哪些项目可以是您孩子平时所做的动作。

（"有时"指孩子用过一次以上；"经常"指需要用的时候大部分会用到）

	还没有	有时会	经常会
1. 当有人离开时，做"再见"的手势。	○	○	○
2. 抱拳表示"谢谢！"	○	○	○
3. 指（包括手臂及手指一起伸展）向一些有趣的物件或事件。	○	○	○
4. 摇头表示"不好/不要/不想"。	○	○	○
5. 摊开双手表示"没有"。	○	○	○

丙、词汇量表

当您说出该词时，孩子虽然还不能说出来，但能正确地反应，请填第一项（听懂）。若孩子又能听懂又能够自己说出该字，请填第二项（能说）。假如您的孩子对该字的发音不准（例如：火车说成"火些"）或他的说法有所不同（例一：葡萄说："萄"；例二：老鼠说成"耗子"），请填第二项（能说）。

	不懂	听懂	能说		不懂	听懂	能说		不懂	听懂	能说
喂	○	○	○	背	○	○	○	碗	○	○	○
旺旺(狗叫)	○	○	○	掉	○	○	○	被子	○	○	○
嘀嘀(汽车声)	○	○	○	牛奶	○	○	○	枕头	○	○	○
哎哟	○	○	○	水	○	○	○	纸	○	○	○
妈妈	○	○	○	蛋	○	○	○	球	○	○	○
爸爸	○	○	○	鱼	○	○	○	小娃娃	○	○	○
奶奶	○	○	○	饭	○	○	○	帽子	○	○	○
爷爷	○	○	○	肉	○	○	○	衣服	○	○	○
宝宝	○	○	○	饼干	○	○	○	袜子	○	○	○
自己的名字	○	○	○	香蕉	○	○	○	鞋	○	○	○
阿姨	○	○	○	鼻子	○	○	○	电视	○	○	○
姑姑	○	○	○	嘴(口)	○	○	○	镜子	○	○	○
叔叔	○	○	○	屁股	○	○	○	床	○	○	○
姐姐	○	○	○	手	○	○	○	门	○	○	○
妹妹	○	○	○	脚	○	○	○	家	○	○	○
哥哥	○	○	○	猫	○	○	○	外面	○	○	○
弟弟	○	○	○	小白兔/兔子	○	○	○	花	○	○	○
孩子/小孩/小朋友	○	○	○	狗	○	○	○	树	○	○	○
要	○	○	○	马	○	○	○	天空	○	○	○
吃饭	○	○	○	鱼	○	○	○	车	○	○	○
你拍一,我拍一	○	○	○	鸟	○	○	○	飞机	○	○	○
真棒!	○	○	○	小鸡	○	○	○	这边	○	○	○
抱	○	○	○	鸭子	○	○	○	那边	○	○	○
打	○	○	○	烫	○	○	○	上(面)	○	○	○
吃	○	○	○	臭	○	○	○	下(面)	○	○	○
喝	○	○	○	漂亮/美	○	○	○	一	○	○	○
走	○	○	○	脏	○	○	○	二	○	○	○
给	○	○	○	饱	○	○	○	多	○	○	○
拿(过来)	○	○	○	渴	○	○	○	在哪里/哪儿呢?	○	○	○
亲(一个)	○	○	○	好	○	○	○	谁	○	○	○
戴	○	○	○	生气	○	○	○	我	○	○	○
看/瞅	○	○	○	乖	○	○	○	这个	○	○	○
摸	○	○	○	灯	○	○	○	早上	○	○	○
来	○	○	○	钟/表	○	○	○	晚上	○	○	○
踢	○	○	○	瓶子	○	○	○				
飞	○	○	○	勺	○	○	○				

附录 12　中文版人工耳蜗植入儿童家长观点调查问卷（MPP）

	问卷内容	非常同意	同意	不确定	不同意	非常不同意
S1	和熟悉的人交流困难					
S18	他／她的发音质量令我关注和担忧					
S27	现在我的孩子即使在看不见我脸的情况下，我们也能聊天					
S66	和他／她用言语交流时我感到很轻松					
S71	他／她运用口语的能力进步很大					
S72	他／她很健谈并且能在谈话中吸引别人注意					
S4	人工耳蜗植入前他／她戴助听器无效					
S6	他／她现在完全依赖人工耳蜗					
S7	由于他／她现在能听见我叫他／她，因此当我想要引起他／她注意时他／她总能知道					
S35	现在他／她可以通过听音乐、看电视或玩游戏取乐					
S51	我现在敢让他／她在户外玩，因为他／她能听见汽车的声音					
S53	他／她仍然无法应付新情况					
S12	我很少让他／她独立做事					
S32	他／她的自信有很大程度的提高					
S33	他／她在人工耳蜗植入前非常依赖我们					
S47	他／她和大多数同龄儿童一样独立					
S16	他／她在行为中仍然显示出挫败感的迹象					
S59	他／她的行为在人工耳蜗植入后得到改善					
S61	人工耳蜗植入后他／她变得爱争论了					
S64	与人工耳蜗植入前相比，他／她的挫败感减少了					
S70	他／她一直是个快乐有趣的孩子					
S5	他／她和爷爷、奶奶、姥姥、姥爷关系不是很亲密					
S30	在人工耳蜗植入之前他／她很孤僻					
S39	在家庭范围之外，他／她交友困难					
S41	在家庭范围之内，他／她善于交际					

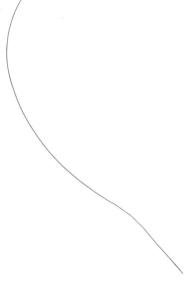